现代医院会计与财务管理探索

周　冰　李梦迪　刘　飞　著

辽宁大学出版社 | 沈阳
Liaoning University Press

图书在版编目（CIP）数据

现代医院会计与财务管理探索/周冰，李梦迪，刘
飞著. --沈阳：辽宁大学出版社，2024. 12. --ISBN
978-7-5698-1852-9

Ⅰ. R197.322

中国国家版本馆 CIP 数据核字第 2024YS7681 号

现代医院会计与财务管理探索

XIANDAI YIYUAN KUAI JI YU CAIWU GUANLI TANSUO

出 版 者：辽宁大学出版社有限责任公司

（地址：沈阳市皇姑区崇山中路 66 号　邮政编码：110036）

印 刷 者：沈阳市第二市政建设工程公司印刷厂

发 行 者：辽宁大学出版社有限责任公司

幅面尺寸：170mm×240mm

印 张：21.25

字 数：380 千字

出版时间：2024 年 12 月第 1 版

印刷时间：2024 年 12 月第 1 次印刷

责任编辑：李珊珊

封面设计：高梦琦

责任校对：郭宇涵

书 号：ISBN 978-7-5698-1852-9

定 价：88.00 元

联系电话：024-86864613

邮购热线：024-86830665

网 址：http://press.lnu.edu.cn

前　　言

随着时代的发展和经济水平的提高，医院想要发展得更好，不仅需要一批有着高水平医术的医生，经济管理也是其重要的一部分。

医疗行业的发展牵动着国计民生，医疗卫生服务体系和现代医院管理制度的建立健全关乎人民的获得感、幸福感、安全感。医疗机构作为社会公益事业，不应该谈经济、讲效益。但医疗机构如何在资源有限的条件下，以低成本、高效率提供优质的医疗服务，创造最大限度的医疗服务产出，这是所有医疗机构共同面对的难题，也是医院进行经济管理活动的内生动力。

医院管理者必须关注医院管理的发展趋势与公立医院的改革方向，主动调整医院的经营理念和发展战略，完善医院内部管理，以适应社会经济发展的需要、人民群众对医疗服务的需求以及政府对医疗服务宏观调控的要求。

本书系统探讨了现代医院在会计与财务管理方面的理论与实践。书中首先对医院会计分析进行了概述，并深入讨论了会计分析的内容、方法和信息化管理。随后，书中分析了医院会计预测与预算的重要性，以及财务管理的基础理论、方法和环境。绩效管理、全面预算管理、资产管理、资源配置管理与使用等方面也得到了详细的阐述。此外，书中还涉及了医院内部控制工作，包括风险管理、单位层面和业务层面的内部控制。最后，书中探讨了成本核算在医院改革中的应用，包括定价机制、医保支付制度以及内部管理的强化。全书内容逻辑清晰，结构层次严谨，主要分析现代医院财务管理与会计的实际应用，兼具理论与实践价值，可供广大相关工作者参考借鉴。

在本书的写作过程中，作者得到了许多专家学者的帮助和指导，参考了大量的相关学术文献，在此表示真诚的感谢。由于水平有限，书中难免会有疏漏之处，希望同行学者和广大读者予以批评指正。

作 者

2024 年 8 月

目　　录

前　言 ……………………………………………………………………… 1

第一章　现代医院会计分析 …………………………………………… 1

第一节　医院会计分析概述 ………………………………………… 1
第二节　会计分析的内容与方法 …………………………………… 6
第三节　医院会计的信息化管理 …………………………………… 17

第二章　医院会计预测与预算 ………………………………………… 28

第一节　医院会计预测 ……………………………………………… 28
第二节　医院服务量预测 …………………………………………… 38
第三节　医院会计预算 ……………………………………………… 45

第三章　医院财务管理理论 …………………………………………… 64

第一节　医院财务管理基础理论 …………………………………… 64
第二节　医院财务管理的方法与环境 ……………………………… 76
第三节　医院财务管理中的基本理念 ……………………………… 84

第四章　医院绩效管理 ………………………………………………… 100

第一节　医院绩效管理的概念及目标 ……………………………… 100
第二节　医院绩效管理的理论基础 ………………………………… 106
第三节　医院绩效管理的环节 ……………………………………… 113

第五章　医院全面预算管理 …………………………………………… 130

第一节　医院全面预算管理概述 …………………………………… 130

第二节　医院全面预算组织体系 ···································· 136

第三节　医院全面预算的审核与审批 ···························· 147

第四节　医院全面预算的执行与控制 ···························· 153

第六章　医院资产管理 ··· 165

第一节　医院资产购置 ··· 165

第二节　医院在用及库存资产管理 ······························ 170

第三节　医院资产处置 ··· 181

第七章　医院资源配置管理与使用 ·································· 186

第一节　医疗设备利用效果分析 ·································· 186

第二节　药品、耗材与病床利用效果分析 ······················ 192

第三节　医院能源利用效果分析 ·································· 199

第四节　医院核心竞争力分析 ····································· 206

第八章　医院内部控制工作分析 ····································· 216

第一节　医院风险管理的认知及其步骤 ························· 216

第二节　医院单位层面内部控制 ·································· 221

第三节　医院业务层面内部控制 ·································· 234

第九章　医院财务管理实践 ··· 263

第一节　医院财务收支管理 ·· 263

第二节　医院财务岗位设置 ·· 269

第三节　医院财务人员继续教育 ·································· 274

第十章　成本核算在医院改革中的应用 ···························· 288

第一节　医院综合改革的成本核算需求 ························· 288

第二节　成本核算在定价机制改革中的应用 ···················· 308

第三节　成本核算在医保支付制度改革中的应用 ··············· 312

第四节　成本核算在强化内部管理中的应用 ···················· 324

参考文献 ··· 331

第一章　现代医院会计分析

第一节　医院会计分析概述

一、医院会计分析及其作用

（一）医院会计分析概念

医院会计分析是一定的财务分析主体以医院的财务报表和其他资料为依据，采用专门的方法，对医院的财务状况、运营成果、财务风险等财务总体情况和未来发展趋势的分析和评价。随着我国医院管理体制的进一步改革，医院投资呈现多元化格局，医院产权制度改革向纵深推进，医疗市场竞争日益加剧，医院运行环境发生了深刻的变化。因此，科学合理地分析与评价医院的运行状况，对于医院实现有效管理，提高医院的经济和社会效益，促进医院的可持续发展具有积极的意义。

（二）医院会计分析的作用

医院会计分析的功能和作用有以下几个方面：

1. 评估医院的经济实力

经济实力是医院综合竞争力的最重要内容，医院的综合竞争能力的大小受许多因素的影响，诸如医疗技术、服务质量、科研水平、人力资源质量、管理的有效性以及技术和管理的创新能力、变革能力等。医院经济实力的强弱主要表现为资产规模、收益能力、成本水平等。

2. 确定医院的资金营运状况

财务分析最初是为确定偿债能力而发展起来的，诸如资产负债率、流动比率等财务指标或财务比率，对医院进行分析可以了解医院的资金状况，以及资金的安全性及医院的偿债能力。

3. 评价医院的经营业绩

在市场经济下，保持医院有较强竞争力的先决条件是医院有良好的可持续发展能力，医院要实现可持续发展应该有良好的收入能力，较高的费用管理水

1

平及经济效益。而经济效益的高低，通常是用收入增长率、营业边际比率等指标加以衡量和预测。对医院来讲，在政府投入一定的情况下，获利能力的高低将直接决定其未来发展。债权人尤其是长期债权人，也会十分注重其债务人的潜在盈利能力，因为盈利能力对长期偿债能力具有重要意义。

4. 评价医院的管理效率

无论是政府投资、社会捐赠，还是债权人将资金投放到医院，其都会关注医院的经营管理状况。医院的资产是医院拥有或控制的经济资源，本身就体现出投资者对经营者委托经营的责任，资产管理效率或营业效率如何，通常需借助于各种资产周转率指标加以衡量和评价。

5. 评估医院的运营风险

医院的财务风险和运营风险，以及其未来发展是利益相关者进行投资、信贷或经营决策的重要依据，而有关一个医院的财务和经营风险、收益及未来发展趋势，主要是通过财务风险来实现。因此，进行财务分析，对利益相关者评估医院具有重要意义。

6. 预测医院未来发展趋势

医院的未来经营活动都是在一定的客观环境条件下进行的，都要受到客观条件的制约。医院为了科学地组织医疗活动，最有效地使用人力、物力和财力，实现最佳的经济效益，在规划未来的经营活动中，必须善于从客观的经济条件出发，按照客观经济规律办事，预测医院未来发展趋势，并据以做出正确的决策。医院的财务分析在医院的预测中具有重要的作用，因为通过财务报表分析，可以从经济活动这一复杂的现象中，把那些偶然的、非本质的东西摒弃，抽出那些必然的、本质的东西，然后针对医院目前经营的情况，对未来的发展趋势，做出相应的决策。对医院财务报表所提供的会计信息和其他经济信息，通过分析、加工，使之形成与预测医院未来发展的趋势有相关性的高级信息，从而提高经济决策的科学性。

二、医院会计分析的主体及目标

一般而言，医院的会计分析主体分为内部主体和外部主体。内部主体是指对医院进行财务分析的医院内部人士，主要包括：医院管理者；职工等。外部主体主要是对医院进行财务分析的医院外部组织或个人，包括：债权人；政府；供应商；投资者；医疗保险管理机构；社会公众；政府部门；其他组织等。这些利益相关者构成了医院财务分析的主体。不同的财务分析主体需要通过医院的财务分析作出相应的决策，因而在进行财务分析时分析有各自不同的分析目的。

（一）管理者的目的

医院的经营管理者作为医院委托代理关系中的受托者，对医院的财务状况和经营成果承担相应的责任。为了完成其受托责任，他们需要对医院的经营状况进行有效的管理与监控。同医院外部的所有者和债权人相比来说，医院的管理者虽然拥有更多了解医院信息的渠道和监控医院的方式与方法，但是财务信息仍然是一个十分重要的信息来源，财务分析仍然是一种非常重要的监控方法。与外部分析主体相比，医院的经营管理者作为内部的分析主体，所掌握的财务信息更加全面，所进行的财务分析更加深入，而财务分析的目的也就更加多样化。

医院的管理者对医院的医疗活动进行日常管理，就需要通过财务分析及时发现医院经营中的问题，以便进行有效的控制与科学规划。

医院的管理者通过财务分析，可以全面掌握医院的运营能力、偿债能力、盈利能力、社会贡献能力、可持续发展能力等信息，从而为医院的发展作出科学合理的发展战略和策略。

医院的管理者还可以借助于财务分析检查各项财务计划的完成情况，了解医院内部的各个部门和员工的业绩，并为今后的医院经营编制科学的预算等。

（二）债权人

医院的贷款提供者是医院的重要债权人。医院的贷款提供者将贷款提供给医院，一方面要求医院按期偿付贷款本金，另一方面要求医院支付贷款利息。因此，医院的贷款提供者需要对医院的信用和风险情况以及偿债能力进行分析，他们通过密切观察医院有关经营与财务状况，及时搜集与分析医院相应的财务与非财务信息，从而对医院的短期偿债能力与长期偿债能力做出理性的判断，以便决定是否需要向医院提出其他附加条件，如追加抵押或担保的要求，以及是否应该继续合作或者提前收回债权等。

（三）供应商

医院的供应商是医院药品、材料、设备等资源的提供者。它们在向医院提供药品、材料和设备时即成为医院的债权人。对医院的供应商来说，医院缺乏流动性和短期偿债能力，将直接影响到他们的资金的周转。如果医院是该供应商的重要客户，则当医院拖欠货款时，供应商将面临着是否继续供货的两难选择。继续供货，可能为自身带来坏账损失；停止供货，又将失去一个重要的客户，影响其销售规模。因此，供应商对医院的流动性和长期偿债能力也会非常关注。

（四）政府管理部门

我国的公立医院是由政府举办的社会公益性事业。政府管理部门在履行职能时，往往需要财务分析。政府的财政补偿政策、医疗服务价格政策、药品加成政策以及国家卫生资源的筹资、配置政策等都需要通过分析医院的经济运行状况制定。因此，政府相关的职能部门也是医院财务分析的主体之一。

政府职能部门对医院的财务分析的目的有利于监督医院是否遵循了相关政策法规，强化对医院的管理，以维护正常的医疗市场秩序，保障国家和社会的利益，促进社会人群健康的提高。

（五）医疗保险管理机构

我国的医疗保障体系主要由城市职工医疗保险、城镇居民医疗保险、农村新型合作医疗组成。医疗保障体系有两大功能：其一是筹资，即确保医药费用负担的风险可以在广大的人群中分担，解决"看病贵"的问题；其二是购买，即代表参保者的利益，扮演第三方购买者的角色，以较低的成本购买较好的医疗服务，控制医疗费用的上涨并保证医疗质量，促进医院通过竞争提升服务效率。保险管理机构在履行职能时，必须对医院的财务进行分析，通过财务分析了解医院的费用水平、成本状况、服务质量及资源的使用效率等，以确保医疗保险资金的科学、合理的使用。

（六）社会公众

医院的服务对象是社会人群，通过提供医疗保健服务来满足人们的医疗需求，医疗服务产品与其他的商品相比具有明显的特殊性，因此社会公众对医院的关心是非常强烈的。他们不仅关心医院的服务质量、技术水平、医疗流程，同时还非常关注医院的收费价格水平、医院的医疗行为以及医疗费用的水平等，为他们的消费选择提供依据。要了解这些方面的信息，往往需借助于对医院的财务的分析。

（七）医院职工

医院的员工与医院存在着雇佣关系，医院经营的好坏与其自身的利益具有密切的关系，通过分析医院的财务状况，可以判断其工作的收益性、稳定性、安全性以及福利和保障等。另外员工还可以通过财务分析了解自己以及所在的科室的业绩和存在的问题，为今后的工作找到方向。

（八）竞争对手

医疗市场中的竞争对手希望了解医院财务状况的信息，如收入、成本、费用以及运营效率等方面指标。一方面可以作为参照来判断医院之间的相对效率与效益，找出其同竞争对手之间的差距及优势，为医院的竞争能力打下基础。另一方面也可以为今后的兼并重组提供依据。

（九）其他组织

其他一些与医院经济有关企业、事业单位以及社会中介机构，如会计师事物所、律师事物所、资产评估事物所以及经济咨询机构等也会关注医院的财务状况。

三、医院会计分析的局限性

医院会计分析的主要依据之一是来自于医院的财务报告，由于财务报告本身的缺陷而造成会计分析的局限性也就在所难免，这种局限性一般表现在以下方面：

（1）会计报表的历史成本原则可能使其反映的数据同现行的价格有差距。我国医院的报表是以历史成本原则编制的，从而要求医院的资产按照取得的成本计价，负债按发生时交易的资产或劳务的价格或约定的金额计量，而且一旦入账，就不再考虑市价的变动。这就使得它所揭示的信息难以符合现实的情况，从而损失财务报表的有用性。

（2）财务报告是在医院的会计政策与会计估计的基础上而编制的，不同会计政策与会计估计的运用在一定程度上会影响到医院财务信息的可比性，进而影响到医院财务分析结果的合理性与可利用性。

（3）会计报表是以货币计量为前提，使其难以对非货币计量的因素进行全面的反映。由于财务报表提供的数据必须能用货币计量，但医院的许多重要信息难以通过货币计量，如医院人力资源状况、医疗技术、服务质量、市场拓展、医疗流程、医院发展规划等方面的信息在财务报表中不能体现，而这些内容却对医院的经营发展具有重大的影响。因此，以财务报表为主要信息依据的财务分析结果存在着反映内容方面的缺陷。

（4）财务分析只是对过去的历史资料进行分析，只能作为未来的参考，并非绝对可靠。医院财务报表的数据，是医院过去的经济活动的结果，是作为对医院过去经营活动的总结，其反映的是静态的、滞后的、过去的信息。因此，用医院的财务分析的数据来预测未来时，只能作为动态预测的参考。

（5）医院的财务信息有可能被人为操纵或粉饰。医院发生的业务有一些虽已发生，但其发生的金额或发生时间需要会计人员的判断来决定，由于会计人员的主观能动性和其他人为因素的影响，医院的财务报表及其所提供的信息有可能被人为操纵或粉饰。在此基础上所进行的财务分析便不可避免地带有了人为修饰的痕迹，无法准确地评价医院的现状，不能客观地反映医院经济活动状况。

（6）医院的会计分析受到环境的制约。由于医院的财务报告是由医院编制的，在编制报表时具有很大的倾向性，使得财务分析结果的公正性、客观性受到制约。同时由于在实际分析时，对财务分析方法的选择的人为偏好以及分析人员的专业水平及素质等，都会影响到医院会计分析的质量。

第二节　会计分析的内容与方法

一、医院会计分析的程序

医院会计分析的程序是指医院进行财务分析所应遵循的一般规则，会计分析程序是进行财务分析的基础与关键，为了有效地分析财务信息，使会计分析能够顺利的进行，并对医院的财务状况作出准确的判断，保证分析质量，建立规范与合理的会计分析程序有着十分重要的意义。医院的会计分析不是一种固定程序的工作，不存在唯一的通用分析程序，但会计分析的程序一般应按照以下程序进行。

（一）明确分析目标，制定分析工作方案

明确分析目标是会计分析的关键，财务报表分析过程应始终围绕着分析目标而进行。医院的会计分析主体不同，会计分析的内容不同，会计分析的目标也会不同，这就要求分析者首先应明确分析目标。分析目标确定之后，就应该根据分析目标所确定的内容和范围，来确定分析的重点内容，分清主次和难易，并据此制定工作方案。会计分析工作方案一般应包括：分析的目的和内容、分析工作的步骤、标准和完成的时间、分析人员的分工和职责等。周密的工作方案有利于分析工作的顺利进行。

（二）收集、整理和核实资料

收集、整理和核实资料是保障分析工作质量和分析工作顺利进行的基础性程序。一般来说，资料的收集、整理与核实应该贯穿于医院财务工作的始终，在日常的工作中就应该注意收集资料，应尽量避免在进行分析时才收集资料，切忌在资料不全时就着手进行技术性分析。医院财务分析的主要依据是医院的财务数据，而财务报表是财务数据的主要载体，财务报表是需要收集的最主要资料，包括医院的资产负债表、收入支出总表、医疗收支报表、药品收支报表、基金变动情况表、基本数字表等。另外报表附注、财务情况说明书也是财务分析需要参考的资料。除此之外，进行财务分析还要收集内部医疗业务方面的有关资料、医院人力资源方面的资料。同时还要收集医院外部的宏观政治经济形势信息、医疗卫生行业信息、其他同类医院的经营方面的信息。资料收集可以通过查找资料、专题调研、座谈会或有关会议等多种渠道来完成。

收集资料的过程中还需要对所收集的资料进行整理，整理资料是根据分析的目的、内容和范围，将资料进行分类、选择和修正、并做好登记和保管工作，使之便于使用和理解，以便提高分析工作的效率。

核实资料是财务分析的一个重要环节，目的是保证资料真实、可靠和正确无误。对医院的财务报表以及其他的相关资料要全面审阅，对于不正确或不具有可比性的资料，应要求改正和剔除、调整。对于其他资料也应该核实，摸清其真实性和可靠程度，并分清有用和无用，对于无用的资料、真实可靠程度低的资料应当舍弃。

（三）财务报表项目质量分析

医院财务报表的质量分析即重点对医院的资产负债表、收入支出总表、医疗收支报表、药品收支报表、基金变动情况表、基本数字表进行解读，评价医院的财务状况与经营成果的真实程度。其中对资产负债表着重分析资产的流动性，资产结构的合理性，对收入支出类报表着重分析收入与费用的配比及其真实性。通过对财务报表的质量分析判断医院的会计系统是否真正地反映医院经济状况。通过对会计要素不确定性的确认和对会计政策适当性与会计估计合理性的评价，分析人员可以会计信息的质量，同时通过对会计灵活性、会计估计的调整，修改会计数据，为财务分析奠定基础，增强财务分析结论的可靠性。

（四）财务报表分析

在上述工作的基础上，分析人员可以利用各种分析工具对医院的财务状况进行分析，包括偿债能力分析、盈利能力分析、营运能力分析等，从而对医院的财务状况有一个全面的分析。在进行财务分析时，应根据分析的目的和要求选择正确的分析方法和分析指标，债权人要进行医院偿债能力分析，必须选择反映医院偿债能力的指标或反映医院流动性的指标进行分析，如流动比率、速动比率、资产负债率等指标；投资者要进行财务分析，应选择反映医院盈利能力的指标进行分析，如总资产报酬率、净资产报酬率等。正确选择与计算指标是正确判断医院财务状况的关键所在。

在医院的财务分析过程中，应将医院作为一个整体来看待，进行财务分析的目的是管理决策所用，如果忽视了财务状况的综合分析，仅对单项的能力进行分析，是不可能发现问题的实质的，也不可能得出合理的财务分析结果。因此，应根据有关指标之间的关系，将反映偿债能力、盈利能力和营运能力等各项指标有机结合起来进行综合分析，甚至还需要结合一些非财务指标来进行衡量和判断，如管理者基本素质、病人满意度、发展能力、创新能力等指标，这样才能对医院的财务状况做出更深入、更细致的分析，从而对医院经营业绩的优劣做出合理的判断和评价。

（五）撰写财务分析报告

财务分析报告是分析组织和人员，对医院财务状况和经营成果进行分析和评价的书面文件。分析报告要对分析时期、分析过程、所采用的方法和依据做出交代，要对分析目的做出明确回答，评价要客观、全面、准确，要做必要的分析。分析报告中还应包括分析人员针对分析过程中发现的问题，提出改进措施或建议，并对今后的发展提出预测性的分析意见。

二、会计分析的方法

在会计分析中，分析主体可以根据不同的目的选用不同的方法，这里对常见的几种分析方法作简要的介绍。

（一）趋势分析法

趋势分析法是通过比较医院连续多个期间的财务数据，运用动态数值表现各个时期的变化，揭示医院财务状况和经营成果的发展趋势与规律的一种分析方法。医院的经济现象是复杂的，受多方面因素变化的影响，如果只从某一时期或某一时点出发，就很难看清它的发展趋势和规律。因此必须把连续数期的数据按时期或时点的先后并列排列，并计算它的发展速度、增长速度、发展速度和平均增长速度，从趋势上来分析问题。在趋势分析中，常见的技术方法有以下三种：

1. 绝对数额分析

绝对数额分析就是将若干期的连续的绝对额进行对比。这种分析可以直观的看出相关的项目的变动是呈上升、下降、不断波动的趋势还是保持相对稳定。

2. 环比分析

环比分析就是计算相关项目相邻两期的变动百分比，即某项目分析期的数值相对与前期数值的变动百分比。这种分析方法不仅可以看出相关项目变动的方向，还可以看出其变动的幅度以及发展趋势，为医院的财务预测、决策提供依据。环比变动百分比的计算公式为：

$$环比变动百分比 = \frac{某项目分析期数值 - 某项目前期数值}{条} \times 100\%$$

$$(1-1)$$

在环比分析中应注意，如果前期的项目数值为零或负数，则无法计算出有意义的变动百分比。

3. 定基分析

定基分析就是选定一个固定的期间作为基期，计算分析期的相关项目与基期相比的百分比。这种分析方法不仅能看出相邻两期的变动方向和幅度，还可以看出一个较长时期内的总体变动趋势，便于进行较长时期的分析。定基分析的计算公式为：

$$定基变动百分比 = \frac{某项目分析期数值}{某项目基期数值} \times 100\% \qquad (1-2)$$

定基分析中，基期的选择非常重要，因为基期是所有期间的参照。分析时一般应选择医院经营比较正常的年份作为基期，不要选择项目为零或负数的期间，否则计算的定基百分比就不具有典型意义。

趋势分析法是医院财务分析常用的分析方法，采用这种方法，可以分析识别引起变化的主要原因、变动的性质、并预测医院未来的发展前景。趋势分析可以绘成统计图表来直观表示相关项目的趋势变化。

（二）比较分析法

比较分析法是将相关财务数据或财务指标数值与所确定的比较标准进行对比分析，计算其差异数，并分析差异产生的原因或以此推测指标变动的趋势的一种分析方法。用于比较的数据既可以是绝对数，也可以是百分比数据，还可以是各种财务比率。

比较分析法所用于比较的标准，常见的有历史标准、医院计划或预算标准、行业标准等。

1. 历史标准

所谓历史标准，就是以医院历史数据为标准。历史数据可以是历史上曾达到的最佳水平、历史平均水平等。将医院的当期经营情况同历史情况进行比较，属于一种纵向比较。通过纵向比较可以确定项目增减变动的方向和幅度以及变动趋势，也可以及时发现分析期中一些重大事项及偶发因素对医院经营的影响，可以进一步找到医院财务状况和经营成果发生变化的原因，并及时做出决策，以保持医院良好的发展趋势。

2. 医院计划或预算标准

所谓预算标准，就是以医院的预算作为标准。选择预算或计划作为标准，有助于医院加强预算管理，将医院的日常医疗活动纳入计划、有序进行。将医院当期的实际情况与预算比较，可以对医院完成预算情况进行评判，找到实际与预算的差异以及差异的原因，便于医院有的放矢，不断提到和改善管理与决策水平。对于由于医院内部管理和控制造成的差异，在今后应及时调整；对于由于外部市场环境变化造成的差异，医院应积极应对。

3. 行业标准

所谓行业标准，就是以医疗行业的有关数据作为标准。医疗行业的数据可以是行业的平均水平、同级别医院的平均水平、行业先进水平、竞争对手水平等。将本医院的情况同所在行业进行比较，属于一种横向比较。通过比较可以，可以确定医院在行业中所处的地位，找出与行业先进水平、竞争对手之间的差异，并进一步分析差异的原因，为医院今后的展指明方向。

比较分析法是医院财务分析中最常用的一种分析方法，采用比较分析法，便于信息使用者在了解医院经营状况，财务状况、资产安全性等的同时，分析并揭示其存在的不足与薄弱环节，了解其行业的竞争力，为相应的财务决策提供依据。

（三）因素分析法

因素分析法，又称连环替代法，是指在分析某一因素变化时，假定其他因素不变，分别测定各个因素变化对分析指标的影响程度的计算方法。医院的很多指标往往是由多个相互联系的因素共同决定的，当这些因素发生不同方向，不同程度的变动时，对相应的财务指标也会产生不同的影响。因此，对这些财务指标的影响因素进行分析，有助于寻找问题的成因，便于抓住主要矛盾，找到解决问题的线索。

因素分析法程序是：先确定某一综合指标的各个影响因素以及各影响因素之间的相互关系，并计算其在标准状态下的综合指标数值，然后依次将其中一个当作可变因素进行替换，有几个因素就替换几次，再分别找出每个因素对差异的影响程度。用数学公式表示为：

设某一经济指标为由 a、b 两个因素的乘积构成，a_0、b_0 代表基期或标准的水平，a_1、b_1 代表该指标的实际水平，则有：

实际指标：$a_1 \times b_1$

基期指标：$a_0 \times b_0$

实际指标与基期指标差异为：

$$d = a_1 \times b_2 - a_0 \times b_0 \qquad (1-3)$$

以基期水平为比较基数：

$$a_0 \times b_0 \qquad (1-4)$$

第一次替换，将 a_0 替换为 a_1：

$$a_1 \times b_0 \qquad (1-5)$$

第二次替换，是在第一次替换的基础上，将 b_0 替换为 b_1：

$$a_1 \times b_1 \qquad (1-6)$$

则 a 因素的影响

$$da = (1-5) - (1-4) = a_1 \times b_0 - a_0 \times b_0 = (a_1 - a_0)b_0 \qquad (1-7)$$

而 b 因素的影响

$$db = (1-6) - (1-5) = a_l \times b_l - a_l \times b_0 = (b_l - b_0)a_1 \qquad (1-8)$$

最终，$d = da + db$，则为财务指标实际与基期数值之间的差异。

（四）比率分析法

比率分析法是将相关的财务项目进行对比，计算出特定经济意义的比率，据以评价医院财务状况和经营成果的一种分析方法。比率是一种相对数，它揭示了指标间的某种关系，把某些用绝对数不可比的指标转化为可比的指标，并以百分比、比或分数表示，从而将复杂的财务资料予以简化，获得明确与清晰的概念。

根据分析的不同目的和要求，比率分析法主要有趋势比率分析、相关比率分析和结构比率分析三种。

1. 趋势比率

趋势比率是反映某个经济项目的不同期间数据之间关系的财务比率，如当期收入与上期收入相除得到的比率、当期资产与三年前资产相除得到的比率等。在趋势分析法中介绍的环比变动百分比和定基变动百分比实际上就是趋势比率。

2. 相关比率

相关比率是反映两个相关的不同性质的项目之间关系的财务比率，如流动资产与流动负债相除得到的比率，结余与收入相除得到的比率等都属于相关比率。两个性质不同的项目在医院的经营活动中可能会存在某种必然联系，通过对这种联系的认识和控制，就可以了解、评价、改善医院的经营管理和财务状况。如解决医院营运资金不足的重要措施就是提高流动资产的周转率特别是存货周转率和应收医疗款周转率。

3. 构成比率

构成比率是反映某个经济项目的各组成部分与总体之间关系的财务比率。通过构成比率，可以分析构成内容的变化，从而掌握经济活动的特点和变化趋势。如将资产各项目分别与总资产项目相除得到的比率，可以确定医院资产结构中存在的问题，为进一步优化医院的资产结构确定重点和方向；将负债各项目分别与总负债相除得到的比率，可以了解医院负债的构成状况，为医院的负债管理提供依据。

比率分析法是应用最为广泛的一种财务分析方法。医院的财务项目繁多，很容易让分析者抓不住重点，理不清关系。运用财务比率分析，能够揭示出很多重要的有意义的经济关系，可以有效发现医院财务管理中存在的问题。同时对于外部分析者准确把握医院的财务状况也是一种简单、快速的科学分析方法。比率分析法从出现至今，经过一个不断发展、完善的过程，由最初的仅为企业债权人分析企业的短期偿债能力

使用发展到现在的广泛使用，由单一的指标发展到现在的多个指标，由单

一的比率计算方法到现在的多种比率计算方法，而且完整的财务比率指标体系已基本形成，财务比率运用的程序和方法也基本规范。比率分析法在财务分析方法中的地位将日趋重要。

当然，对于比率分析法的作用也不能估计太高，它和其他的分析方法一样，只适用于某些方面，揭示信息的范围也有一定的局限。因为，财务比率本身只能作为一种分析的线索，指出医院的优势和劣势，一般不能直接说明差异的原因。也就是说，财务比率本身不能提供答案，也不具有预测功能。更为重要的是，在实际运用比率分析法时，还必须以比率揭示的信息为起点，结合有关的资料和实际情况做深入的探究，才能作出正确的判断和结论。同时，还需要和其他的分析方法结合起来应用，财务比率分析才会在医院的财务分析中发挥较大的作用。

在医院的财务报表分析中，有时还使用回归分析、模拟模型等技术方法。同时，除了大量使用定量的分析方法之外，也常常采用定性分析的方法。例如，对于医院财务报表的质量分析，就要以资产、结余、现金流量等概念为起点，逐渐推理并开展研究，形成较为完整的分析体系。

需要注意的是，上述各种财务分析的方法都有其局限性。同时，许多财务分析方法在功能上相近，在方法上可能存在着互相替代的关系。因此在实际应用时，应注意结合使用各种具体的方法。例如，将医院的当期的某个财务比率同历史水平进行比较，以分析该比率的变动趋势，就既运用了比率分析法，又应用了比较分析法和趋势分析法。

三、会计分析的内容

医院会计分析的内容取决于其分析主体和分析动机，不同的分析主体所关注的经济与财务侧重点不同，因此分析的内容也有差异。通常来说，医院会计分析有如下一些内容。

（一）预算管理分析

医院预算管理分析指标有预算执行率、财政专项拨款执行率两类。

1. 预算执行率

预算执行率包括预算收入执行率和预算支出执行率两个指标，反映医院预算管理水平。

（1）预算收入执行率

预算收入是医院编制的年度预算总收入，本期实际收入是医院在预算年度中实际完成的收入。预算收入执行率反映医院收入预算的编制和执行水平，一般来说该项指标应当在 100% 左右，过高或过低都反映医院在年初编制预算时没有充分考虑医院的经营状况和环境条件。

（2）预算支出执行率

本期预算支出是医院编制的计划期内预算总支出，本期实际支出是医院在预算期内实际发生的支出。预算支出执行率反映医院对支出的预算编制和管理水平，该项指标过高或过低说明医院预算编制和支出控制方面存在问题。

分析医院预算执行时，应将预算收入执行率和预算支出执行率结合起来分析。

2. 财政专项拨款执行率

财政专项拨款执行率反映医院财政项目补助支出的执行进度。

（二）结余和风险管理分析

结余和风险管理分析主要反映医院收支管理水平以及对财务风险的控制。医院是公益性的事业单位，保证运营的安全是医院可持续发展的前提，医院的运营应贯彻适度举债的原则，严格控制医院的财务风险。反映医院结余和风险管理的指标主要有业务收支结余率、资产负债率、流动比率、速动比率。

1. 业务收支结余率

业务收支结余率反映了医院除来源于财政项目收支和科教收支项目之外的收支结余水平，能够体现医院的业务收入规模水平、成本费用的节约程度以及医院的管理水平、技术状况等。

2. 资产负债率

资产负债率揭示了医院资产与负债的依存关系，反映医院的资产中借债筹资的比重。一般来讲，在医院的管理中，鉴于医院的性质及特点，资产负债率不应太高。医院应结合行业的发展趋势、所处的竞争环境和技术发展状况等客观条件，确定一个合适的水平。

3. 流动比率

流动比率指标的意义在于揭示流动资产与流动负债的对应程度，考察医院短期债务偿还的安全性，反映医院的短期偿债能力。一般地讲，鉴于医院的特点，医院的流动负债不应过高，医院应贯彻适度举债的原则，负债不宜过高，以免影响医院正常业务的发展。

4. 速动比率

速动比率是反映医院在某一时点上运用随时可以变现资产偿付到期债务的能力。医院的速动资产包括货币资金、短期投资、应收账款等。速动比率由于剔除了存货等变现能力较弱且不稳定的资产，因此，速动比率较流动比率更能准确、可靠地评价医院资产的流动性及其短期偿债的能力。

（三）资产运营分析

医院运营能力是指医院基于外部市场的约束，通过人力、财力、物力资源的有效组合而对医院财务目标所产生作用的大小。资产的运营能力是对医院获利能力的补充，通过对医院的资产质量和资产运营能力指标的分析，有助于评价医院驾驭所拥有的经济资源的能力，从而可以对医院的资产管理水平予以正确评价，并为医院的经济效益的提高指明方向。反映和评价医院资产运营能力的指标主要有总资产周转率、流动资产周转率、应收账款周转率、存货周转率等。

1. 总资产周转率

总资产周转率又称资产周转次数，反映医院总体资产的平均运作效率，通常表示总资产在一年中周转的次数。周转次数越多，表明运营能力越强；反之，说明医院的运营能力较差。

2. 流动资产周转率

流动资产周转率反映医院流动资产周转速度和流动资产利用效果。医院一定期间的流动资产的周转次数越多，说明医院的流动资产利用效果越好；反之，说明医院的流动资产的运营能力较差。

3. 应收账款周转天数

应收账款周转天数反映医院应收账款的流动速度。应收账款在医院的流动资产中占有很大份额，医院应加强应收账款的管理，因为应收账款对于医院而言是一种风险和成本，包括坏账损失、管理成本、收账成本、资金的时间成本。

4. 存货周转率

存货周转率反映医院从取得药品、卫生材料、其他材料到投入医疗服务等各个环节的管理水平。存货过多会浪费资金，同时很可能造成存货过期、变质；存货过少则会影响医院的正常医疗活动，因此，医院应根据医疗服务的规律确定一个最佳的存货水平。

（四）成本管理分析

成本管理指标主要反映医院对于成本费用的管理水平以及对于病人费用的控制水平，同时也反映医院对于资源的配置和使用效率状况。反映医院成本管理指标主要有门诊与住院两个方面的指标。

1. 门诊成本指标

（1）每门诊人次收入

每门诊人次收入对于病人来说反映了病人所承担的费用水平；对于医院来说反映医院单位服务量的收入水平。这一指标的高低应该同医院的技术、规模、质量相适用。

（2）每门诊人次支出

每门诊人次支出反映医院对于门诊成本的管理水平，一般地讲此指标越低，说明医院的成本管理水平越高，医院的经济效益越好。

（3）门诊收入成本率

门诊收入成本率反映医院的收入水平、成本费用的节约状况以及医院的管理水平、技术状况，也反映医院的可持续发展能力。

2.住院成本指标

（1）每住院人次收入

每住院人次收入对于病人来说反映了病人住院所承担的费用水平；对于医院来说反映医院单位服务量的收入水平。这一指标的高低反映医院的技术、规模、质量及管理水平。

（2）每住院人次支出

每住院人次支出反映医院对于住院成本的管理水平，一般地讲此指标越低，说明医院的成本管理水平越高，医院的经济效益越好。

（3）住院收入成本率

住院收入成本率反映医院的收入水平、成本费用的节约状况以及医院的管理水平、技术状况，也反映医院的可持续发展能力。

（五）收支结构分析

收支结构指标反映医院收入以及支出的结构，可以从构成方面来分析与评价医院的收入及成本的管理水平。常用的指标有人员经费支出比率、公用经费支出比率、管理费用率、药品及卫生材料支出率、药品收入比重等。

1.人员经费支出比率

人员经费支出比率反映医院人力资源配置的合理性及薪酬水平高低，也可以反映医院的支出结构是否合理。通过与以前年度比较可以判断医院支出结构变化趋势是否合理；与同类型的医院横向对比，可以了解本单位与先进单位的差距。对医院人员经费支出比率的分析，应结合医院特点、技术状况、人力资源配置以及薪酬政策来分析比较。医院应加强人力资源的配置，合理优化人员结构，避免超编及人浮于事的现象，以免人员经费挤占公用经费支出，影响医院正常业务的开展。

2.公用经费支出比率

公用经费支出比率反映医院的商品与服务指出的投入情况。公用经费支出在医院的支出中占有很大的比重，加强对公用经费支出的管理对于提高医院的经济效益具有重要意义。

3. 管理费用率

管理费用率反映医院的管理水平和效率。与以前年度比较可以了解医院管理费用的变化情况；与其他医院比较，可以找出差距，有利于控制医院的管理费用开支，提高医院的经济效益。

4. 药品、卫生材料支出率

药品、卫生材料支出率反映医院在开展医疗服务过程中的药品、卫生材料的耗费程度。与以前年度相比可以了解医院对于药品、卫生材料的使用的趋势变化；与同规模的医院比较，可以找出本单位在药品、卫生材料使用方面存在的问题，以便加强管理，科学合理地使用药品及卫生材料，以免给病人带来不合理的经济负担。在分析中，也可以分别计算药品、卫生材料的支出率，这样便于正确地发现问题，便于管理。

5. 药品收入比重

药品收入比重反映医院对于药品使用的状况。一般地讲医院的药品收入比重同医院的规模相关，规模越大，药品收入的比重越低；反之越高。同时，药品收入比重还同医院的技术结构以及药品使用的合理性有关。通过与以前年度相比，可以发现医院在药品购置、使用方面存在的不合理现象，有助于及时发现问题，及时纠正；通过与其他同规模的医院相比也可以分析本单位的技术状况以及在药品购置、使用等方面存在的问题。

（六）发展能力分析

医院的发展能力，也称医院的成长性，是指医院通过自身的医疗服务活动，不断积累扩大的发展潜能。从医院财务角度看，反映医院发展能力的指标主要有总资产增长率、净资产增长率、固定资产净值率。

1. 总资产增长率

总资产增长率从医院资产总量方面来反映医院的发展能力，表明医院规模水平对医院发展潜力的影响。该指标越高，表明医院在一个营业周期内资产规模扩张的速度越快，但应注意资产规模扩张的结构、质量、医院发展能力以及举债的风险程度等，避免资产规模的盲目扩张。

2. 净资产增长率

净资产增长率反映医院净资产的增值情况和发展潜力。净资产增长率大于零，是医院健康发展的标志，其增长速度展示了医院的发展潜力。该指标若是负值，则表明医院的净资产受到侵蚀，应引起注意。

3. 固定资产净值率

固定资产净值率反映医院固定资产的新旧程度，体现了医院固定资产更新的快慢和持续的发展能力。一般地讲，该指标越高，表明固定资产比较新，可以为医院服务的时间较长，对未来发展的准备比较充足，发展潜力大。

第三节　医院会计的信息化管理

一、医院会计信息化的概念及特征

（一）医院会计信息化的概念

医院会计信息化是采用现代信息技术，对传统的会计模型和会计电算化进行重整，并在重整的现代会计基础上，建立信息技术与会计学科高度融合、充分开放的现代会计信息系统。这种会计信息系统将全面运用现代信息技术，通过网络系统，使业务处理高度自动化，信息高度共享，能够主动和实时报告会计信息。它不仅仅是信息技术运用于会计上的变革，更代表一种与现代信息技术环境相适应的新的会计思想。

（二）医院会计信息系统特征

1. 综合性

由于一个医院的经济运营活动，是一个相互联系、相互制约的综合体，而会计是从价值方面综合反映和监督医院财务状况，因此其反映的信息必须是综合性的；它需要以会计为核心，将医院的预算、成本、物资耗材、固定资产、收费、医嘱、医保等数据信息整合在一起，形成一个综合的、一体化的管理模式。

2. 多维核算

医院经济运行的分析、评价、决策、控制等需要内部数据和外部数据；需要反映医院核算、价格、供应商、病人、职工、科室、项目等有关方面的数据，会计系统必须提供。

3. 信息传递的双向性

医院的信息流是物流和资金流的综合体，会计信息是资金流的集中反映，会计的记账信息需要来源于物资、固定资产出入库，以及收费信息等；而库房的实物对账也同样需要会计提供相关的信息，收费的现金对账也需要会计账务信息。

4. 信息的实时性

通过实时的会计信息系统，医院各级管理者可以随时获取最新会计信息，并可分析特定事项的财务影响。

二、医院会计信息化的作用

（一）提高会计核算的水平和质量

会计信息化的首要目标是实现会计核算工作的电算化。会计信息化极大地提高了会计核算工作的水平和质量。

1. 减轻了会计人员的劳动强度，提高了工作效率

在会计信息化环境下，会计人员可以从繁重的记账、算账、报账任务中解脱出来，凭借自动化处理，及时完成各项会计核算和管理，会计人员的工作效率大大提高。

2. 缩短了会计数据处理的周期，提高了会计信息的时效性

在会计信息化环境下，只要会计凭证录入计算机，并审核、入账，即可自动生成最新的账户余额和发生额资料，包括账簿和报表信息都能同时同步生成。手工操作环境下需要一个会计周期的会计循环才能输出的会计信息在会计信息化下能以实时方式输出，极大满足了会计信息及时性的要求。

3. 提高了会计数据处理的正确性和规范性

在手工操作环境下，会计核算不规范、有误差是不可避免的现象。会计信息化，由于数据处理工作由计算机根据合法的、规范的会计软件自动处理，只要保证会计数据输入的正确性与合法性，就能保证整个会计数据处理过程及其输出结果的合法性、正确性。

（二）提高了医院经营管理水平

1. 为从经验管理向科学化管理转变创造了条件

在手工操作环境下，受人工处理信息能力的限制，管理和决策的随意性很大。会计信息化，能准确及时地提供各类管理所需的信息，为科学化管理创造了条件。

2. 为从事后管理向事中控制、事先预测转变创造了条件

会计信息化可以借助软件功能实现对经营管理过程中的事中控制、反馈和管理，还可以通过计算机管理决策模型对各项管理活动进行事先预测和决策，医院管理的现代化水平大大提高。

3. 为医院财务一体化奠定基础

会计信息系统是财务管理系统中最重要、最基础的一个子集，以会计信息系统为基础的财务业务一体化模式，将财务管理延伸到医院管理的各个职能部门，实现了财务业务协同化，管理信息动态化、实时化，不断满足了医院发展的管理需要。

三、医院会计信息化的目标

（一）推动会计软件从"核算型"向"管理型"转变

目前大多数医院对会计软件的应用多停留在事后核算阶段，在预测、决策、规划、控制、分析等管理功能上应用较少，随着社会主义市场经济的不断发展，我国医疗卫生体制改革的不断推进，对医院财务会计工作提出了更高的要求，当前"核算型"的会计软件逐渐不能满足医院提高管理水平的需要。因此借鉴国外先进经验，结合我国医院工作的实际，开发与应用事先有预测、决策，事中有规划和控制，事后有核算和分析的"管理型"会计软件，最终形成以财务管理为核心的医院综合运营管理体系，即医院 ERP 管理模式，才能满足新时期社会主义市场经济条件下医院管理的新要求。

（二）促进医院管理模式的改变

1. 由单纯会计核算向综合财务管理转变

财务管理是医院管理的核心工作。很多医院财务仅仅是对医院的经济业务进行账务处理，是一种单纯的记账工作。虽然也出一些常见的账务报表，但对报表数据的分析利用工作很欠缺。这样时常导致医院出现现金流短缺、购置的设备不但没有给医院带来收益反而增加负担等问题。因此，加强以成本控制、风险预警、价值管理等为基本特征的综合财务管理，发挥财务管理的决策、计划、控制功能是医院应加强的一项重要管理工作。

2. 由事后控制向全程控制转变

医院内部经济管理缺乏必要的约束机制，无法适应市场经济运行规律的要求，多数医院仍然沿用计划经济体制下的机构设置和经验式的管理方式。在这种运行方式下，医院管理者虽然感到医院运营费用逐年增加，生存压力不断加大，但由于缺乏有效的管理与分析工具，管理者很难分清这些增加的费用中哪些是由于业务开展需要而增加的必要开支，哪些则是由于管理缺位而造成的资源浪费，无法从根源上找出问题的原因，进行定量分析，用科学的管理方法进行医院经济管控，这往往会导致医院在经营决策上的失误。这种管理观念上的不适应、人员设置与管理能力的不适应、机构设置上的不适应，以及管理工具与方法的缺失，导致医院内部管理无序，医院内部控制乏力。

医院现行的成本控制与核算方法是建立在预算会计的理论方法体系之上，实质上是对医院业务活动中的收支情况记载，不能真正反映出医院的成本状况和经营成果。同时，由于目前的成本核算方法是各医院为了计算奖金分配而自行制定的，因此在成本项目确认及核算流程的设计等方面均存在较大的差异，缺乏统一性、标准性和可比性，因此不同医院所进行的成本核算只能作为其个体核算结果，而不能作为政府制定补偿政策以及宏观卫生调控政策的依据。

3. 由粗放管理向精细管理和智能决策转变

同时，大多数医院管理者是医疗行业的临床专家，但对医院管理而言，他们不仅需要加深对医院运营、成本管理等有关理论体系的理解与认识，同时也缺乏有效加强医院内部经营管理的应用工具。这种工作状况直接影响了医院全面运营管理与控制的实施。医院管理者无法及时获得医院运营过程中的准确的经济信息反馈，将导致在医院经营管理上问题反映的滞后，也很难发现问题根源，及时制定解决问题的方案。这种管理状态会造成医院竞争能力不强，无法应对市场经济环境下对医院快速应变，高效率运转的要求。

四、医院会计信息化的任务

医院会计信息化的任务是最终实现财务一体化，以医疗管理为核心的财务业务一体化模式，将财务管理延伸到医院管理的各个职能部门，实现了财务业务协同化，管理信息动态化、实时化，不断满足了医院发展的管理需要。

（一）对单一财务信息管理模式的根本改造和提升

物流、资金流、信息流三流合一，同步管理，使医院资源处于较佳配置状态。财务系统在进行自身业务处理的同时，也对业务活动的全过程实施监控，可随时反馈和提供准确、及时、全面的各类数据分析与决策信息。

（二）实现会计的动态核算和管理

业务信息的实时和共享在一体化条件下，会计信息的获取与业务的发生同步，会计核算从事后的静态处理发展为事中的动态处理，财务管理从静态管理走向动态管理，财务监控也从间歇性的监控到实现持续性的监控。会计信息的记录向前延伸至业务活动过程中，各信息系统间的传统分工界限被模糊化，不仅解决了信息孤岛的问题，而且实现了信息集成。

（三）有效发挥监管职能，优化了经营管理模式，规避了运营风险

一体化条件下，记账凭证由系统自动生成，会计人员可以从日常繁杂的会计核算处理中摆脱出来，从而更有效地实现会计的监管职责。在财务信息化建设的同时，实现了财务管理的规范化，理顺了不同业务和人员间的职责权限，加强了对资金的动态管理与控制，解决了资金闲置和资金紧缺现象并存的问题，提高了资金的运作效率，用有限的资金运作实现了最大的经济效益。财务部门在共享信息的同时进行监控和反馈，及时纠正业务和输入过程中的错误，最大程度地减少了由于责任不明或监控环节缺失造成的损失。实时监控财务状况，实时查询全院的资金信息和资金运用情况，及时发现问题、查找原因、堵塞漏洞、降低风险。

（四）增加了信息的及时性和准确度，提高了决策质量

一体化面向业务流程收集信息，做到了事前计划、事中控制和事后分析，实现了业务与财务协同。医院的任何数据信息都可以实时获得，实现动态决策，全面掌握资金流、物流、信息流三流合一，迅速出具财务指标、预算考核、现金流量、财务趋势等分析数据，增加了反馈和监控的及时性，为领导者决策提供了有利的数据支持，提高了决策质量。所有的业务数据同出一门，避免决策的片面性。

（五）提高了工作效率

系统自动生成记账凭证，实时登记总账，保证财务信息及时、准确。财务部门对经济业务事中控制，避免了以往财务系统事后核算、财务管理被动的局面。降低了财务人员的劳动强度及人工填制凭证带来数据的不准确性。由于有更多的时间主动参与决策，开阔了财务人员的视野，提高了财务管理水平，真正实现了事前、事中、事后的全方位监控，大大发挥了财务的监督作用，提高了工作效率。

五、医院会计信息化体系

（一）医院会计信息化建设标准

医院会计核算管理系统，是通过计算机信息系统对医院日常经济活动相关业务，按照医院新会计制度，实现制单、审核、记账、往来管理、现金银行管理、票据管理、财务分析、财务报表管理等功能；来帮助医院达到财务业务科学规范化的管理，同时根据医院财务管理的特点，加强现金流量核算、科室核算管理、科研教学项目核算、往来管理、财政资金核算和财务分析等管理功能，可以大大提高医院的会计核算效率和医院财务管理水平，为医院领导提供详实的财务信息，并成为决策依据。主要有账务处理、现金银行管理、往来账管理、票据管理、投融资管理、财务分析、报表管理、领导查询和集团财务管理、报表合并汇总等功能。

（二）会计信息化的基础支撑

医院会计信息化系统的建设与管理是一项复杂的系统工程，涉及医院的各个方面，需要医院投入较多的人力、物力、财力，如购置硬件、软件、培训会计人员、完善现行的管理制度等。因此要根据系统工程的要求，结合本单位会计工作的实际精心组织和实施。

1. 会计基础字典的整理

（1）会计相关的基础字典

与会计相关的基本字典主要有会计科目、供应商、科室、职工、病人等；

各种编码字典要规范统一，能采用国家标准的尽量采用国家标准。

①科目字典：会计科目字典是会计最重要的字典，这个字典的设置决定了会计记账的方式，同时也是成本、预算系统基础，是整个医院运营管系统的核心字典。维护的信息包括编码、名称、类别、属性、辅助核算设置等内容。在设置科目时需要注意以下几类科目的设置方式：

a. 往来科目：医院的往来对象主要是供应商、科室、职工、病人等；在应收应付科目设置方式上，要根据科目的属性和业务应用频度，将往来对象以科目辅助核算的形式设置；尽量不采用下级科目的形式设置往来对象，这样不仅可以避免科目体系庞大臃肿，同时也有利于和其他业务系统实现基本数据字典的共享。

b. 支出科目：按照新制度的要求，医院要开展科室成本核算，这样就需要支出和费用类科目要设置到科室一级的核算；为科室成本核算提供明细数据支持。这类科目的设置方式也建议采用科室辅助核算的形式进行，而尽量不采用设置下级科目的方法。

c. 现金银行类科目：按照新制度的要求，现金、银行、其他货币资金类科目需要实现现金流量核算，在业务发生时候需要标注现金流量项目，在月末需要产生现金流量表，所以需要在科目设置的时候，标记需要设置哪些科目进行现金流量核算。

②科室信息：指医院所有的部门信息，并按照医院核算的要求设置部门核算明细账；根据科室的属性和类别维护科室编码、名称、类别、属性等信息，一般分为以下四大类：

a. 直接医疗类科室：指直接为病人提供医疗服务，并能体现最终医疗结果、完整反映医疗成本的科室。包括门诊和病房。

b. 医疗技术类科室：指为直接医疗科室及病人提供医疗技术服务的科室。如检验科、放射科、药剂科、手术室等。

c. 医疗辅助类科室：指服务于直接医疗科室和医技科室，为其提供动力、生产、加工及辅助服务、业务的科室。如水暖组、木工组、电工组、汽车房、供应室、挂号处、住院处等。

d. 行政后勤类科室：管理和组织医院业务开展的行政管理科室和后勤管理属性的科室。

③职工信息：指医院所有职工的信息，根据职工的类别维护医院职工基本字典信息。包括编码、姓名、职工类别、身份证、性别、入职时间、所属科室、政治面貌、职称、职务、文化程度等信息。

④供应商：指为医院提供物资材料、药品、设备，以及基建维修等业务往

来的外部单位，主要维护的信息有编码、名称、地址、开户银行、联系方式等。

⑤资金来源：资金来源是本次新制度强调的一个重要内容，主要用于区分医院自有资金和财政补助资金；对物资、药品、设备采购、基建，以及科教研项目的核算方式有很大的影响。需要维护资金来源的编码和名称。

⑥项目字典：一般大型医院都是集医疗、科研、教学为一体，有相当大的规模，所以存在大量的科教研项目和基建项目；项目字典维护的主要信息包括编码、名称、类别、开始年度、负责人、经费来源构成等信息。并需要按照新制度的要求，在相关科目上设置项目核算的辅助账，用于对项目的核算和期末结转。

⑦凭证类别字典：有收款凭证、付款凭证、转账凭证；也可以分为银行凭证、现金凭证和转账凭证；现在大多数医院一般不区分凭证类型，都采用记账凭证一种方式，便用统计和装订管理。维护信息有编码、名称。

⑧现金流量字典：医院新会计制度要求医院开展现金流量核算，现金流量项目的类别分为：开展医疗业务发生的现金流入和流出、开展科研业务发生的现金流入和流出、开展教学业务发生的现金流入和流出，以及开展其他业务发生的现金务流；根据定义的类别，用户可以维护现金流量的具体项目和流入流出方向，维护的信息包括现金流量类别的编码、名称，以及现金流量项目的编码、名称。

⑨基本数字项目：该字典维护医院一些基本数据，如职工人数、床位数等；主要为医院的基本数字表和报表分析提供医院的基本数字信息。

⑩经济支出分类：这是政府预算收支科目分类规定的预算支出经济分类科目字典，通常可以采用导入 Excel 表格的方式导入该字典。会计制度规定要产生财政基本支出备查簿，需要展开支出经济分类的明细科目数据；因此需要建立预算经济支出科目字典，并需要与医疗、费用、支出类科目建立对应关系。

（2）定义报表模板

①增加报表模板字典在报表管理模块中，将常用的报表模板维护进系统；包括编码、名称、期间类型、汇总方式等。

②编辑报表文件

针对没有报表字典，可以编辑对应的模板文件，包括各个单元格的样式，各个单元格的取数公式等。

③定义审核公式

由于各个报表存在数据勾稽关系，包括表内数据关系和表间数据关系。因此，需要定义各个模板的审核公式。

2.会计初始化数据整理

为了保证会计账务的连续性和完整性，在实施新会计系统的时候，必须要将会计系统启用月份之前的数据（余额或者发生额）输入或者导入新的会计系统中；会计系统的启用时间分为年初1月份启用和年中月份启用两种方式，所以需要准备期初数据的内容也不一样。

（1）年初启用时的期初的数据需要

上年末的期末科目余额、上年末科目辅助信息余额、截至上年末未核销的往来账发生额明细、截至年末的单位未达账和银行未达账项、截至上年末未结算完的应付票据。

（2）中间月份需要准备的数据包括

上年末的期末科目余额、1月份至启用月份的科目发生额汇总、上年末科目辅助信息余额、1月份至启用月份的科目辅助账发生额汇总、截至上期末未核销的往来账发生额明细、截至上期期末的单位未达账和银行未达账项、截至上期末未结算完的应付票据。

（三）人员培训

会计信息化软件的管理和操作需要三个层面的人员：系统管理员、基本字典管理员和业务操作员。

1.系统管理员

主要职责是维护与会计软件相关的服务器、网络硬件设备；以及财务数据的安全管理和容灾机制的建立和管理；数据权限和功能操作权限的配置和维护。

2.基本字典管理员

主要是对系统所有基本字典进行集中维护和审核，避免个人随意维护基本字典信息，而导致字典编码和信息的不统一，防止出现查询统计结果不准确的现象。

3.业务操作员

按照自己的岗位要求和系统分配的权限对系统进行日常操作。

根据以上各个岗位的职责，对系统相关的管理人员、业务使用操作人员，进行业务和系统的培训。制定考核计划和考核指标，使之有能力担负起自己的职责，并对培训的结果进行考核。

（四）系统维护

财务数据对医院来说是至关重要的，其数据的安全性、保密性以及保存的时效性都有严格的要求，下面从几个方面来说明医院会计信息数据的维护和安全保障内容：

1. 病毒防护

会计软件相关的服务器、网络和客户端电脑都应该尽量避免与外部存储媒介的接触，防止其他存储介质的病毒感染；安装硬件防火墙和网络杀毒软件，及时升级，定期查毒、杀毒。

2. 机房管理

（1）机房值班人员在遇到停电、空调停机的情况下应紧急通知财务处相关人员停止使用系统，然后对会计软件所在主机进行关机（即使主机的 UPS 电源能够保证供电），确保主机不因为发热、断电等原因受到损害（主板、cpu、硬盘、内存等主机都可能因过热、突然断电来电而受损）。

（2）净化机房空气，空气中的粉尘因主机的排气散热而吸入主机，导致主机的散热变差。

（3）机房管理人员应定期清理主机内的粉尘，清理时应使用规范的设备；清理前应做好数据库备份，防止意外发生，并需要提前通知财务部门。

3. 数据备份

（1）数据备份内容

①数据库备份：一般采用数据库自己的功能，定制数据库备份任务进行定时自动备份，或者根据软件提供的备份功能自动或者手工备份；

②文件备份：将软件系统提供的数据文件夹，按照指定的目录定期手工备份。

（2）备份的方式

①服务器双机热备：采用"双机热备"的，避免发生应用软件和重要的服务失效，以及服务器硬件故障。

②异地备份：为了避免机房或者服务器发生故障和事故，需要将数据同步备份到存放服务器上；异地备份可以采用 Windows 操作系统的自动远程备份或 FTP 自动备份功能完成，

③光盘备份：因为会计档案保存的需要，需要将每月结账后的数据，刻录成光盘作为会计电子档案存放在会计档案室。

（3）备份数据检查

无论什么样的备份方式，系统管理员都应定期查看备份的数据是否成功，保存的是否完整和安全，如果存贮介质发生损坏，应及时更换设备并重新备份数据。

4. 备份数据的清理

（1）数据库服务器备份的清理

每月光盘刻录检查无误后可以删除服务器上上月非关键日期的数据库

备份。

（2）异地备份的清理

每月备份检查无误后；可以删除异地服务器机器上上月非关键日期的数据库备份。

（3）光盘备份的数据

按照会计档案管理要求的管理年限定期清理数据。

（五）会计软件选型

使用会计软件首先需要考虑软件选型问题，市场上的各种软件非常多，医院需要选择最适合自己的软件系统。通常软件选型需要从以下几个方面入手：

1. 软件是否符合医院行业特色和新会计制度要求

会计的基本原理是一样的，但是各个行业的会计制度和财务管理制度却不一样，在账务处理上还有一些行业特定要求，特别是医院新的会计制度的颁布，产生了医院很多特定的会计业务处理方式。目前市场上流行的通用型会计核算软件大多是基于医疗会计制度管理开发的，在功能设置上和操作方面缺少医院会计的行业特性，所以只能利用其总账模块，进行简单的登账、应收、应付管理输出功能，对医院财务管理和会计信息的集成处理不能开展，所以导致医院只能以核算为主，会计软件的非专业化抑制了医院财务管理向更高层次的发展。因此，能否满足医院的账务处理方式，符合医院财务人员的操作习惯和行业特色，产出符合医院新会计制度要求的账簿和报表是医院选择会计软件的首要条件。

2. 软件的灵活性、开放性和可扩展性

软件在设计上需要有一定的灵活性，在能够实现医院基本业务功能的前提下，能够允许用户自己定义相关功能来实现各个医院自己的一些业务，能够实现和其他各个业务系统的整合。会计信息不是孤立的，是对各个经济业务数据的会计加工，医院的运营管理是以会计为核心的整体系统，所以，医院的会计系统除了能满足日常的账务处理之外，还要提升到财务管理程度，让管理者能迅速得到医院整体运营的财务数据；因此，医院的会计系统应该具有很强的扩展性和兼容性，在设计上应该有标准的数据交换接口，能够将自身的数据导出，也能将外部数据导入，这种数据的交换不仅仅是基本字典，还包括业务数据；软件的基本框架应该是能够支持功能扩展和实现快速二次开发的，使会计系统能够延伸到其他业务系统，如 HIS 收费、物流、固定资产系统等。

3. 选择稳定的开发商和服务商

软件开发商的业务实力、技术实力和发展前景是医院在选择会计软件的重要因素。如果软件开发商的技术实力有限，规模很小，或者根本没有稳定的软件开发队伍，那么以后软件的升级维护和功能改进都会成为问题，用户的后续服务将无法保证。作为医疗行业的会计软件提供商，除了需要有技术实力外，还一定要有丰富的医疗行业知识积累，熟悉医院业务，这样才能提供符合医院业务需求的软件产品和咨询服务能力。此外，软件开发公司的知名度、品牌、诚信度、服务体系是否健全、软件后续开发维护等方面也是医院采购时需要综合考虑的。

4. 根据医院发展的需要选择会计软件网络的体系结构

市场上流行的软件一般有C/S（客户/服务器）、B/S（浏览器/服务器）两种网络模式。C/S架构的软件适合在局域网范围内使用，操作简单，价格相对便宜，但是升级比较麻烦，每个客户端都要替换程序。而B/S架构软件不仅能在局域网内使用，也能在局域网范围内使用，升级程序比较简单，只需要更换服务器端程序即可。目前，医院集团化趋势明显，医院会计网络化和集中化管理的趋势越来越突出，许多三甲医院都开设多家分院，甚至分院分布在全国各地，实现集团一体化财务管理的要求很强烈；在这种趋势下，选择B/S架构软件更加适合医院的长远发展需要。

第二章　医院会计预测与预算

第一节　医院会计预测

一、医院会计预测的特征及原则

（一）医院会计预测的概念

预测就是预计推测，预测是根据过去和现在的信息，运用一定的科学手段和方法有目的地预计和推测事物未来发展趋势。预测的特点是根据过去和现在预计未来，根据已知推算未知，根据主观的经验与教训、客观的资料与条件、演变的逻辑与推断，寻求事物的变化规律，预测是决策的基础，是决策科学化的前提条件。

会计预测，是指医院根据现有的经济条件和掌握的历史资料以及客观事物的内在联系，对医院未来经济活动可能产生的经济效益和发展趋势及状况进行的预计和测算。

会计预测是会计事前管理的基础，是会计管理的必要职能，缺乏会计预测的管理是盲目和不完备的。众所周知，医院经营成败的关键是决策，而决策的基础是预测，是决策的先导和前提。没有准确的会计预测，要作出符合客观规律的科学决策是难以想象的。但是会计预测不能代替会计决策，因为会计预测要解决的是如何科学准确地预见或描述医院未来的经济状况的问题，而决策解决的是医院未来的行动方案。会计预测也要为会计预算服务，它所提供的许多数据最终都要纳入预算，成为医院编制预算的前提和基础。但会计预测的信息只具有指导性，对于预算的编制起参考作用。而预算的程序则具有相对稳定性，其信息具有严肃性和强制性。会计预测可以在会计预算之前进行，也可以在预算的执行过程中进行，以指导或修正会计预算。

目前，我国医改逐渐深化，公立医院管理体制改革，医院补偿机制的改变，医疗保险制度的逐渐完善，国家对医疗服务市场的准入和放开等都将对医院产生深刻的影响。未来医疗市场的竞争将会越来越激烈，对医院管理也提出更高的要求。精明的管理者要使医院在医疗市场的竞争中立于不败之地，实现医院的可持续发展，就必须掌握"鉴知往来"的本领，不仅要了解医疗市场的过去和现在，而且能够根据医院的现实状况及经济环境对医院未来的发展趋势作出科学的预计和推测，以促进医院的发展，更好的满足人民群众对医疗的需求。在这种情况下，离开科学的会计预测，就无法预先估计医院未来的资金运动、经济运行状况的发展趋势，从而也就无法适应不断变化的医疗市场。同时由于医院所面临的环境异常复杂、瞬息万变，这又使得会计预测变得困难起来，在医院的经济管理过程中，因会计预测失误而导致决策失败，或导致医院经营陷于困境的案例时有发生。因此，在现代医院管理中不仅迫切需要开展会计预测，而且还必须讲求会计预测的科学性和预测结论的准确性。

（二）医院会计预测的对象及特征

会计预测的对象是预测要研究的内容，会计预测对象包括一般对象和具体对象两个方面。会计预测的一般对象也是会计工作的对象，在医院中表现为一切的经济活动。会计预测的具体对象是指某项具体会计预测的对象，通常表现为医院未来一定时期的会计要素，即资产、负债、收入、费用净资产，也包括未来现金流量、资金成本、风险价值等。医院未来的财务状况作为客观存在和必然规律，具有相对稳定性和绝对变动性相统一的特点，它有自身的发展规律，会计预测人员应该根据未来环境的变化客观作出预测。

医院会计预测是以过去的历史数据和现在所能取得的经济信息、统计资料为基础，运用科学的手段和方法以及医院管理的实践经验来预计、推断医院财务运行未来发展的必然性、可能性的过程。在实际的预测时，要从实际出发，要充分掌握大量信息或数据，依据详实的数据，作出科学合理的判断，预测根据越充分预测就越准确。医院会计预测与医院其他管理预测所依据的某些信息和数据是相同的，例如国家的方针、政策、医疗市场的发展、社会人口状况等，以及医院内部的某些资料等。但是会计预测的依据除了上述外，还需要注意以下两个方面：一是会计预测应以医院的财务活动为依据，财务会计人员要预测医院的财务的未来发展，必须掌握医院的财务运行规律。二是会计预测以财务会计的历史信息为预测的主要信息依据，会计预测是利用历史的已有信息来产生新的信息的过程，在这一过程中，输入的主要是医院的历史会计信息和现时的会计信息。

医院的会计预测实际上是对医院未来一定时期的医疗、科研、教学活动的一种综合的预先反映，由于会计预测是以货币为统一的计量尺度，是一种价值预测，因而其预测的结果具有综合性和价值性的特点。医院的会计预测不同于其他的管理预测，但是医院的技术、科研、市场、人力资源等管理方面的预测，最终都会直接或间接地反映到会计预测结果中来，会计预测的结果也就反映和综合了其他管理预测的内容。因此，会计预测是一个由多因素构成的复杂系统，医院的会计预测必须研究和揭示会计预测系统以及该系统与周围环境之间的相互联系和相互作用，以求得会计预测的最佳整体的效应。

（三）会计预测原理

医院会计预测是根据过去和现在的多元化信息资料，通过科学的定性和定量分析，预测在既定的环境和条件下，医院财务活动在未来一定期间内可能的发展变化，为医院的决策提供客观的依据。

"天行有常，不为尧存，不为桀亡"，医院在运营过程中，任何事物的发展趋势都有一定规律可循，预测分析的基本原理，是建立在任何经济过程的发展趋势总有一定的规律性，而且可以为人们预测认识和掌握的基础上。就医院来说，其在向社会公众提供医疗服务的过程中，各种因素之间相互联系、相互制约，其必然存在一定的规律，预测正是建立在这些规律的基础上，它们实质上成为预测分析的基本原理，具体地讲，预测分析的基本原理主要有以下几点：

1. 可知性原理

可知性原理，又称规律性原理，辨证唯物主义认为，世界是物质的，物质世界的运动不是杂乱无章的，而是有规律的，世界上不存在没有规律的物质运动，规律不仅是客观的，而且是可知的，认识了客观规律，就可以利用客观规律为人类造福，这就意味着任何事物的未来发展趋势和状况都是可以预知的，可知性原理是人们预测活动的前提。

2. 可控性原理

可控性原理，是指事物发展的规律性是客观存在的，人们虽然不能改变或废除这些规律，尤其不能制定或创造新的规律，但人们在认识规律的情况下，可以充分发挥主观能动性和创造性，去认识它们，研究它们，在自己的行动中考虑它们、利用它们，以利于事物朝着符合人们希望的方面发展。

3. 延续性原理

延续性原理，是指在医院的医疗经济活动过程中，过去及现在的某些规律将会延续下去，并假定过去和现在的环境条件，同样适用于未来。预测分析根据这条原理，就可以把未来视作历史的延续进行推测，如医院服务量、医疗需求量的预测，就是基于这条原理而建立的。

4. 相关性原理

相关性原理，是指在医院医疗服务活动中一些变量之间存在着相互依存，相互制约的关系，预测分析可以根据这条原理，通过对某些变量的分析研究来推断受它影响的另一些变量发展的规律性，如卫生费用上涨同医院管理、疾病构成、技术进步、经济状况、文化素质、消费行为的关系研究等，就是基于相关性原理而建立的。

5. 相似性原理

相似性原理，是指医院在运营活动中，各因素所遵循的发展规律有时会出现相似的状况，预测分析根据这条原理，可以利用已知因素的发展规律来推断出未来因素的发展趋势。

（四）会计预测的原则

为了提高会计预测的质量，在进行会计预测时必须遵循以下原则。

1. 实事求是原则

实事求是就是从客观存在的实际情况出发，"实事"是指客观存在的一切事物，"是"就是客观事物的内部联系，即规律性，"求"就是我们去研究。运营预测属于信息工作的范畴，它为医院的管理运营提供依据，所以，运营预测必须坚持实事求是的原则，防止任何的偏见和主观随意性，保证所预测的各类信息，具有真实性、客观性，以及符合实际的状况，从而能正确的指导医院的运营。坚持实事求是的原则，首先必须在思想上有正确的认识，在制定方案、收集资料、信息汇集、方法选择、分析研究的整个预测过程中，始终坚持从实际出发，客观反映实际情况，以事实为依据，反对弄虚作假，欺上瞒下等错误做法。

2. 系统性的原则

按照现代系统理论，系统是指两个以上相互联系、相互作用的要素构成的统一整体。世界是以系统的方式存在的，任何客观事物均可以看作为系统。作为系统，不仅内部各系统之间和要素之间存在着相互联系、相互作用的系统联系，系统与外部各种环境因素之间也存在着相互作用和相互制约的关系。医院会计预测也是一个系统，是一个由预测主体、客体、程序方法、人力、物力、财力资源等各种信息资料构成的复杂系统。在医院运营预测的过程中，会涉及到很多方面，特别是在医院运营预测的设计、策划等方面，以及在对预测资料进行分析处理时，必须综合考虑各种因素，应以系统原则为指导，从整体出发，正确处理好整体与局部之间的关系，全面考虑问题，注意预测工作的各个环节，问题的各个方面，注意事物的相互联系，协调好系统与子系统之间、系统与系统之间的关系，以及系统与外部环境之间的关系，要坚持以系统思维、系统分析和系统工程的方法来实施医院的会计预测。

3. 因果性原则

各种事物之间总是存在着一定的因果关系，所以人们可以从已知的原因推断未来的结果。医院运营预测的目的在于了解和掌握各种医疗市场及其影响因素的状况与发展趋势。遵循因果性原则就是要求在医院会计预测时，要重视对影响医疗市场的各种因素进行具体的分析，找出预测目标与其影响的因素之间的相互关系，当变量已知时，可以根据自变量的变化来推断因变量的变化。这种因果关系一旦能以数量关系表达时，就可以建立确定的函数关系或不确定型的统计相关关系；为做出正确的预测结果提供条件。事物的因果关系在一定的条件下可以相互转化，在发展过程中存在着互为因果，一因多果、一果多因、多因多果等多种复杂的情况。因此，在进行预测时，要对医院预测的因果关系进行具体、深入、全面的分析，正确把握主要原因与次要原因，必然趋势和偶然趋势，从而采用正确的因果分析法，使医院会计预测结果更为正确。

4. 动态性原则

医疗市场是在不断发展与变化的，医院经济管理既有其历史的现状，也有其未来的发展。作为医院会计预测则要通过其预测，告诫医院的管理者，凡事不仅要考虑当前，更要审时度势，树立超前意识，坚持以发展的眼光看待事物及其影响因素，既要注意事物的历史和现状，又要注意研究其未来的发展变化。在实际工作中通过对医疗市场历史和现状的了解、分析和研究，正确预测未来医疗市场的发展目标，从而抓住机遇，乘势而上，以保证医院永远立于不败之地。

5. 科学性原则

坚持科学性原则，就是要尊重科学，按科学的原则办事。在医院会计预测中，遵循科学性原则，首先，要树立正确的思想观念，应明确医疗市场信息对医院管理的重要性，认识科学的预测对医院管理的重要性。第二，要有科学严格的规章制度，除明确规定预测人员的职责外，还要有严格的考核和奖惩。第三，要有科学合理的预测标准，医院会计预测工作是一项技术性、科学性很强的工作，如果没有科学合理的标准，最终会使形成的预测结果失去应有的价值，甚至给医院或使用者造成危害。因此必须选择与制定科学的预测工作标准，同时还要有科学、认真、高效的工作态度，只有这样才能保证预测工作的时效和高质量。第四，还必须采用科学合理的市场调研及预测方法、程序、技术，特别应注意应用各种现代化的手段。

6. 经济性原则

任何一项工作都应考虑经济效益，医院会计预测工作也必须遵循经济性原则。医院在预测工作中，尤其是对医疗市场信息资料的收集、处理、分析和提供等都必须符合经济核算的要求，力争以最少的预测费用，形成尽可能多的信息资料，以提高医院的经济及社会效益。遵循经济性原则，还必须考虑投入与产出之间的对比关系，一般而言，对产出的预测信息的数量、质量要求越高，花费的人力、物力、财力也越高，但是从医院实际使用效果来看，高投入并不总是能产出高的使用效果，为此，寻找一个最佳的结合点是非常必要的。

二、医院会计预测的程序

会计预测在医院的管理中具有极其重要的作用，为了保证会计预测的科学性，在实际工作中，必须遵循一定的程序与步骤。一般情况下，医院会计预测大体可分为以下七个步骤。

（一）确定预测的目标

预测目标是指预测要达到的目的，医院在运营活动中，在对某项经济活动进行预测之前，必须首先明确预测的目标，根据实现目标所需解决的问题，确定预测的范围、期限、需要收集的信息资料及数量单位等。

（二）收集、筛选、分析信息资料

医院的会计预测，所需要的信息资料具有复杂性和多样性，资料的来源也表现为复杂多样性。系统的、准确的相关信息及其它有关的原始资料及数据，是顺利开展预测分析的前提条件，而收集的信息资料必须要注意其广泛性、代表性、真实性及完整性。同时对有些信息资料还需加工、整理、归纳鉴别，去伪存真，去粗存精，以便发现各因素之间相互依存，相互制约的关系，并从中发现事物发展的规律，作为预测的依据和基础。

（三）选择预测的方法

医院在进行预测的过程中，必须选择正确的预测方法，预测方法的选择取决于预测的目的，所拥有的资料，对预测标准的需求，预测成本以及预测对象未来发展过程特点等；对定量预测要选择预测分析的专门方法，建立数学模型；对定性预测也要选择方法，建立设想的逻辑思维模型。同时为了提高预测的准确度，对一些复杂的预测问题，可以综合运用各种方法进行预测，以便相互补充验证。

（四）进行预测

应用选定的预测方法和建立的模型，对有关信息资料进行定量分析和定性分析，对于定量预测应首先选定数学模型，并进行运算求出预测结果，运算最好借助计算机完成。

（五）对预测结果进行评价

预测的结果允许有一定的误差，但误差太大就会失去预测的意义，在用多种方法进行预测时，得出的结果可能不一致，其同实际状况也可能存在偏差，因此对预测的结果必须进行验证和分析评价，即以实际数同预测数进行比较，检查预测的结果是否准确，并找出误差原因。如果预测模型不完善，就需要改进方法和模型重新计算。如果还有某些不确定因素的影响，则应估计其影响程度，进行必要的调整。总之，验证评价是一个反复进行方法选择、资料收集与处理及选择判断的过程，也是反复进行反馈的过程。

（六）修正预测结果

对于定量分析方法进行的预测，其数值和结论由于某些不确定因素的影响，会有一定的误差或会出现某些不符合实际情况的结论，这就需要利用定性方法加以考虑，并修正预测结果；对于定性方法预测的结果，也可以用定量分析方法加以修正、补充，使预测结论更加科学，更加接近实际。

（七）交付决策

如果应用各种预测方法所得出的结果差别不大，可以将预测结果交付管理者用予决策。

三、医院会计预测的方法

在会计预测原理、步骤及原则的指导下，医院就可以采用一定的方法，进行预测活动。医院会计预测分析所采用的方法种类较多，随分析对象和预测期限不同，而各有所异，但其基本方法一般可归纳为定量分析法和定性分析法两大类，现分述如下。

（一）定量预测法

会计预测的定量分析法，又称数量分析法，主要是指在充分占用历史资料的基础上，运用特定的数学方法（包括运筹学、概率论、微积分等）及各种现代化的计算工具，对有关预测对象的未来发展趋势进行预计和推测的一种分析方法。一般地讲，当发生如下情况时，可使用定量预测方法：第一，要预测变量的过去资料是可以利用的；第二，这些资料可以用数量表示；第三，对过去轨迹的合理假定可以外推到未来。

（二）定性预测法

会计预测的定性分析法，又称非数量方法，是指借助预测人员的专业知识、实践经验以及综合分析及判断能力来确定事物的未来状况和发展趋势的一种预测方法。预测人员一般是有经验的医院管理人员，财务会计人员及医疗和工程技术人员等，他们按照过去积累的经验进行分析与判断，各自分别提出初步的预测意见，然后进行综合、补充和修正，得出最终的预测结论。这种方法一般是在医院缺乏完备、准确的历史资料的情况下，或主要因素难以定量描述的情况下，或有关变量之间不存在较为明显的数量关系等情况下，适合采用此种方法。会计预测的定性分析法主要有个人判断法、专家意见综合法、德尔菲法和主观概率法等。

1. 个人判断法

个人判断法，是指在预测过程中，直接征询专家个人意见，然后进行汇总、整理，得出预测结论的预测方法。个人判断法是一种传统的容易操作的方法，在市场与预测中占有很重要的地位，被广泛应用在实际工作中。这种方法可以充分地发挥个人的能力，但是专家意见可能受专家本身专业技术水平高低，掌握资料多少，个人感知能力大小以及责任感等因素的影响，因此，其结果难免存在一定不足。

2. 专家意见综合法

专家意见综合法，又称专家会议法，是指根据市场预测的目的和要求，邀请若干位专家，并向他们提供一定的背景资料，采用召开座谈会的形式对预测对象及其未来发展趋势进行评价，在综合专家分析判断的基础上，来预测未来事物的发展趋势及方向。这种方法的优点是由专家做出的判断和估计，具有更高的准确性，同时，这种方法本身可以使与会专家畅所欲言，自由辩论充分讨论、集思广益，从而提高预测的准确性。但这种方法同样存在受专家个性和心理因素或其它专家的意见的影响或左右，同时由于受参加人员数量和讨论时间的限制，会影响预测的科学性和准确性，为此，要注意专家的选择及操作技巧。

3. 德尔菲法（Delphi. Method）

德尔菲法，又称专家调查法或专家意见征询法，该方法最早起源于20世纪40年代末期美国著名的"兰德公司"，德尔菲法是以匿名通讯的方式，将所要预测的意见和必要的背景资料用通信的形式发给各位专家，然后把他们的意见收集起来，医院有关部门把各位专家的意见经过综合归纳和整理，再以匿名的方式反馈给各位专家，进一步征询意见，再次进行综合、整理和反馈，如此反复多次直到所要预测的问题得到满意的结果为止。这种方法有以下三个特点：

（1）匿名性

采用德尔菲法，被邀请参加预测的专家均互不相知，主持者与专家之间的联系采用书信方式，背靠背地分头征求意见，专家的预测意见也是以匿名的形式发表。这种匿名的形式可以创造一个平等自由的气氛，鼓励专家独立思考，消除了顾虑的和心理干扰。这种方法既能使各位专家真正表达自己的观点，又能防止被权威专家所左右，因而能使各位专家在多次预测中做出比较、全面的分析和预测。同时，各位专家还可以根据情况的变化，随时修正自己的意见，而不必做出更公开的说明，这样就无损于专家的威望，可以使不同的意见得到充分的发挥，减少了无谓的争执。

（2）反馈性

德尔菲法不是一次性作业，而是采取匿名多次逐轮征求意见，每次专家都可以得到反馈的信息资料，并据此作出进一步的判断和修正，通过反馈信息，专家们可以了解到所有其他专家的意见，有利于相互启发、积思广义、开拓思路，充分发挥专家们的智慧，提高预测的准确性和可靠性。

（3）收敛性

德尔菲法通过多轮次的专家意见征询及反馈过程，实际上是各位专家彼此在匿名的情况下，相互影响和启发的过程。而通过多次匿名的书面讨论和交流，全面合理的意见则为大多数专家所接受，分散的意见最后趋向集中，并呈现收敛趋势，最后得出一致的结果。在实际工作中，主持者可以对最后一轮的专家意见，运用适当的数学方法，进行数量的处理，一般采用算术平均法、中位数法求出平均数，以平均数做为预测结果。

4. 主观概率法

主观概率法，是指预测者对预测事件发生的概率（即可能性大小）作出主观估计，然后计算出它的平均值，以此作为预测事件结论的一种定性预测方法。

主观概率法是比较古老和原始的预测方法，有许多种预测方法就是从主观概率法的基础上发展起来的，如概率树或决策树。由于这种方法是主观的，是靠个人经验判断和直觉来预测未来的，所以可能与未来所发生的结果有一定的出入，出入的大小，取决于预测者经验的多少、判断和直觉能力的高低、所占有资料的多少及其完善程度。主观概率是一种心理评价，判断中具有明显的主观性，对同一事件，不同人员对其发生的概率判断是不同的，所以，主观概率的测定因人而异，受人的心理影响较大。医院在实际预测的过程中，主观概率与客观概率是相对的，因为任何主观概率总带有客观性，预测者的经验和其信息是现实客观情况的具体反映，因此，不能把主观概率看成是纯主观的东西；另一方面，任何客观概率在测定过程中也难免带有主观因素，因为在实际工作中所取得的资料很难达到（大数）规律的要求，由于缺乏历史资料，难以按照大数规律来确定事件出现的客观概率，所以只能凭经验来判断事物的可能性或者在专家意见很不一致难以协调时，也可结合主观概率法进行推断。

（三）定量预测法和定性预测法的关系

医院在实际工作中，必须正确选择与使用预测方法，定量预测法和定性预测法既定量预测法与定性预测法的区别表现在以下几个方面：

1. 预测的依据不同

定量预测法是按照历史数据，通过数学模型，预测有关预测对象的未来变化情况。适用定量分析法必须有完备的历史资料方可进行预测；定性预测则是在通过预测模型取得数量变化的基础上，进行抽象思维，逻辑分析，借助预测者的判断能力进行预测。定性预测法对历史资料没有明确的要求。

2. 预测的难易程度及费用不同

定量预测法由于可以借助计算机来实施，和定性预测法相比要相对简便，预测所需要的费用也较定性预测法节省。

3. 适用范围不同

由于定性预测法比较困难，费用也比较高，因此它一般适用于长期预测，以及对医院一些重大问题的预测。定量预测法较多应用于短期预测，同时也可以应于长期预测。当然这种适用范围的划分是相对的，在实际工作中，通常是将定量预测法与定性预测法结合起来使用。

4. 方法的完善程度与实际应用的范围不同

到目前为止，定性预测法还远不如定量预测法完善，定性预测法在很大的程度上取决于预测者的能力和水平。因此，定性预测法在医院中应用还受到诸多因素的影响，这类方法在目前主要在规模较大的医院应用。但是，运用定性预测法，如果组织得好，有可能在某些方面得出比定量预测法更为准确可靠的结论，特别是在医院重大战略决策以及外部市场环境方面比定量预测法更为有效。

必须指出，医院在实际工作中，预测的定量分析法和定性分析法是相互联系、相互补充、相辅相成的，医院的预测人员应根据具体情况，把它们正确地结合起来运用，才能得到良好的结果。在预测工作中，倘若医院具有完备的历史资料，应选用一定的数学方法进行加工处理，找出有关变量之间的规律性的联系作为预测未来的一个重要依据，但即使在具有完备历史资料的医院中，尽管人们可以应用数量预测方法建立经济预测模型，进行数量推断，但非数量预测仍具有不可忽视的作用。这是因为：首先，由于医疗市场、医院管理的多样化及复杂性，使得某些经济变量往往受许多不同因素的影响，其中有的因素可以通过定量加以分析，但也有不少因素，如国家对医疗卫生工作的方针政策、病人消费心理、医院员工情绪变动、主动性、积极性的发挥等，是极为复杂多变的，难于甚至无法进行量化，进而纳入数学模型进行定量分析。其次，医院拥有的历史资料本身可能不完整或不真实，反映不出医疗市场的发展规律，或由于取得信息的成本太高得不偿失。最后，定量分析一般都把未来视为历史的延伸，并假定过去和现在发展的条件，同样适用于未来，这样就使定量分析无法对外界环境变化作出灵活的反应，缺乏适应能力。

鉴于上述情况，医院在进行预测时，特别是在进行中长期预测时，由于对政策以及环境的变化估计不足，会使定量分析的结果带有一定的片面性，甚至会出现预测失误，即使很多因素可以纳入数学模型进行定量分析，并据以得出在一定条件下的"最优"数量关系，也有赖于预测人员根据经验、技术能力、专业水平进行综合判断，以确定其可行的满意程度，并以此作为行动的指南。因此，医院在会计预测中，为了使预测结果更加接近客观实际，一定要将定量预测法与定性预测法有机结合起来，才能正确地认识和把握预测对象未来的发展趋势，才能做出实事求是的预测结论。

第二节　医院服务量预测

一、医院服务量预测的重要性及基本原理

（一）医院服务量的构成

医院的服务量通常包括宏观和微观两个方面，医院宏观服务量包括门急诊人次、病人住院实际占用床位日、出院人数等，宏观服务量通常由医院最高管理部门决定。微观服务量是指各部门、科室各自内部的服务量，如营养部门的供餐量，检验科的标本量，放射科的摄片量等，微观服务量通常只影响科室的预算。所以医院管理当局，通常用来拟订财务预算计划的两项关键的统计指标是指门急诊人次和住院实际占用床日。

（二）服务量预测的重要性

服务量对于医院来说是非常重要的，任何医院要想生存下去，就必须有一定的服务量，这是医院持续运营与发展的基础和前提，因此，认真做好服务量的预测对于社会以及对于医院来说都具有重要的意义。

医院服务量预测是编制医院全面预算的前提和出发点，是医院订购药品、卫生材料，合理安排人员、设备、床位，处理财务收支的基础。良好的服务量预测是医院规划未来的先决条件，必须实事求是认真做好，否则，服务量预测的过高或过低都会给医院带来不必要的巨大损失。

另外，搞好服务量的预测，不仅有利于医院提高运营决策的科学性，而且可使医院的运营目标同社会经济的发展和人民群众的医疗消费相适应，便于"以需定产"，使医院的人员、器械、物品的配置及库存密切联系，从而大大提高医院的经济效益。

长期以来，医院管理体制及资金来源单一，加之医疗卫生区域规划不合理，医院只重视自身的发展，不主动研究医疗市场动态，不关心医疗消费者的需要，不重视服务质量、成本、效益，造成医院人员、床位及大型医疗设备的

不合理配置，使许多医院床位使用率较低，区域内大型医疗设备重复配置，致使医院效率及效益低下，这浪费了卫生资源。随着我国医改的深化，医院管理体制的改革，医疗保险制度的完善，医院筹资的多元化，医疗市场竞争的加剧等，作为医院的管理者，为了在公平竞争的环境下求得生存发展，就不得不关心医疗市场的动态，重视资源的配置，重视对医院服务量的预测。这对于医院实现"优质""高效""低耗"的管理目标以及提高医院的社会及经济效益具有积极的意义。

（三）医院服务量预测应考虑的因素

影响医院服务量的因素有许多，很难设想用一个公式就可以准确的进行预测，一般来讲，影响医院服务量的因素有医疗技术状况、医院规模、社区人口的分布、疾病构成状况、社区经济发展水平、医院医疗管理水平、病人费用水平、医疗质量及效率等。但是具体每个医院来讲，在进行服务量的预测时，一般应重点考虑以下重要因素。

1. 医院以前年度服务量及其趋势

历史资料是预测医院服务量的主要依据，如果医院的内外环境没有发生重大的变化，那么部门的历史资料及其趋势可以为医院服务量预测提供翔实的原始资料。

2. 医院的战略和目标

在服务量的预测中，医院的短、中、长期的目标和战略，具有重要的作用，如果下一年度医院将进行维修、改造或采用新技术，以及加强管理提高效率等，那么下一年度医院在预测服务量时，就应相应地调整服务量的预测，以适应新的环境条件的变化。尽管这种变化在管理中涉及到的程序不会变得很突然，但医院的管理者，必须协调这种程序的变化，因为，这将会给医院的工作带来影响。

3. 卫生政策的影响

在服务量的预测中，必须认真考虑和判断政府政策，对医疗服务量的影响。随着我国医改深化，医疗保障制度的完善，费用支付方式的改变，政府物价政策的变化，以及医院的管理体制改革等，都会影响到医院的服务量。

4. 医疗市场的竞争

医院在预测服务量的过程中，必须考虑外部竞争对医疗市场，尤其是对自身的影响，同时还必须充分考虑到潜在的竞争者对医院的影响。因为，它们的发展最终将会影响到医院的服务量。外部市场竞争者包括医院、诊所或各种商业机构（药品零售店、实验室等）。医院的管理者应注意研究、了解竞争对手的长期或短期计划，以分析他们的决策和计划对本院服务量预测的影响。

5. 其他已知情况及预期

医院在预测服务量的过程中，应将医院人力资源的引进及损失，新技术、新设备的引进，药品材料的供应，床位结构与配置，资金状况等考虑进去。同时还应对政府的未来政策的变化趋势及方向予以考虑。

综上所述，医院服务量的预测，对医院具有重要的意义。医院在运营过程中，常采用的服务量预测方法有趋势预测分析法、因果分析法、判断分析法、调查分析法四类，前两类属于定量分析，后两类属于定性分析。应当指出：医院不论采用什么技术方法来确定对服务量预测，一般都要低于该医院潜在的最大服务量，所谓潜在最大服务量，是医院通过努力达到最大限度的最高服务量。这是因为，医院在规模一定的情况下，存在边际效益递减规律，为了避免医疗成本的升高，通常还需要医院管理者，通过调整研究和计算确定一个最合适的数值做为服务量预测值，但不应达到潜在最大服务量水平。同时，医院管理者在确定服务量预测值及合理配置人员、物力、财力时，应注意医院的性质，充分考虑社会的需求。

二、趋势预测分析法

趋势预测法，是将历史资料和数据，按时间顺序排列成一系列根据时间序列所反映经济现象的发展过程、方向和趋势，将时间序列外推或延伸，以预测经济现象未来可能达到的水平，因而它又称为时间序列预测法。

运用趋势预测来预测医院的服务量，应考虑到医院服务量的多样性和复杂性。在实际预测过程中应充分考虑到服务量的直线趋势、季节变化、循环变动及不规则变动。在这四类中直线趋势、季节变动和循环变动都有一定的规律性，而不规则变动则指一系列偶发因素，对它的预测很难通过定量的方法进行。趋势预测常用的方法有算术平均法、移动平均法、指数平滑法、直线模型法、二次曲线法等，现分别介绍如下。

（一）算术平均法

算术平均法是根据过去若干时期服务量的算术平均数，作为未来的服务量预测数，其计算公式为：

$$\bar{X} = \frac{X_1 + X_2 \cdots X_n}{n} = \frac{\sum X}{n} \qquad (2-1)$$

式中 $\bar{X}$ ——为算术平均数，即预测值

$X_1 \cdots\cdots X_n$ ——为第 1 到第 n 期的实际值

n ——为预测资料的项数

ΣX ——为各期资料的合计数

这种方法的优点是计算简单，适合比较稳定形态的服务量预测，缺点是不能充分反映出趋势的季节变化，且将各期间的差异平均化，因而可能会使预测结果产生较大的误差。

（二）简单移动平均法

简单移动平均法，是根据过去若干时期服务量的实际资料，求其平均数的方法。使用这种方法，每次使用最近 n 个时期数据值的平均数，做为下一个时期的预测值，其计算公式为：

$$Mt = \frac{X_{t-1} + \cdots\cdots + X_{t-n}}{n} \qquad (2-2)$$

式中 Mt ——为第 t 期的预测值

$X_{t-1} + \cdots\cdots + X_{t-n}$ ——为第 $t-1$ 期到 $t-n$ 的实际值

n ——为期数

采用简单移动平均数法进行预测，计算简便，但这种方法所取得的预测值的准确性受移动跨期 n 的大小影响。一般情况下，n 取值较小时，预测结果比较灵敏，能较好的反映数据的变动趋势，但容易受偶然因素影响。n 取值较大时，其灵敏度较差，反映数据短期变化趋向的能力较弱，所以 n 值的选择，一定要根据预测对象的特点和医疗市场变化的具体情况确定。

（三）加权移动平均法

加权移动平均法，是先根据过去若干期的服务量，按其距离预测期的远近分别进行加权，然后计算其加权平均数，并以此作为计划期的服务量预测值。在简单移动平均法中，计算移动平均数时每个观测值都用相同的权数，在加权移动平均法中，它需要对每一个数据值选择不同的权数，在大多数情况下，最近时期的权数应取得最大的权数，而比较远的时期依次递减，加权移动平均数权数之和应等于1。在使用加权移动平均法时，我们首先应选择移动加权平均数中包含的数据值个数，然后对每个数据值选择权数，一般地讲，如果我们相信较近时间的历史资料比较远时间的历史资料对预测未来更合适一些，则应该给最近时期的观测值以最大的权数。但是当时间数列的波动较大时，对数据值选择近似相等的权数，可能是合适的。

加权移动平均法由于考虑到资料近期发展趋势，同是又根据时期的远近分别加权，其预测结果比较接近计划期的实际情况。

（四）指数平滑法

指数平滑法，是用过去时间数列值的加权平均数作为预测值，它是加权移动平均法的一种特殊形式，利用指数平滑法预测计划期服务量时，需要利用事

先确定的平滑指数 α 为权数（取值在 0 至 1 之间）进行测算，其计算公式如下：

$$\bar{X} = \alpha X_{t-1} + (1-\alpha)\bar{X}_{t-1} \qquad (2-3)$$

式中 $\bar{X}_{t-1}$ ——为预测服务量；

X_{t-1} ——为上期的实际服务量；

$\bar{X}_{t-1}$ ——为上期预测服务量；

α ——为平滑系数。

指数平滑法的优点是可以排除在实际状况中所包含的偶然因素的影响，使预测更加准确，该方法计算简便，预测成本低，适宜对各种目标进行中短期预测，尤其是在外部资料缺乏的情况下更为适用，但其进行长期预测时可信度较差，另外在确定平滑系数时难免有一定的主观成份，平滑系数越大，则近期实际数对预测结果影响越大，反之，平滑系数越小，则近期数据对预测值影响越小，因此在进行预测时，在原始资料缺乏及服务量波动较大时，平滑系数应取得适当大些，为了使预测值的平均值能反映观测值的长期变动趋势，可以选择较小的平滑系数。

（五）直线模型法

当医院的服务量时间序列的各个数据在一定时期呈现明显的上升或下降趋势，且各项变量的增减大致相同时，可以确定反映服务量增减变动趋势的一条直线，并将此直线加以延伸，进而预测医院服务量。预测模型为：

$$y = a + bx \qquad (2-4)$$

式中 y ——为预测值；

a、b ——为方程式参数；

x ——为时间变量。

根据最小二乘法的原理，可写出两个标准式

$$\Sigma = na + b\sum x$$
$$\Sigma xy = a\Sigma x + b\Sigma x^2 \qquad (2-5)$$

式中 $n-x$ 的期数，代表时间序列的项数。

解方程组得：

$$a = \frac{\sum y - b\sum x}{n} \qquad (2-6)$$

$$b = \frac{n\sum xy - \sum x \sum y}{n\sum x^2 - \sum x^{2}}$$

（2—7）

以上公式较为复杂，在实际运用中，由于观测值按时间顺序排列，间隔期相同，可令 $\sum x$ 为零，具体做法是，如 n（期数）为奇数，可取 x 的间隔期为 1，将 $x=0$ 置于资料的中间，上面为……—3，—2，—1，下面为 1，2，3……，这样 $\sum x=0$。若 n 为偶数，则取 x 的间隔为 2，将 $x=-1$、$x=1$，置于资料期的当中的上下两期，上面为……—5，—3，—1，下面为 1，3，5……同样可得 $\sum x=0$。从而可把上述方程组简化为。

$$a = \frac{\sum y}{n}$$
$$b = \frac{\sum xy}{\sum x^2}$$

（2—8）

通过计算可求得 a、b 的值，代入方程式 $y=a+bx$，即可得到预测直线方程，再延伸时间 x，便可预测出所需预测的值。

（六）二次曲线法

当医院的服务量的历史资料明显地呈现曲线趋势时，就不能采用上述的直线模型法，而应用二次曲线法建立服务量的数学模型。

二次曲线的基本公式为：

$$y = a + bx + cx^2$$

（2—9）

首先用最小二乘法计算求得标准方程组

$$\sum y = na + b\sum x + c\sum x^2$$
$$\sum xy = a\sum x + b\sum x^2 + c\sum x^3$$
$$\sum x^2 y = a\sum x^2 + b\sum x^3 + c\sum x^4$$

（2—10）

根据以上材料方程组，可以计算出 a、b、c 三个参数值，为简化计算可令 $\sum x=0$，$\sum x^3=0$，则上述标准方程组可以简化为：

$$\sum y = na + c\sum x^2$$
$$\sum xy = b\sum x^2$$
$$\sum x^2 y = a\sum x^2 + c\sum x^4$$

（2—11）

解方程组得：

$$a = \frac{\sum y \cdot \sum x^4 - \sum x^2 y \cdot \sum x^2}{n \cdot \sum x^4 - \sum x^2 \cdot \sum x^2} \qquad (2-12)$$

$$b = \frac{\sum xy}{\sum x^2} \qquad (2-13)$$

$$c = \frac{\sum x^2 y \cdot n - \sum y \cdot \sum x^2}{\sum x^2 \cdot n - \sum x^2 \cdot \sum x^2} \qquad (2-14)$$

用上述公式求出 a、b、c 的值后，代入趋势方程式 $y = a + bx + cx^2$ 得到预测模型，再把需预测的年份值 x 代入预测模型，求解即得预测值。

另外在计算求解过程中，间隔期的排列与数值的确定均与直线模型法相同。

三、因果预测分析法

因果预测分析法，是根据历史资料，建立相应的因果关系的数学模型，用以描述预测对象的变量与相关联的变量之间的依存关系，然后通过数学模型的求解来确定预测对象在计划期的服务量的方法。

因果预测法的具体方法较多，最常用的而且简单的是最小平方法，亦称回归分析法。由于在现实的医疗市场条件下，医院的服务量往往与某些因素变量有关联，如同医院所在地的人口数量、疾病构成、疾病流行特征、人口老龄化程度、社会经济状况及群众收入水平、卫生政策、医院的布局、规模情况、医院技术水平等存在一定的函数关系，如果我们利用这种关系，选择最恰当的相关因素建立起预测服务量的数学模型，往往会比采用趋势预测法可获得更为理想的预测结果。这种方法的优点是简便易行，成本较低。

（一）一元线性回归预测

当影响服务量变化的诸因素中有一个基本的或起决定作用的因素，而且自变量与因变量之间的数据分布呈现线性（直线）趋势，那么就可以运用一元线性回归方程 $y = a + bx$ 进行预测，这里 y 是因变量，x 是自变量，a、b 均为参数，其中 b 为回归系数，它表示当 x 每增加一个单位时，y 的平均增加数量。

（二）多元回归分析法

上述一元线性回归预测法比较简单，它只运用一个变量，这就使它的用途受到限制，多元回归分析法是指两个或两个以上的自变量与一个因变量的变动分析，当变量之间存在线性关系时，其多元线性回归方程式为：

$$y = a + b_1 x_1 + b_2 x_2 + b_3 x_4 + \cdots\cdots + b_n x_n \qquad (2-15)$$

式中：因变量 y 为预测目标

自变量 x_1、x_2、x_3… x_n 为影响预测目标的诸因素。

a、b_1、b_2、b_3… b_n 为参数

例如，如果预测者要预测医院门急诊人次，他可以考虑下列资料：

(1) 门诊配置医生数；

(2) 每个医生接诊病人数；

(3) 服务区域内的人口变动趋势；

(4) 服务区域的人口年龄构成，就业状况；

(5) 区域内社会经济发展状况；

(6) 服务区域内新增医疗机构状况；

(7) 服务区域内参加医疗保险的人员数量；

(8) 服务区域内的出生率；

(9) 流感流行天数；

(10) 服务区域内的自然灾害状况；

(11) 服务区域内行业构成状况；

(12) 预测者在服务区域内市场份额；

(13) 服务区域的医疗保险政策变化的趋势；

(14) 费用支付方式及病人费用负担方式。

上述资料以及可能更多的变量可能与该医院的门诊量预测有关，但显然上述资料中有些比其它资料更具有较大的影响，如门诊配置医生数等。但无论如何，多元线性回归分析为医院的管理者提供了一个复杂的预测工具。做为医院管理者，应积极分析这些因素对医院服务量的影响，在实际工作中可以采用电子计算机进行处理，这里不作介绍。

第三节　医院会计预算

一、医院会计预算管理的概念

医院预算是指医院为了实现预定期内的战略规划和经营目标，按照一定程序编制、审查、批准的，医院在预定期内经营活动的总体安排。预算的核心是如何配置资源。简单地说，预算就是用货币或数字形式表示的各类计划。预算是医院在对历史的运营成果和对未来进行充分分析、论证的基础上，对未来的经营活动进行量化表述；是根据事业发展计划和目标编制的预算期内资金的取得和使用、各项收入和支出、经营成果与分配等资金运作所作的统筹安排。

医院会计预算是一系列预算构成的体系，是医院根据战略规划、经营目标

和资源状况，运用系统方法编制的医院整体经营、投资、筹资等一系列业务管理标准和行动计划。医院会计预算概念体现在以下三个层面：一是内容全面，预算涉及到医院医、教、科的各个层面，不仅有与日常运营活动直接相关的预算，还有与医院长期发展相关的资本预算。二是参与编制的人员全面，医院会计预算的编制要求不仅有财务人员，还要有医疗专业技术人员、管理人员的共同参与。三是预算的全过程，会计预算不能仅停留在预算指标的设定、预算的编制与下达，更重要的是通过预算的管理，真正发挥会计预算对医院运营活动的指导和管理作用。

医院的会计预算是按照其经济内容及其相互关系有序排列组成的有机整体，各项预算相互衔接，形成一个完整的预算体系。从其内容上看，医院会计预算主要包括运营预算、资本预算和财务预算三大部分。

（1）运营预算是反映预算期内与医院日常运营业务直接相关的基本医疗服务活动的预算，是为规划和控制未来时期的医疗服务活动等经常性业务以及与此相关的各项成本和收入而编制的预算。运营预算一般包括业务收入预算、财政补助收入预算、科教项目收入预算、其他收入预算、业务支出预算、财政项目补助支出预算、科教项目支出预算、其他支出预算等。

（2）资本预算是医院在预算期内进行资本性投资活动的预算，是医院不经常发生的、一次性业务的预算。资本预算是规划未来期间选择和评价长期资本投资活动（如固定资产的构建、扩建）的相关原则和方法步骤的预算。

（3）财务预算是在预测和决策的基础上，围绕医院战略目标，对一定时期内医院资金取得和投放、各项收入和支出、医院运营成果及其分配等资金运动所作的具体安排，主要以现金预算、结余预算及资产负债预算等形式反映。

会计预算管理是指医院为了实现战略规划和经营目标，对预定期内的经营活动、投资活动和筹资活动，通过预算的方式进行合理规划、预计、测算和描述，并以预算为标准，对其执行过程与结果进行计量、控制、调整、核算、分析、报告、考评和奖惩等一系列管理活动的总称。

医院会计预算管理是以实现医院战略规划和经营目标为目的的内部管理活动，是以预算为标准的管理控制系统，是医院利用预算方式细化和实现医院战略规划和经营目标的一个过程。其不是一种单纯、短期、临时的管理工具，而是具有战略性的、长期发挥作用的、需要全员参与的管理机制，它是现代医院内部管理和控制的主要手段之一，其目标是实现医院运营效益的最大化和运营风险的最小化，会计预算管理的过程就是医院经济目标分解、实施、控制和实现的过程。

二、医院会计预算管理的内容

会计预算是一个科学的系统工程，它包括确定预算目标、编制预算草案、审批预算，以及预算执行、控制、调整、核算、分析、报告、考评、奖惩等必不可少的环节。

（一）预算目标的确定

预算目标是会计预算管理的起点，也是预算编制的基本依据。预算目标分为医院预算目标与科室预算目标，所编制的预算相应分为医院预算和责任预算。在整个预算体系中，预算目标始终居于最高的统驭地位，它与医院战略、经营目标、外部环境以及内部资源状况相衔接，是医院战略发展目标在预算期内的具体体现，不仅明确了医院预算期内的奋斗目标，规划着医院的各项资源的配置，而且为医院及各部门、科室确立了必须遵循的基准。医院在实施会计预算时首先要围绕着经营目标确定预算目标，并利用预算目标指导和约束整个预算编制及执行过程。

（二）编制预算

预算编制是医院预算目标得到具体落实，以及将其分解为部门责任目标并下给预算执行者的重要环节。预算编制的准确与否，不仅关系到预算目标能否落实，而且直接关系到会计预算管理的成败。在预算编制过程中，预算的编制不可能一次完成，中间有必须经历反复测算、平衡、协商，才能将切合实际的预算草案编制出来。

（三）预算审批

预算的审批是会计预算的必要程序，医院年度预算的审批权属于主管及财政部门。医院预算管理委员会对医院总预算草案进行审议，审议通过并经院长办公会审批后报上级主管部门，上级主管部门审批通过后报财政部门，财政部门根据国家宏观经济政策和预算管理的有关要求对医院预算按照规定程序进行审核批复。医院根据上级主管部门和财政部门批复的预算组织执行。

（四）预算执行

预算执行是预算的具体实施，是预算目标能否实现的关键，它是会计预算的核心，是将预算变为现实的关键。上级主管部门批复预算后，医院要严格执行，由预算管理办公室组织实施，预算管理办公室要将预算指标层层分解，落实到具体的预算执行部门或个人。上级主管部门批复的医院预算具有权威性，是控制医院日常业务、经济活动的依据和衡量其合理性的标准，医院在预算执行过程中应定期将执行情况与预算进行对比，及时发现偏差、分析原因，采取必要措施，以保证预算整体目标的顺利完成。

（五）预算控制

预算控制是指在预算管理过程中的日常控制行为，它是医院会计预算管理顺利实施的有力保证。在预算管理过程中，由于各种主客观因素的影响，预算执行的实际状况难免与预算标准发生偏差。为了纠正偏差，保证各预算管理各环节的正常运行，医院对预算管理各环节进行日常监督和控制是必不可少的。医院预算控制主要包括预算编制控制、预算审批程序控制、预算执行过程控制、预算调整控制、预算分析与考核评价控制。在每一个控制环节中，都要认真建立健全预算控制制度，落实控制和监督的责任制。

（六）预算调整

预算是一种事前的计划，经财政部门和主管部门批准的医院预算一般不予调整。但是，在预算执行的过程中，如果医院的内外环境发生重大变化，导致预算不再适宜时，就需要对原有预算进行调整。

预算调整的前提是预算执行过程中，出现了编制年初预算时未预见的特殊情况，如国家实施重大政策措施和国家财政收支情况发生变化，事业计划和收支标准调整，或者发生其他特殊情况，对经财政部门和主管部门批准的收支预算发生较大影响时，医院可按规定程序进行调整。除此之外，一般不予调整。

（七）预算分析

为保证预算指标的顺利完成，切实落实预算责任，必须对预算执行情况和结果进行全面分析。预算分析是会计预算管理的重要内容，就是要把预算执行情况、预算执行结果、成本控制目标实现情况和业务工作效率进行对比，对预算编制、审批、执行、调整等各个管理环节工作的检验，是总结管理经验和落实奖惩措施的基本依据。预算分析最重要的是对预算执行情况的差异分析，就是将预算执行情况与预算指标进行对比分析，确定差异，分析造成差异的原因，落实造成差异的责任，制订改进、补救措施的活动。预算分析的方法主要以定量分析为主，定性分析为辅，应定期检查分析财务预算执行情况，分析的结果要形成书面分析资料。

（八）预算考核与奖惩

为了实现会计预算管理的有效性，确保预算目标的全面完成，必须建立健全科学的预算考核与奖惩机制，依据各责任部门的预算执行结果，实施绩效考评、奖惩兑现。预算考核是发挥预算约束与激励作用的必要措施，通过预算目标的细化分解与激励措施的付诸实施，达到提升医院经济管理的目的。医院应将预算执行情况和绩效考核挂钩，提高预算执行的严肃性。通过预算绩效考核，全面总结评价各部门预算的编制是否准确，执行是否合理、准确、科学，调整是否合规等内容，以提高资金使用效益。建立完善预算收入支出绩效考评制度，考评结果作为以后年度预算编制和安排预算的重要参考以及实施奖惩的重要依据。

三、医院会计预算的编制方法

预算编制的方法有若干种，正确选择预算编制方法，不仅可以有效提高预算的编制效率，而且对于提高预算编制的准确性和恰当性也是至关重要的。常用的预算编制方法主要有固定预算法、弹性预算法、零基预算法、增量预算法、滚动预算法、概率预算法和作业预算法等。各种方法都是在会计预算的发展过程中形成的，每种方法都有其优缺点和适用范围，医院应根据自身的业务特点和综合运用前景，选取适合的预算编制方法。

（一）固定预算法和弹性预算法

固定预算法又称静态预算法，是编制预算最基本的方法。它是以预算期内正常、可实现的某一固定业务活动水平作为唯一基础，来确定相应预算指标的预算编制方法。它是按固定的业务量来编制预算，不考虑预算期内生产运营活动的业务量变动，是一种较为传统的预算编制方法。

弹性预算法又称动态预算法，它克服了固定预算法的缺点，为了使预算与实际具有可比性，在编制时考虑到预算期内业务量可能发生的变动，在成本性态分析的基础上，根据业务量、成本、结余之间的依存关系，按照预算期内可预见的各种业务量水平为基础编制的能够适应多种情况的预算方法。只要本量利关系不变，则弹性预算可使用性较强，如果发生变化，就会大大调整工作量。

弹性预算法是固定预算法的改进，两种方法的具体情况如表 2－1 所示：

表 2－1　　　　　　　　弹性预算和固定预算法的具体情况

	固定预算法	弹性预算法
性态	静态、固定	动态、变动
基础数据	简单易编，工作量较少	编制工作量大
适用范围	固定费用或数额、业务较稳定的项目	变动费用项目
实际运用	预算范围局限，适应性差、可比性差	预算范围宽，适应性强，可直接用于事中控制、事后评价、可比性强

表 2－1 中固定预算方法适应性差主要是因为预算编制基础是事先假定的某个业务量，在此方法下，无论预算期内发生哪些变动，都只按事先确定的某一业务量水平作为编制基础。可比性差是当实际业务的发展与预算业务预测的

差距很大时，有关预算指标的实际数和预算数就会因业务量基础不同而丧失可比性，就无法分析、考核业绩，发挥不出预算管理的优势。

弹性预算法所采用的业务量范围，视医院或部门的业务量变化情况而定。一般来说，可定在正常业务能力的 70%～110% 之间，或以历史上最高业务量和最低业务量为其上下限。此法下编制的准确性在很大程度上取决于成本性态分析的可靠性。

弹性预算法从理论上适用于会计预算中所有与业务量有关的预算编制。但从实用上，主要用于弹性成本费用预算和弹性结余预算，尤其是成本费用预算。

弹性预算法编制的基本步骤是：第一，选择业务量的计量单位；第二，确定适用的业务量范围；第三，逐项研究并确定各项成本和业务量之间的数量关系；第四，计算各项预算成本，并用一定的方式来表达。

弹性预算法在实际运用中又分为三种形式：

1. 公式法

它是运用总成本性态模型，测算预算期的成本费用数额，并编制成本费用预算的方法。根据其成本性态，成本与业务量之间的数量关系可用公式表示为：

$$y = a + bx \tag{2-16}$$

其中 y ——表示预算总成本；

a ——表示预算固定成本；

b ——表示该成本中的预算单位变动成本额；

x ——表示预计业务量。

它的优点在于能有准确计算区间内任何业务量的预算成本。

2. 比率法

它是指根据预算期变动成本率，以此控制边际结余的方法，其中：

$$边际结余 = 医疗收入 \times （1-变动成本率） \tag{2-17}$$

3. 列表法

它是指通过表格的形式列示所有可能的业务量变动范围，据此确定成本及收入的预算编制方法。

(二) 增量预算法与零基预算法

增量预算法又称调整预算法，是在基期成本费用水平的基础上，考虑预算期内各种因素的变动，结合预算期业务量水平及有关降低成本的措施，通过调整有关原有成本费用项目及数额而编制预算的方法。由于此方法是在前期预算执行结果的基础上进行调整，就不可避免地受前期既成事实影响，使上个预算期的不合理因素得以沿袭下去。增量预算法的显著特点是从基期实际水平出发，对预算期的业务活动预测一个变动量，然后按比例测算收入和支出指标，也就是说，根据业务活动的增减对基期预算的实际发生额进行增减调整，确定预算期的收支预算指标。

零基预算法是"以零为基础编制预算"的方法，采用零基预算法在编制预算时，不考虑以往期间的费用项目和费用数额，主要根据预算期的需要和可能分析费用项目和费用数额的合理性，从而确定预算成本费用的一种预算方法。零基预算是对增量预算的改进。与增量预算方法相比，零基预算法不考虑以前期间的实际执行或完成情况，是在对各项目成本效益考量的基础上，按项目具体情况，结合财力状况，分配预算金额。

增量预算法和零基预算法的具体情况对比分析如表2－2所示：

表2－2　　　　　增量预算法和零基预算法的具体情况对比分析

	增量预算法	零基预算法
基础工作	工作量相对较少，计算简便	基于零起点，重新进行"成本－效益"分析，工作量较大
编制过程	易滋生预算"简单化""平均主义"，不易调动积极性	预算编制创造性较高，但时间较长，方案评级和制定主观性较高，易产生部门矛盾
实际运用	受原有费用项目限制干扰，成本费用难以控制	提高了"投入－产出"意识，能合理有效配置资源，减少浪费，提高预算管理水平，但主观性较高，易忽视长远利益
适用范围	原有开支合理，现有活动必须，未来预期内费用变动是在现有基础上调整的	产出难辨认的服务性部门或以前预算基础变化大、不合理及潜力较大项目

（三）定期预算法与滚动预算法

定期预算法是以固定不变的会计期间（如年度、季度、月份）作为预算期间编制预算的方法。采用定期预算法编制预算，可以保证预算期间与会计期间在时间上配比，便于依据会计报告的数据与预算的比较，考核和评价预算的执行结果。

滚动预算又称连续预算或永续预算，是在预算有效期内随时间的推移和市场条件的变化而自行延伸并进行同步调整的预算。滚动预算能与医疗运营活动有机结合，可以保持预算管理的连续性和完整性，使预算真正指导和控制医疗服务活动。其特点是：每过去一个期间（年度或季度或月份）便及时补充一个期间的预算。滚动预算是对定期预算的改进。其基本精神就是它的预算永远保持预算期内（一般为一年）的连续滚动，每过 1 个月，都要根据实际情况进行调整，在原来预算期末再增加一月的预算，从而使整个预算始终保持 12 个月的预算期间，它是一个动态的编制过程，体现了运营活动的持续性。采用滚动预算方法也可以采取长计划、短安排的方式进行，即一年分 4 个季度，其中第一季度按月安排预算，其他 3 个季度按季度粗略安排。第一个季度快结束时，要将后一个季度预算数按月分解，由粗变细，再增补一个较粗的季度预算，以此往复循环滚动。

定期预算法和滚动预算法的具体情况对比分析如表 2—3 所示：

表 2—3　　　　　　定期预算法和滚动预算法的具体情况对比分析

	定期预算法	滚动预算法
性质	静态	动态
基础工作	合理使用定期预算，可减少预算编制工作量	经常性修订调整，减轻了集中的大工作量，但相对会增加日常相关人职工作量
编制过程	预算期间与会计年度配合，便于考核、评价预算执行结果。但存在盲目性、滞后性和间断性问题	处于动态、持续编制，保持了预算的先进性，更好的控制把握预期内的变动
适用范围	适用于以固定不变的会计期间作为预算期间的编制，如固定资产、部分公用支出的编制	外部环境影响较大的项目

（四）确定预算与概率预算

确定预算是指编制预算时，有关变量以稳定不变的数值表达，并据以编制预算的方法。确定预算法是直接预测预算的期望值，适用于预算期稳定的指标编制。

概率预算是根据客观条件对在预算期内不确定的各预算变量作出近似的期望值估计，估计他们可能的变动范围以及出现在各个变动范围内的概率，再通过加权平均计算有关变量在预期内的期望值的一种编制方法。由于在预算期内市场变化较大，变量甚多，人们难以对这些变量预测准确，而这些变量又会对整个预算产生重大影响。在没有办法的情况下，估计其变化范围，分析其在此范围内出现的可能性（概率），然后据此对其他预算数进行调整，计算期望值。这种方法叫概率预算，它实际上也是一种弹性预算。

确定预算法和概率预算法的具体情况对比分析如表2-4所示：

表2-4　　　　确定预算法和概率预算法的具体情况对比分析

	确定预算法	概率预算法
性质	确定预算	不确定预算
基础工作	合理使用此法，可减少预算编制工作量	工作量较大
编制过程	直接预测预算期望值	数学水平要求较高，提高了科学、准确性
适用范围	适用于预算期内情况稳定的预算编制	预算期内情况变化较大的、难以准确预测变动趋势的会计预算项目

（五）作业预算法

1. 作业预算法的基本概念

作业预算法是根据医院作业活动和业务流程之间的关系合理配置医院资源而编制预算的一种方法，也可以定义为医院在理解作业和成本动因的基础上，对未来期间的作业成本指标和资源需求量进行预测的一种方法。它从成本动因的角度揭示了成本水平随成本动因的变化而变化的过程，能够使预算指标（作业成本和资源需求量指标）更加科学、精确、可靠。

作业预算法的目地在于预测未来期间医院达到运营目标而对各种资源的需求量，而这些资源需求是由未来期间提供的医疗服务或劳务的数量决定的。因此，作业预算法编制预算的起点是预算期间服务或劳务的需求量水平。它是建立在资源消耗观的基础上，根据"服务消耗作业，作业消耗资源"的原理，首先预测服务量，再预测服务消耗的作业量，最后预测作业消耗的资源量。即先确定服务需要消耗的标准作业种类，并建立作业中心；然后确定每一个标准作业需要消耗的各类必要资源；再根据作业所消耗资源的成本动因和成本动因率，计算每个作业需消耗的各种资源需求量和资源需求价值量，最后将各个作业需要消耗的资源价值量汇总，得出各个作业成本，相加即服务总成本。

作业预算法的重点从原先对资源进行管理转变为对作业及其结果进行管理，集中在对以作业为基础的工作过程和工作结果的管理和分析上，其目标是以尽可能低的成本去完成每一项作业并获得预期的结果。可以从两个角度来理解作业预算法，一个是成本观，另一个是流程观。成本观主要从成本的角度来分析作业的结果，而流程观则是从成本、质量、效率等指标方面对作业进行全方位的分析和评价。

作业预算法的优势在于：

第一，为医院提供具有可操作性的准确目标。作业预算法是建立在预测服务或劳务需求的基础上的，通过预测作业需求进而预测资源需求，它的编制过程就成为资源需求与储备之间的平衡过程。通过预算编制使医院了解到制约其效益的约束性资源和闲置状况，可以为医院运营提供依据，减少盲目性，进而调整资源结构配置。

第二，持续改进成本。作业预算法下能仔细检查为完成目标所需要的作业和每项作业所消耗的资源，进而及时发现流程管理上的不合理性，更好的改进成本。

第三，便于分清责任。作业预算法下由于作业层次、成本动因和岗位责任明确划分，使每个人都具有明确目标，岗位权责分明，有利于推动医院发展。

第四，能有效积累数据资料。作业预算法下能使医院仔细检查各作业中心所从事的作业和每项作业所耗费的资源，在差异分析中更清楚的分析运营的瓶颈因素，为医院价值链优化目标积累必要的信息资料，进一步使医院薪酬管理中涉及的各部门和个人的工作绩效评价更科学、准确、可靠。

作业预算法中涉及到的几个基本概念包括：

（1）产品

预算管理中的产品，是指医院对外提供的各项医疗服务等。作业预算下的医疗服务需要耗用医院的各项作业，而作业需要耗用各种资源。医疗服务成本的高低与耗用的作业直接相关，资源的耗用量与医疗服务的成本没有直接关系。连接医疗服务、作业、资源的是成本动因。

（2）作业

作业是会计预算管理的基本概念。所谓作业是医院为提供一定量医疗服务所消耗的人力、技术、原材料、方法和环境等的集合体，是联系资源与成本对象的桥梁。如：诊断、医生开医嘱、病房治疗、护士扫床等。如果将作业定义为在一个共同目标的指导下医院进行的各项活动的话，则一个医院可以有成百上千个作业，因此，要适当地划分作业，并对作业进行管理。

（3）资源

资源是指作业发生过程中消耗的成本或费用来源，也就是作业执行过程中所需要花费的代价。预算管理中的资源是预算的标的。预算的目的就是预先估计特定医疗服务的作业过程中消耗的所有卫生材料、人事、固定资产、资金等。

（4）成本动因

所谓成本动因就是决定成本发生的原因和方式，它可以是一个事件、一项活动或作业。支配成本行为决定成本的产生和大小。因此，要详细了解医院医疗服务成本的构成，必须要了解成本行为，恰当地识别成本动因。根据成本动因在资源流动中所处的位置，通常可将其分为资源动因和作业动因两类。

①资源动因

资源动因是指作业消耗资源的原因和方式。作业量的多少决定着资源的耗用量，资源耗用量的高低与最终的产品量没有直接关系。资源动因是作业对资源耗费情况的分类标准。

②作业动因

作业动因是指医疗服务消耗各项作业的原因和方式，它是将各项医疗服务分解为所需的各项作业的标准，也是将资源耗费与医疗服务相沟通的中介。

（5）成本动因率

成本动因率是指发生某单位医疗服务所消耗的作业或资源的比率。在作业预算中，成本动因率是医院事先确定的重要标准，也称为成本动因率定额标准，它决定着预算数据的准确程度。按照设定的计算模型和给定的成本动因率定额标准，可以依次计算作业层次、作业中心层次和产品层次所需要的资源数量及价值量，预计出作业层次、作业中心层次和产品层次的作业成本、单位作业成本和总成本等。

（6）预算

预算是一种系统的方法，可用来分配医院的财务、实物及人力等资源，以实现医院既定的战略目标。基于作业的会计预算管理就是将医院提供医疗服务过程中的作业作为预算编制和控制的对象，借鉴作业成本法计算原理，尤其是作业管理原理，对医院可控资源的使用进行规划，以实现医院资源的最优配置，为医院更好的提供医疗服务创造基础。

2.作业预算法的步骤与流程

我们在编制作业预算法时的基本步骤如下：

首先，作业预算法将战略与预算通过运营计划联系起来，结合战略规划，确定下一步的重点流程和作业，并为作业和流程在成本、质量和作业时间等多方面设定目标。

其次，进行作业分析，确定各项作业的可控性和协调性，了解作业存在的必要性，消除作业之间的瓶颈，区分增值作业和非增值作业，增强业务的可控程度。

再次，按照改进后的作业和流程预测未来的工作量，并以此为依据进行资源分配，编制预算草案。

最后，按照战略目标确定作业的优先顺序，调整资源需求和资源限额之间的差异，并形成最终以作业为基础的预算。医院在运用作业预算的情况下，其业绩目标可以被传递到作业层次，而不仅是资源层次；基于流程或作业的预算管理使医院能够仔细检查每个业务单元的作业和每项作业所耗费的资源，也能够计算出作业产出的单位成本，进而能与内部或外部的相似作业进行比较，发现存在的差距，寻找持续改进的关键点或关键环节，制定出与医院战略密切相关的、明确的、可衡量的目标和相应的职责。

作业预算法的计算原理与过程：

（1）在已知医疗服务需求量的基础上，依据确定的医疗服务消耗作业的原理和方式（即作业动因），确定各类医疗服务所需的各项作业；

（2）根据作业消耗资源的种类和成本动因率，计算完成某项作业所需的各项资源数量和资源成本；

（3）将提供所有医疗服务所需要的同类资源的数量合并，求出预算期某种资源的需求总量；

（4）将完成某项作业所需的各项资源成本相加，得出该项作业的成本；

（5）将提供某种医疗服务的所有作业的作业成本相加，得出该种医疗服务的预计总成本，再除以医疗服务数量，得出预计单位成本；

（6）将上述计算结果分别填入相应的预算表格，形成各项预算目标。

通过作业分析，医院的管理人员可以很清楚的把握住成本控制的关键环节，减少并消除医疗服务环节的非增值作业或成本。我们应当很好的学习和利用这种方法，为医院预算管理探索更好的方式，以适应现代化医院管理的需求。

四、医院会计预算的执行、分析与考核

（一）会计预算的执行

医院要严格执行批复的预算。经批复的医院预算是控制医院日常业务、经济活动的依据和衡量其合理性的标准，医院要严格执行，并将预算逐级分解，落实到具体的责任单位或责任人。

（二）医院会计预算的分析

1. 预算分析的内容

会计预算分析是会计预算管理的核心内容，是会计预算在编制、执行和评价各个阶段发挥业务管理机制的前提，是对预算管理全过程的分析，通过综合运用各种基本分析方法，对医院业务活动进行事前规划、事中控制及事后分析，为医院业务的全面管理提供分析支持。

事前分析是一种预测分析，是指在实施预算活动之前所做出的研究其可行性的分析。在制定预算目标、编制预算之前所进行的分析属于事前分析，它是进行各种预算决策的基础。如筹资方案分析、投资方案分析、运营预测分析等。事中分析是一种控制分析，是指在预算执行过程中，对预算执行状况及其控制成效所进行的日常性分析，它是进行预算执行调控的前提。如在预算执行过程中的预测分析、费用支出过程的控制分析、存货控制分析等。事后分析是一种总结性分析，是指对一定期间内预算执行结果的分析，它是对各预算执行部门进行考核、评价和奖惩兑现的依据。如预算收入分析、成本分析等。

预算分析的对象主要针对院级、科室级、作业级、资金流和医疗项目级预算，重点分析实际完成值与预算目标产生的重大差异，对整体实现年度运营目标具有重要影响。

会计预算分析的目的是及时检查、追踪会计预算执行情况，加强对医院整体运营活动事前规划、事中控制、事后分析，切实发挥会计预算在医院运营管理中的作用。

事前规划，是一种预测性的分析，是指在实施预算活动之前所做的研究其可行性的分析。通过对医院目标结余进行规划，以确定全年的运营与预算编制目标，配备将实现目标结余所需的资金、可能取得的收益和未来要发生的成本、费用紧密联系在一起，以实现对医院整体运营活动的事前规划。

事中控制，是一种控制性分析，是指在预算执行过程中，对执行情况和预算成效所进行的日常运营性分析，确定预算执行差异额、差异率以及造成不利差异的原因，动态地分析医院运营情况，及时调整、控制进度，总结前期工作中的成功经验，加强对整个运营活动事中控制，保证医院预算目标的实现。

事后分析，是一种总结性分析，是对一定期间内执行结果的各项财务指标分析，是对各预算执行责任部门考核的依据，为编制、完善并优化医院下期运营目标提供参考信息。

2. 预算分析的作用

预算分析是会计预算的重要组成部分，能够保证会计预算顺利实施，它在会计预算管理中的重要作用表现在以下五个方面：

第一，预防作用。通过对预算的事前分析，可以为预算决策提供依据，提高预算决策的准确性，预防决策失误的发生。

第二，控制作用。通过对预算的事中分析，可以及时发现和纠正预算执行中的偏差和存在的问题，为预算控制提供资料和依据，从而实现预算执行全过程的控制。

第三，评价作用。通过对预算的事后分析，可以总结预算执行的情况和结果，评价医院及各预算执行部门的工作业绩，揭示医院生产运营活动中存在的问题，总结预算管理工作的经验教训。

第四，辨析作用。通过预算分析，可以分清造成预算执行结果与预算标准之间差异的原因，落实预算差异责任，为预算考评与奖惩兑现提供可靠资料。

第五，促进作用。通过开展预算分析，可以促进各预算执行部门加强预算管理，严格预算执行，挖掘内部潜力，不断完善提高运营管理水平。

3. 预算分析的流程

预算分析是预算管理的核心，医院预算管理活动中可以运用 PDCA 循环思想，引导医院进行预算分析。PDCA 循环在质量管理中得到了广泛的应用，成为质量改进不可缺少的工具，它是对持续改进、螺旋上升的一种科学总结，可以广泛的运用到管理活动中。

根据 PDCA 循环思想，预算分析具体步骤如下：

（1）确定分析对象，明确分析目的

在进行预算分析前，首先确定分析的对象及范围，明确分析目的，熟悉预算分析的相关资料、数据，以保证预算分析工作的顺利展开。

（2）收集资料，掌握情况

进行预算分析时，必须广泛的收集真实可靠的数据资料进行参考，主要包括内部资料和外部资料。内部资料指有关预算文件中的标准和预算执行情况资料，执行情况资料有赖于相应的信息系统作支持，一般医院都会选择合适本医院具体情况的系统进行支持。

（3）对比分析，确定差异

通过预算执行结果与预算标准的对比，可以得到两者之间的差额，然后，采用比率分析法、因素分析法等定量分析法说明预算指标的完成程度，找出差异原因，为进一步的定性分析指明方向。

（4）检查分析，落实责任

通过定量分析和定性分析，认真检查，找出差异的原因，抓住主要矛盾，进而找出矛盾的主要方面，根据具体情况分析结果形成的原因，找到影响因素，全面系统的进行综合分析，真正的检查出问题所在，将责任具体化，落实到责任单位和个人。

（5）提出措施，改进工作

确定差异、分析原因、落实责任是为了解决预算执行中存在的问题。因此，当找出问题所在之后，就应根据分析的结果，提出加强会计预算编制、执行和控制的具体措施，以提高医院的运营管理水平。

（6）归纳总结，分析报告

归纳总结，就是依据对各项预算执行情况的分析结果进行综合概括，对医院会计预算管理的整个过程及其结果做出正确评价。在预算分析的最后阶段，要根据归纳分析的内容，编写书面的预算执行分析报告。在编写预算执行报告时要注意三点：数据真实可靠；观点鲜明有据；语言简单质朴。

（三）医院会计预算考核

预算考核是对医院全面预算管理实施过程和实施效果的考核和评价，在全面预算管理中处于承上启下的关键环节，在预算控制中发挥着重要作用。预算考核从整体观念上看是对医院调配资源适应环境变化能力的评价和检验，从局部看，是对各部门实现医院整体目标作出贡献的评价和检验。

一方面，在财务活动、预算执行过程中，通过预算考核信息的反馈及相应的调控，可以及时发现和纠正实际业绩与预算的偏差，从而实现过程控制；另一方面，预算编制、执行、考核作为一个完整的系统，相互作用，周而复始的循环以实现预算的最终控制。预算考核及业绩评价既是本次预算管理循环的终结，又是下一次预算管理循环的起始。

预算考核就是要把预算的执行情况、成本目标的控制实现情况、业务工作效率、绩效考评情况和责任人、医院员工的经济利益相挂钩，最大限度的调动员工的积极性和创造性。

1. 预算考核的基本原则

预算考核的目的是强化全面预算管理过程中的监控，改善过程管理，是为了分析和找出预算执行结果与医院预算总体目标的偏离程度，以便强化预算控制或进行适当的预算调整。为此，预算考核应当遵循以下原则：

（1）目标性原则

预算考核的目的是确保医院各项预算目标的实现。因此，预算考核的目标性原则包括两方面的内容：

一是在预算考核指标体系的设计中，必须遵循目标性原则，以考核引导各预算执行部门的行为，避免各部门只顾局部利益，不顾全局利益甚至为了局部利益损害全局利益行为的发生。

二是预算考核必须以预算目标为基准，按预算完成情况评价预算执行部门的绩效；如无特殊原因，未能实现预算目标就说明执行者未能有效地执行预算，这是实施预算考核的首要原则，也是提高预算权威性的有效保证。

（2）可控性原则

预算考核既是预算执行结果的责任归属过程，又是医院内部各预算执行主体间利益分配的前奏步骤，客观、公正、合理是其基本要求。而这一基本要求的集中体现是：各责任主体以其责权范围为限，仅对其可以控制的预算结果和差异负责。有时医院将不可控成本包括在责任主体的预算中，可以使主管人员意识到弥补所有成本的重要性。但是，也要注意避免因为过度强调预算的可控性而导致的预算责任的相互推诿。

（3）分级考核原则

预算目标是通过预算的逐级分解最终落实的，预算控制也是分级实施的，因此，预算考核也必须分级进行，是实行分权管理和实现各部门、各层级责、权、利有机统一的基本要求，也是激励与约束机制作用得以发挥的重要保证。预算分级考核原则要做到：直接上级是其预算考核的实施主体，间接上下级不能隔级考核；不能自己考核自己。

（4）客观公正原则

预算考核应以预算考核制度、预算执行结果和预算目标为基本依据，按照客观公正的原则进行。一是预算考核指标要以定量考核指标为主，用数字说话，以减少主观成分和人为干扰；二是考核方法、考核标准、考核程序必须按制度进行，考核的结果也要及时公开，对存有异议的考核标准和考核结果要通过分析、研究、协商、复议等方法予以消除；三是负责预算考核的人员应具备客观公正的优良品质并实行轮流考核制度。

（5）时效性原则

预算考核过程应该通过及时反馈，引导积极的组织行为，并确保员工行为与医院战略目标的一致性。时效性原则要求，医院在预算考核的时间上应当与预算周期一致。

（6）例外性原则

实施预算管理，医院的高层管理者只需对影响目标实现的关键因素进行控制，并要特别关注这些因素中的例外情况。一些影响因素并不是管理者，也不是各责任中心所能控制的，如政策环境变化、行业市场变化、执行政策变化等，所以需要医院及时按程序修正预算，考核按修正后的预算进行，贯彻预算管理的灵活性和可执行性。

2. 医院会计预算考核体系建立

为了规范预算考核工作的进行，发挥预算的激励和约束作用，医院要建立健全预算考核体系。预算考核体系主要包括如下六个方面的内容：

（1）建立预算考核机构

预算考核机构归医院预算管理委员会直接领导，组成人员应以财务处、采购中心、总务处、信息中心、人事处、质控部、审计处和医工处等职能人员为主。同时，要针对不同预算职能下设建立日常业务及工程预算项目审议委员会、固定资产采购预算论证委员会、信息设备论证预算委员会进行针对性预算管理，并建立相应层次的预算考核机构。

（2）制订预算考核制度

预算考核制度包括预算编制考核制度、预算执行考核制度、预算控制考核制度、预算核算考核制度、预算分析考核制度等，通过建立健全预算考核制度，可以真正实现预算考核的制度化、规范化、过程化管理。对于医院预算考核不能仅仅强调从预算执行结果进行片面分析考核，还应关注预算执行过程控制，在事后考核的基础上不断扩展到事前和事中考核，慢慢发展形成以预算编制考核制度为基础，并不断向后推进，注重每一阶段的重点过程考核，最终形成全过程、全面预算考核体系。

（3）确定预算考核指标

预算考核的目的是确认预算执行部门在预算期内的预算执行情况，促进预算执行部门圆满完成预算目标。同时，各个责任部门是医院整体不可分割的组成部分，各责任部门之间密切联系，休戚与共。预算考核应引导其既要努力成自身承担的预算目标，又要为其他责任部门完成预算目标创造条件，推动医院整体预算的实现。因此，在确定预算考核指标时，应实现以下四个有机结合：局部指标与整体指标有机结合；定量指标和定性指标有机结合；绝对指标与相对指标有机结合；长期指标与短期指标有机结合。

（4）确定预算考核方法

预算考核方法的设计有两个目标：一是考核预算目标的完成情况，对超额完成任务者进行奖励，对未达标者进行惩罚，但并不是绝对鼓励实际完成越高就越好；二是对预算组织工作的考核，即衡量预算编制是否准确，及时上报，预算执行控制和分析工作是否有效。

①预算目标完成考核

预算目标完成考核是对主要经济指标完成情况的考核，以最大限度地确保预算目标的实现，主要考核内容为重点财务指标，如收入、结余、资产收益率、营运资金结余率、应收账款周转率、预算收入执行率、预算支出执行率等。针对预算分析中得出的不同情况进行定量分析，未完成预算目标的再通过定性分析进行重点分析，不能随意落实处罚，要充分考虑环境变化和政策因素等的影响。主要考核方法有如下几种：

a. 指标法：运用经济、财务、技术等指标对预算进行考核。

b. 趋势法：重注医院的持续发展，所以将趋势的考核作为预算考核的重要内容，如：成本变化趋势、床位使用率、平均住院日、日均门急诊量等。通过过去几年的数据，判断未来的发展趋势，借以考核医院整体和各预算执行部门的预算情况和结果。

c. 重要事件法："重要事件"是指被考核的部门突出优秀表现和不良表

现。根据该事件进行预算考核，平时需要有书面记录，考核时综合整理分析，最终形成考核结果。

d. 目标导向考核法：预算考核涉及目标导向和执行力度，二者相辅相成，在很大程度上影响着预算责任人或执行者的行为取向。从预算考核的目标导向功能来看，现实中有两种最常见的表现形式：一种是强调业绩越高越好的"业绩导向型"考核；另一种是强调预算与实际误差越小越好的"真实导向型"考核。

业绩导向型预算考核法，是指预算考核指标及奖惩均以业绩指标的完成好坏为依据。因其试图表达的是这样一种理念，即如果想激励人们为实现组织的目标努力，就必须按他们达到的业绩水平给予奖励，受关注的往往是总资产收益率等，由此便暴露出越来越多的弊端，主要表现在：第一，导致预算宽余，加剧预算目标确定过程中上下级间的调价还价，导致目标失真和组织业绩平庸；第二，诱发短期行为，为了局部、眼前利益不惜损害整体、长远利益。

真实导向型考核法，是指预算考核指标乃至奖惩设计均以预算的准确性（实际执行与预算的吻合度）为依据。这种方法的意义在于：预算作为配置资源、规划未来的重要工具，预算越接近真实，资源配置的效率就越高，预算越准确，对实际执行的现实指导意义也就越强。但同时也会产生很大的弊病，主要为：第一，败德行为泛滥，通过"抹平"方式操纵预算执行结果；第二，妨碍预算的持续改善，不利于激励执行者最大限度地挖掘潜力，危害竞争优势。

（5）制定预算奖惩方案

设计预算奖惩方案时不仅需要考虑预算执行结果与预算标准之间的差异和方向，还要将预算目标直接作为奖惩方案的考核基数，以鼓励各责任部门尽可能地提高预算的准确性。

（6）预算考核的组织实施

预算考核作为全面预算管理的一项职能，在预算管理的整个过程中都发挥着重要的作用，是从预算编制、预算执行，到预算期结束的全过程考核。

①预算编制的考核

预算编制是全面预算管理的首要环节，预算编制是否准确、及时，对于预算能否顺利执行至关重要。这一阶段预算考核的主要内容是建立预算编制的考核制度，对各预算编制部门编制预算的准确性和及时性进行考核、评价，促进各部门保质、保量、按时的完成预算编制的工作。

②预算执行的考核

预算执行考核是一种动态考核，是对预算执行和预算标准之间的差异所做的即时确认、即时处理。因此，这一阶段预算考核的主要内容是建立预算执行考核制度，对各部门预算执行过程进行考核和评价，及时发现预算执行中存在的预算偏差和问题，为预算管理部门及预算执行部门实施预算控制、纠正预算偏差或调整预算提供依据。

③预算结果的考核

预算结果的考核是属于事后考核，以预算目标为依据，以各个预算执行部门为对象，对各预算执行部门的预算完成情况进行的综合考核与评价。其主要内容包括建立预算综合考核制度、实施预算综合考核、确定预算差异、分析差异原因、落实差异责任、考核预算结果、评价各责任部门工作绩效、进行奖惩兑现等内容。预算综合考核作为本期预算的终点和下期预算的起点，不仅涉及对医院内部各部门的绩效评价和利益分配，而且关系到医院整体运营绩效评价以及对医院全面预算管理实施结果的评价，是预算考核的重点内容。

第三章 医院财务管理理论

第一节 医院财务管理基础理论

一、财务管理的概念和目标

医院财务管理是一项重要工作，也是医院管理者需要了解和掌握的一项主要内容，它的基础是会计核算。会计核算是一项专业性很强的业务工作，它是运用货币计量的手段，采用一定的核算方法，对医院提供卫生服务过程中所占用的各种财产物资和所发生的费用与消耗进行登记、计算、汇总、分析和检查，以便及时、连续、系统、准确、完整地反映和监督经济活动的过程与财务成果。财务管理是在会计核算资料的基础上，运用会计、统计以及现代管理的理论和方法，对医院的财产物资进行管理，并对医院的发展提出合理的预测和规划。财务管理的目标是最大限度地以合理价格提供优质服务，使资金使用效率最大化。

（一）财务管理的概念

1. 财务管理的含义

财务管理是指某一个特定组织在进行资金筹备、运作、分配等过程中所建立起来的一系列管理制度。通过财务管理，企业能够实现内部资金的合理分配和有效利用。通常而言，财务管理活动中，要重点实现五类职能：一是资金的筹备管理职能；二是资金的投资管理职能；三是资金的营运管理职能；四是成本管理职能；五是财务状况分析职能。作为企业日常管理的核心和主体，一套完备的企业财务管理制度和科学方案必不可少。在实际操作过程中，财务工作人员必须严格按照规章制度、行业标准依法行事。可以说，财务管理就是企业对内部资金的科学化、规范化、标准化管理。企业财务管理的主要方式是通过对财务资金运动过程进行组织、控制和协调来实现的。一个企业如果想要获得更高的社会效益和经济效益，管理者就一定要具备科学的财务管理知识，以规范的财务管理准则作为保障。随着我国市场经济的不断发展，现代化企业的财务管理主要涵盖的内容是资金筹集、资金投放、资金营运、资金收回和资金分配等环节，这些都是我国企业经济管理控制活动中的一种价值反映。现代一些大型的企业财务管理主要应用数据库，其资产管理的主数据包含了资产的所有信息，规避了以前资产信息分散管理的弊端，固定资产卡片信息得到统一。资产主数据的任何历史变动信息都可以在 SAP 系统（SAP 公司研发的一种企业财务管理软件）中进行实时地追溯与查询。通过 SAP 系统为资产主数据的管理提供了集中统一的维护平台。

医院的财务管理，就是医院为了更好地开展医疗卫生服务和实现自身长远发展，开展的一系列与资金有关的活动的总称，它是医院经营和管理的重要组成部分，其本质就是对医院有关的资金，如收入、支出、投资等，按国家政策规定的要求，进行一系列的管理和规划。

2. 医院财务管理的主要特征

医院的经营过程是复杂的，财务管理渗透在医院的各个领域中。医院的公益属性决定了医院的财务管理以满足患者需求为首要目的，其次才是医院的盈利和利润分配，而其财务管理本身也有自身的特点和规律，因此，医院财务管理最显著的两个特征是综合性和复杂性。

（1）综合性

从医院运作和经营的开始到一个流程的结束，可以说财务管理贯穿在每一个环节和过程之中。医院财务管理是价值管理和行为管理的综合体。价值管理主要针对医院的资金运动，是对资金在筹集、分配和使用的循环过程中的货币形态的动态管理。行为管理主要保证医院财务活动的正常进行以及利益冲突时对各部门财务行为进行约束。财务活动中的计划、组织、控制、协调、考核等环节，通过行为管理，可对工作胜任度高的进行激励，并避免岗位间的相互矛盾。

（2）复杂性

公立医院差额拨款的经费来源形式决定了公立医院既要遵循行政事业单位财务管理制度，又要面临转型压力，与市场经济接轨。医院集团化管理、合资合作医院等运营模式应势而起。多种管理体制的叠加直接导致了公立医院财务管理的复杂性。在当前形势下的公立医院财务管理中，既要吃透各种不同体制的财务管理政策，又必须学会灵活运用各项政策，在不同财务管理体制内容相互制约时寻求平衡点。

3. 财务与会计的区别和联系

财务是指经营单位中资金运动及其所体现的经济关系；会计是以货币为主要计量单位，采用专门方法，对企事业单位的经济活动连续地、系统地、完整地进行核算与监督，以考核过去，控制现在，规划未来，谋求达到预期目的的一种管理活动。会计包含财务会计、管理会计、税务会计、成本会计、责任会计等。在医疗机构中，与业务活动有关的会计主要包括财务会计和管理会计。

（1）财务与会计的主要区别

①存在的客观基础不同

会计存在和发展的客观基础是生产活动，而财务存在的客观基础是商品货币经济。

②属性不同

会计是基于节约劳动消耗，取得最佳生产效果的客观需要而产生的核算方法。财务是基于有效地组织与处理货币关系和组织管理资金运动的客观需要而产生的，财务作为经济范畴，着重解决人与人之间的关系。

③两者的对象不同

会计的对象是资金运动的信息系统，属资金运动的数量方面。财务的对象是资金运动所引起的各种货币关系，属于资金运动质的方面。

④方法不同

财务的方法主要是制定财务制度，组织经济预测，编制财务计划，进行日常管理，开展财务分析和实行财务检查等。会计的方法主要是会计核算、会计分析和会计检查等。

⑤任务不同

财务的任务是组织筹集资金，合理使用资金，计算和分配财务成果，实行财务监督。会计的任务是执行会计制度，办理会计事务，进行会计核算和会计监督。

（2）财务与会计的联系

财务与会计既有区别又有联系，它们之间的联系是密不可分的。财务与会计管理和核算的对象都是资金运动及资金运动中以货币形式反映的各种资料。财务管理的信息绝大部分是会计核算提供的。会计核算提供的信息必须真实、可靠、及时，要符合财务管理的需要。财务管理是会计核算资料的进一步应用和开发，是会计核算的一个更高层次。财务监督与会计监督、财务分析与会计分析都是结合在一起而无法分开的。

（二）医院财务管理的对象和目标

1. 财务管理的对象

医院财务管理的对象是资金和资金的运行规律。医院每天有大量的资金流入与流出，资金的存在形式可以体现为资金的流量，例如现金或者银行存款，同时，资金也会以存量的方式存在，例如各种设备、卫生材料等。为了清楚准确地反映资金的运行规律，首先需要将每天发生的各种资金进行归类和总结，以便进一步对资金及其运行规律进行管理。这种分类要符合会计分类的方式，形成会计要素。

会计要素是对会计对象的进一步分类结果，是构成会计报表的基本项目，也是财务管理的前提。根据中华人民共和国财政部、原卫生部联合颁布的《医院会计核算制度》，医院会计要素包括：反映财务状况的会计要素——资产、负债、净资产；反映经营成果的会计要素——收入、支出。因此，医院会计要素包括资产、负债、净资产、收入和支出五大类。

（1）资产

①资产的定义

资产是指在过去的交易活动中形成的并能被医院拥有或控制的、预期能给医院带来一定经济利益的经济资源，包括各种财产、债权和其他权利。例如，医院的医疗设备通过使用能够为医院带来效益，所以它是医院的资产。

②资产的特征

资产的重要特征是能为医院带来经济利益，可以给医院带来现金流动。比如，现金可以用于购买医疗服务过程中所需的卫生材料和药品等，房屋设备可以用于医疗服务过程，通过项目收费转化为现金，使医院获得经济利益。

资产是医院拥有或控制的经济资源。一般情况下，一项财产能否作为医院的资产，主要是看其所有权是否属于该医院，如果医院拥有其所有权，即作为资产确认；如果不拥有其所有权，但能够对其进行控制，则该项资产也应作为资产确认。控制是指医院对该项财产具有管理权，能够自主地运用它进行经济活动，并承担由此而产生的各种风险。如有些医院融资租赁的设备，虽不拥有其所有权，但能够对其进行实际控制，也应将其作为该医院的资产。在租赁期结束后，如果该设备不属于医院，则不能再作为医院的资产。临时借入的仪器设备等，不被医院所拥有，因此不属于医院的资产。

资产必须以货币计量。不能用货币计量的资产或暂时无法统计的资产，不能计入医院的资产中。例如，医疗事故中的损失费用，如果以现金或实物的形式进入医院的资产账户中，才属于医院的资产，否则不能计入资产。

资产是由过去发生的各种交易活动所形成的。只有过去发生的交易活动才能增加或减少医院的资产，不能根据未来的交易或计划中的经济业务来确认资产。

同时具备以上条件的，才能作为资产加以确认。

③资产的种类

资产按其流动性可分为流动资产和非流动资产。

流动资产是指可以随时变为现金或在一年内耗用的资产，包括货币资金（现金、银行存款、其他货币资金）、短期投资、库存物资、药品等。

非流动资产是指超过一年变现、耗用的资产，包括长期投资、固定资产、无形资产。

资产按有无实物形态来分类，可分为有形资产和无形资产。有形资产包括存货、固定资产等；无形资产包括专利、商标等。

（2）负债

①负债的定义

负债是与资产相对应的概念，是指过去的交易活动形成的、需以资产或劳务偿付的债务。当医院经营过程中产生负债时，就形成了债权和债务的关系，产生了债权人和债务人。一般来讲，在一定时期内有权利收回债务的一方称为债权人；借入债务，到一定时期承担偿还负债义务的一方称为债务人。

②负债的特征

第一，负债的存在是由于过去的交易或经济活动已发生，未来必须偿付的经济责任。负债的实质是医院未来的经济利益的丧失或牺牲。

第二，以货币进行确切计量或可以实现预计。

第三，负债一般都有确切的债权人和偿付日期。负债不会自动消失，除非已经进行了偿还。负债不一定用现金来偿还，它可以采用实物、其他等价物或者以劳务的方式进行偿还。

③负债的种类

负债按其偿付期限分为流动负债和长期负债。流动负债是指偿付期在一年（含一年）以内的负债，包括短期借款、应付账款、预收医疗款、应付工资等；长期负债是指偿付期在一年（不含一年）以上的负债，包括长期借款、长期应付款等。

（3）净资产

①净资产的定义

净资产是指医院的资产减去负债以后的净额。包括事业基金、固定基金、专用基金、财政专项补助结余和待分配结余等。净资产用公式表示为：

$$净资产＝资产－负债 \tag{3-1}$$

②净资产的特征

第一，净资产除专用基金结余、财政专项补助结余和待分配结余外，一般是永久性的，是医院的自有资产的主要来源。

第二，净资产反映医院对上级主管部门或单位的经济责任，也反映对其投资者的经济责任。

第三，净资产不能单独计价。净资产的计价要依赖资产、负债、收入、支出这些要素，并与这些要素息息相关。

③净资产的来源

国家财政对医院的投入，即财政拨款；国家基建拨款和专项经费拨款；收支结余；专用基金；接受有关单位、团体或个人的捐赠；其他来源，即以上各项未包括的来源。

④净资产的分类

净资产按其经济内容可分为基金和收支结余两部分。

基金是实际投入到医院和医院滚存结余的各种资产。基金可分为事业基金、固定基金、专用基金。事业基金是指用于医院发展和建设的基金；固定基金是指固定资产占用的资金；专用基金是指规定了专门用途的一部分资金，不得挪作他用。

收支结余可分为财政专项补助结余和业务收支结余。业务收支结余只存在于医院业务活动过程中，年末应按规定分配，一部分结余转为限定用途的专用基金，另一部分转为未限定用途的事业基金。业务收支结余通过分配转化为基金后就不存在了。如果年末业务收支结余是亏损的，用事业基金弥补，不足以弥补的则为待分配结余。财政专项补助结余不参与年末分配。

（4）收入

收入是指开展业务活动依法取得的非偿还性资金。包括财政补助收入、上级补助收入、医疗收入、药品收入、其他收入。只有当事业单位提供服务时才产生收入。收入是单位经营成果的重要组成部分，是反映经营效果的一个基本指标，收入一般会导致资产的增加或负债的减少。

（5）支出

支出是指医院开展业务及其他活动而发生的各项资金的耗损，以及用于基本建设项目的开支。支出一般会导致医院资产的减少或负债的增加。

2. 财务管理的目标

树立正确的目标是系统良性循环的前提条件。医院财务管理的目标对医院运行系统同样具有重要的意义。因此，开展财务管理，首先应该明确管理的目标。

医院管理的目标是医院理财活动所希望的结果，是评价医院理财活动是否合理的基本标志。财务管理目标是财务决策的出发点和归宿，制约着财务运行的基本特征和发展方向。不同的财务管理目标会导致不同的行为。医院财务管理的目标制约着医院理财的行为方式和行为动力。

（1）企业理财目标

为了分析医院理财的目标，首先分析一下企业理财的目标。

在市场经济条件下，企业的经济利益得到确认，这使得企业不得不关心市场，关心利润，利润最大化成为企业财务管理的目标。在追求利润的前提下，企业要讲求经济核算，加强管理，改进技术，提高劳动生产率。这些措施有利于资源的合理配置，有利于提高经济效益。随着经济的进一步发展，股份制形式成为企业主要的经济方式。在股份制公司中，股东财务最大化成为财务管理的目标。

随着现代企业的发展，企业作为一个主体，不仅要为所有者和经营者提供收益，还要承担相应的社会责任，如保护生态环境等。适当开展一些公益活动，有利于提高公司的知名度。因此，除了企业价值最大化以外，社会效益也成为现代企业财务管理的目标之一。

（2）医院财务管理的目标

医院不是营利部门，不能以营利为目的。医疗服务是带有一定福利性质的公益服务，医院是提供这种公益服务的事业单位，承担着救死扶伤的社会责任。所以，医院财务管理不能以利润最大化，或者说以结余最大化为目标。

医院不以营利为目的，并不意味着医院不需要开展财务管理。我国现有医院的现状恰恰是资源投入不足和浪费并存。因此，医院财务管理的目的在于合理有效地使用现有的卫生资源，提高资金的使用效率。资金使用效率最大化应该是医院财务管理的最终目标。

（三）医院财务管理的重要性

加强医院财务管理，对提高资金使用效率，提高医院管理水平，促进医院事业发展有着重要的意义。

第一，医院财务管理具有筹资和分配资金的功能，开展财务管理，管好医院财务，就能使各项资金为医院所使用，在财力上保证医疗业务的正常进行。

第二，医院的资金运行状态影响着医院的资金运动，开展财务管理，研究资金运行规律，就可以制约或促进医院的不同财务活动，就能通过正确组织货币的收支来监督医院的业务等达到规定的要求。通过各项收支的控制，还可以贯彻财务纪律和财务制度，保护国有财产的安全。

第三，医院不仅要保证医疗服务质量不断提高，而且要开展经济核算，增收节支，增强医院的自我发展能力。因此加强财务管理，做好财务计划、财务分析、财务决策工作，开发医院增收节支的潜力，可以增加资金积累，不断提高医院的经济效益。

总之，医院财务管理工作是医院各项业务工作顺利进行的保证，也是医院社会效益与经济效益不断提高的重要手段。

二、医院财务管理的职能和内容

(一) 医院财务的职能

财务的本质是指财务的内部联系，医院财务的本质是以较少的投入取得较大的经济效益和社会效益。财务的本质决定财务的职能，财务的职能是指财务本身所具有的功能。财务职能是确定财务管理任务与作用的客观依据，医院财务的职能主要表现在筹资、分配、监督三个方面。

1. 筹资职能

由于医院的医疗服务活动是不断进行的，在服务过程中，要不断地消耗资金，这要求财务必须不断地筹集投入所需的资金，使财务具有筹资职能。医院筹资渠道主要有：从财政部门取得财政性补助资金，从主管部门或主办单位取得非财政性资金，通过提供医疗服务而收取资金，通过对外投资收取资金，接受社会捐赠取得资金等。

2. 分配职能

医院从各种不同来源筹集到的资金，有用于医疗服务活动过程中的资金，主要表现为购买劳动资料和劳动对象，以及向职工支付工资。医院筹集的资金，首先补偿成本消耗，然后向主管部门缴纳应缴超收药费款后，按照《医院财务管理办法》进行分配。财务分配应兼顾医院的利益和职工待遇的关系，兼顾短期利益和长期利益。财务分配所包含的基本内容可概括为：通过正确核算成本消耗，合理反映医院的财务成果，使成本费用与收益相配比，以较少的耗费取得较大的经济效益和社会效益。

3. 监督职能

财务活动能反映医院资金的利用以及对外投资的成果，暴露医院经济管理工作中的问题。为了合理地处理财务关系，国家制定了有关方针、政策，财务管理必须按有关规定对医院的财务实行监督，这就是财务监督职能。

(二) 医院财务管理的内容

医院财务管理是进行医院财务各项工作和协调医院财务各种联系的重要经济管理活动形式，是一家医院生存与发展的基石。主要内容涉及筹资管理、投资管理、资产管理、运营管理、利润分配管理等等。目前，国内的医疗卫生事业是一项具有社会公益性的事业，医院是医疗卫生服务的主体，财务管理具有一定的突出特点。

医院不像公司一样输出制造产品，但是医疗服务离不开大量的人、财、物方面的资源，医院管理离不开财务管理。财务管理对医院的医疗服务以及其他运营活动具有直接引导和内部控制作用,要想医院取得效益最大化,就需要利用合理的财务管理作为重要的保障。

医院的财务管理研究是一个非常宽泛的课题,涉及财务分析以及相互联系的分析。从整体来看可以将这一范畴归纳为如下几个方面:筹资管理、投资管理、资金运营管理、利润分配管理。

1. 筹资管理

所谓医院筹资管理指的是通过对医院发展现状的分析,按照科学有效的方式和方法来获取发展资金的一种融资方式,它的重要之处在于它是整个资金运作的基础和起点。良性的筹资渠道与健康的资金运作是医院开展正常工作的基础。我国对医院筹资的方式和筹资的过程有着明确而严格的规定,如何根据自身的情况选择筹资方式成为可持续发展的重中之重。筹资实际上是通过某些渠道筹集资金。筹资管理主要目的是获取能够让医院进行良性经营与改扩建和不断发展所需的资金,减少风险,降低费用,增加公司利益,筹集来的资金主要用于投资目的。医院在期末结算时,如果有大量结余,就会减少对外筹资成本。由于医院的特殊性,可以获取的资金来源远远少于公司,医院主要的筹资渠道是银行借款及股权投资。

2. 投资管理

投资是为了回收现金、取得大量的收益而导致的资金流出,比如购买国债、购置设备、建设分院、增加门诊等,这些方式都会使资金流出,也会使医院间接获取更多的资金流入。实际上投资管理是医院将筹集所得资金用在能够获取更多利益的地方,医院大多数是用于采购医疗设备。就医院的投资管理而言,可以将其分为固有的和隐形的投资方式,固有投资主要是通过医院购买固定资产等的对内投资以及用货币资金购买债券等的对外投资,隐形投资主要指无形资产的投资。不管是对内投资还是对外投资,都必须有着严格的控制流程和环节,主要是通过资金流入和流出的方式形成科学高效的投资运作模式。医院投资最终目的还是为了保障资本的有效增值。为了使投资与效益呈现正比的关系,达到投资越高,效益就越高的目的,就必须对投资进行有度的把握,切不可盲目扩张导致医院产生资产泡沫。

3. 营运资金管理

所谓医院营运资金管理专指对流动资产和流动负债的管理。流动资产的来源主要由货币资金和往来款构成。医院营运资金流转态势的好坏,其主要衡量指标是流动比率和速动比率,其中速动比率更能有效反映货币资金的周转情况。流动资产和流动负债二者之间的关系和运作模式必须进行有效的分析,必须进行合理的周转并有有效的运作模式。一方面要杜绝和制止资金僵乏导致的财务风险的膨胀,另一方面也不能因为资金积累过多而产生医院资金循环周期的滞后。

4. 利润分配管理

利润分配管理主要是对企业在经营过程中产生的税后利润的分配管理,在投资利益相关者与企业之间进行分配的活动。利润分配要遵循一定的原则和程序进行,要严格遵守税收有关法律法规,及时足额缴税。在进行分配时,要尽可能保障投资者利益,协调各方关系。民营医院在财务指标中采用利润率来进行利润分析,这区别于公立医院的财务指标,公立医院采用收支结余率。收支结余是指医院收入与支出相抵后的余额,包括业务收支结余、财政项目补助收支结余、科教项目收支结余。这两个财务指标是利润分配管理方面非常不同的概念。"利润"主要向民营医院的利益相关者进行分配,而"结余"是政府监督管理机构对公立医院资金运营现状进行监管。民营医院的收入来源主要是科教收入、医疗收入、药品收入、检查收入以及其他收入,支出渠道有科教支出、医疗支出、药品支出、管理费用以及其他支出。医院进行合理利润分配的关键就在于对支出的有效控制,一般通过加强收支结余、成本核算和财务分析来实现。因而,利润分配管理的精细程度与财务分析的切入深度,对提高医院的经营效率起导向作用。

三、医院财务管理的原则与任务

(一) 医院财务管理的原则

医院财务管理原则就是组织财务活动、处理财务关系的准则。它是由医院的性质和组织管理的要求所决定的。医院财务管理应遵循以下原则。

1. 系统原则

系统是由若干个相互作用、相互依存的部分有机结合而成的整体。财务管理从筹资开始,到资金收回为止,经历了资金筹措、投放、收回、分配等几个阶段,这几个阶段相互联系、相互作用,组成一个整体,具有系统的性质。为此,做好医院财务管理工作,必须从财务管理系统的内部和外部入手,从各个科室、各个部门的协调和统一出发,这就是财务管理的系统原则。

2. 平衡原则

(1) 量力而行和尽力而为相结合

医院要处理好事业发展和资金供需矛盾的关系就要坚持量力而行和尽力而为相结合的原则。医院各项事业发展都需要资金,在国家补贴相对不足的情况下,资金缺口较大。医院要提供质优价廉的医疗服务,必须坚持不多收、不乱收,把节约资金、降低医疗成本贯穿始终。量力而行,就是要尊重客观经济规律，从医院的实际出发，充分考虑财力可能，坚持把有限的资金投入到急需的地方，节约、勤俭办事。尽力而为，就是在财力许可的范围内，充分发挥人的主观能动性，分清轻重缓急，统筹安排资金，合理使用各项资金，努力挖掘各方面的潜力，大力提高资金使用效率，反对花钱大手大脚和铺张浪费的现象。要使有限的资金得到合理的使用，就不能盲目投资，要进行科学论证，效益跟踪，认真总结经验，改进工作，切实提高资金的使用效益。

（2）国家、单位和个人三者利益的平衡兼顾

医院在财务管理中，要坚持国家、单位和个人三者利益兼顾的原则。医院作为相对独立的财务核算单位，要获取单位经济利益，讲求经济效益，但更要自觉维护国家的利益，顾全大局。在处理单位与职工之间的财务关系时，要坚持社会主义按劳分配制度，多劳多得，优劳优得，效率优先，兼顾公平。既要防止出现片面强调单位和个人的利益，忽视国家利益的现象，又要防止出现单纯强调国家利益，忽视单位和个人利益的现象。当三者利益发生冲突时，单位利益和个人利益必须服从国家利益。

（3）社会效益和经济效益的平衡

非营利性医院是承担一定政府福利职能的公益性组织，是非营利性经济组织，担负着救死扶伤、保护和提高人群健康水平的使命，根本目的是不断提高全民族身体素质，保障国家各项事业的发展。营利性医院也要讲求社会效益和经济效益的平衡。

3. 依法理财原则

（1）执行国家有关法律、法规和财务制度

在社会主义市场经济条件下，一切经济活动必须在法律法规的范围内运行，财务活动也不例外。医院的财务管理要遵循法律、法规和财务制度，牢固树立法律意识，坚持各项财务管理工作在法治轨道上运行，这是医院财务活动必须遵循的最基本的原则。严格执行这一原则，对规范医院财务行为、保证医院健康发展，具有十分重要的意义。坚持这一原则，要按照社会主义市场经济的要求，结合具体特点、实际情况，制定财务管理规定、财务管理办法，建立起一套科学的财务制度体系。

（2）建立健全医院内部财务制度

医院为了强化管理，不仅要严格遵循和执行国家财务管理法规，而且需要建立内部财务制度，确定内部的财务关系，明确内部各部门的责权分工和利益分配，加强财务部门控制约束机制建设，使财务活动有章可循，以增强各部门的责任心，使各部门相互制约、协调一致地组织财务活动，处理财务关系。

4. 计划管理原则

实行计划管理，是由社会主义市场经济的风险性和财务活动的复杂性所决定的。所谓计划管理，指对影响医院理财活动的多种情况采用多种方法进行预测，对预测结果进行详细的分析，并通过预算的方式将其表现出来，以提高预见性。实行预算管理，是体现计划原则的重要保证。医院的全部财务活动包括一切收支，都要编制预算，实行预算管理。正确编制单位预算计划，可以有计划地组织单位财务活动，保证各项业务的顺利进行。医院预算计划的编制，要考虑计划期内的各种有利和不利因素，使计划具有先进性、科学性和可行性。在执行过程中如果发生重大变化，要对原预算计划按规定的程序进行调整，以正确指导财务活动和资金运动。

5. 统分结合原则

统分结合原则指统一领导、分级管理相结合。医院财务管理工作，应在主管领导或总会计师或首席财务总监（CFO）领导下由财务部门统一管理。医院财务部门统一管理医院的财务有利于强化医院财务管理，促进医院财务管理的规范化。同时设置单独的财务管理机构，配备必要的财务管理人员。

为了实现统一领导、分级管理，还应坚持管钱与管物相结合、使用资金与管理资金相结合、管理责任与管理权力相结合，在实行经济核算的条件下，应合理安排各部门、各科室在资金成本费用和收益管理中的职权关系，并制定一定的财务目标，定期考核，以实现医院各科室、各部门理财的目标和效率。

（二）医院财务管理的任务

医院财务管理的基本任务是按照国家的方针政策，根据自身资金运动的客观规律，利用价值形式、货币形式，对医院的经济活动进行综合管理，其具体任务如下。

1. 合理编制预算，统筹安排各项资金

医院预算是医院完成各项工作任务，实现事业计划的重要保证，也是医院财务工作的基本依据。医院的全部财务收支，都要编制预算计划，实行计划管理。医院预算必须认真贯彻执行医疗卫生方针政策，按照量入为出、收支平衡的原则编制，不搞赤字预算。预算既要积极、先进、合理，又要控制消费，分清轻重缓急和主次先后；既保证重点，又兼顾一般，把有限的资金安排使用到最需要的地方，保证医疗任务的顺利完成。

2. 依法组织收入，积极筹措资金，保证资金需要

医院除了取得国家事业补贴外，要在国家政策允许的范围内，开发潜力，多形式、多渠道、多层次组织收入。但要以严格执行国家政策，禁止多收费、乱收费，不增加病人负担为前提。

3. 努力节约支出，控制费用和成本

医院在积极组织收入的同时，一定要加强支出管理，减少浪费，开展成本核算，压缩一切不必要的开支，节约使用资金，控制费用和成本。医院各项支出，要严格按照预算，制定支出消耗定额，财会部门审核，经领导批准后执行。

4. 建立健全财务制度，加强经济核算和监督，提高资金使用效益

财务管理利用价值形式对医院经营活动进行综合性管理，促使各个环节讲求经济效益，勤俭节约，精打细算，管好资金，用好资金，充分发挥资金的使用效益，促使医院努力增收节支，堵塞漏洞，挖掘潜力，实行院科两级核算，争取用尽可能少的劳动消耗和物质消耗，提供更多优质的卫生服务。

5. 加强国有资产管理，防止国有资产流失

医院的国有资产是实现各项事业计划的物质基础，医院要按照有关国有资产管理的规定，制定并完善国有资产管理的具体办法，对单位国有资产进行严格管理、合理使用，防止国有资产流失。

6. 对医院经济活动进行财务控制和监督

医院的财务机构和财务人员必须严格执行各种财务制度，加强财务监督，严格遵守财经纪律，进行财务控制，督促医院根据国家的方针政策、制度和办法进行管理，以较少的耗费提供较好的医疗服务。对于违反财经法规和财务制度的行为要加以制止，维护财经纪律。财务控制和监督具有经常性和综合性特点，既可以通过财务收支计划做到事前控制，又可以通过各种资料发现经营过程中的有利和不利因素，做到事中控制和事后监督，以提高单位的整体效益。

第二节　医院财务管理的方法与环境

一、医院财务管理的方法

为了实现财务管理目标，财务管理需要一定的方法，包括定性方法和定量方法。在不同的财务管理环节上，财务管理的方法也不同。

（一）制定财务制度

财务制度是医院组织财务活动的规范，是对医疗服务活动实行财务监督的依据，是处理各种财务关系的准则。为了有效地对医院进行财务管理，医院必须根据国家的有关方针政策、法令法规、财经制度和财务制度，结合实际情况制定本单位的财务制度，使财务管理工作有法可依，有章可循。医院财务制度主要有财务会计制度、资金管理制度、财产物资管理制度、成本管理制度、财

务收支审批制度、财务内部控制制度等。财务制度既要符合国家统一制度的规定，又要符合本单位的实际情况，还要简便可行，为有关部门和人员所接受，以便有效地加强财务管理和监督。

（二）财务预测

财务预测是指根据有关财务活动的历史资料，依据现有条件，运用科学的方法对未来财务活动状况可能达到的数额和未来发展趋势所进行的预计和测算，为财务决策和财务预算提供科学的依据。财务预测的内容主要有：资金需要量及其利用效果的预测、投资和效益预测、收入和支出预测、成本和结余预测等。预测的方法是：第一，充分掌握过去的会计核算资料和计划期的有关指标，运用数学的方法加以计算分析，借以对未来财务指标或经济效益进行预测；第二，由熟悉财务业务活动的专门人员，根据过去的经验以及计划期的有关因素，对医院财务状况进行分析、判断，对未来的财务状况提出预测意见，预测出结果后再认真进行评价，并加以修正，减少盲目性，提高预见性。

财务预测包括以下内容。

第一，明确预测对象和目的。预测的对象和目的不同，则资料的搜集、方法的选择、结果的表现方式等也有不同的要求。为了达到预期的效果，应根据预测的具体对象和目的，确定预测的范围，保证预测的结果。

第二，确立财务预测的基本程序。确立财务预测的目标，有目的地搜集资料，对各类资料进行科学的归类、汇总、调整等加工处理，选择合适的预测方法，有效地进行预测，检查和修正预测的结果，分析误差及其产生的原因，以保证目标的达成。

第三，选择财务预测的主要方法。财务预测的主要方法有：时间序列预测法、趋势预测法、因素预测法、现金流量法等。

（三）财务决策

财务决策是指在财务预测的基础上，对已提出的各种方案定性、定量分析，进行科学的、经济的、技术的论证，作出有根据的分析结论，经过分析比较，权衡利弊得失，确定最佳方案。

财务决策一经确定，就要编制相应的预算计划，并调整医院的经济活动，因此是医院决策的重要组成部分。财务决策的正确与否直接关系医院的兴衰和成败。决策方法包括以下几个方面。

1. 优选对比法

将各种方案排列在一起，按其经济效益的好坏进行优选对比，从而作出决策。这是财务管理中的一个基本方法。包括总量对比法、差量对比法和指标对比法。总量对比法是对不同方案的总收入、总承包或结余等进行对比，以取定最佳方案的一种方法。差量对比法是对不同方案的预期收入之间的差额进行对比，求出差量利润，以便作出决策。指标对比法是对不同方案经济效益的指标进行对比，以取定最优方案的一种方法。例如，在进行长期投资决策时，可把不同投资方案的净现值、内含报酬率、现值指数等指标进行对比，从而选择最优方案。

2. 线性规划法

根据运筹学原理，对具有线性联系的极值问题进行求解，从而确定最优方案。在若干约束条件下，例如资金总量、服务人次、检查次数等一定的情况下，这种方法能够帮助管理人员对如何合理组织人力、财力、物力等作出最优决策。

3. 损益决策法

这是在不确定情况下进行决策的一种方法，是将各个方案收益的最大值和最小值都计算出来，然后取其最大值。

（四）财务预算

财务预算是医院对其一定时期内资金运动所作的计划，是以货币形式把各方面的计划综合平衡，便于医院内部各职能部门根据统一的目标，安排自己的活动，采取必要的措施，保证计划的完成。医院财务预算计划，主要包括资金筹集和使用计划、业务收支计划、成本费用计划、流动资金计划、专项资金计划等。

编制财务预算计划的程序是：收集和整理资料，根据上期指标执行情况和财务决策，合理提出财务计划指标；结合医院各项工作计划，对各项指标进行协调、综合平衡，在先进、合理的技术经济定额的基础上，调整指标，编制财务计划。编制财务计划的方法如下。

1. 平衡法

指在编制财务计划时，利用有关指标客观存在的内在平衡关系计算确定计划指标的方法。例如，在确定一定时间现金期末余额时，便可利用如下公式：

$$期末现金余额＝期末余额＋本期增加额－本期减少额 \qquad (3-2)$$

平衡法的优点是便于分析计算，工作量不大，结果比较准确明了，适用于那些具有平衡关系的计划指标的确定。但是在运用平衡法时要注意，具有平衡关系的每一个指标不能重复或遗漏，并且计算口径要一致。

2. 因素法

也称因素推算法，是指在编制财务计划时，根据影响某指标的各种因素，来推算该指标计划数的方法。因素法计算出的结果一般比较准确，但计算过程比较复杂。

3. 比例法

指在编制财务计划时，根据历史形成的比较稳定的各项指标之间的比例关系，来计算计划指标的方法。例如，在推算一定时期资金占用量时，可以使用历史上的资金占用额与业务收入之间的比例和当期业务收入来确定。比较法的优点是计算简便，但所使用的比例必须恰当，否则会出现偏差。

4. 定额法

指在编制财务计划时，以定额作为计划指标的一种方法。在定额管理基础比较好的医院，采用定额法确定的预算指标不仅切合实际，而且有利于定额管理和计划管理相结合。但要根据实际情况的变化不断修改定额，使定额切实可行。

（五）财务控制

财务控制是指在经营活动过程中，以计划和各项指标为依据，对资金的收入、支出、占用、耗费进行日常的计算和审核，以实现计划指标，提高经济效益。实行财务控制是落实计划任务，保证计划实现的有效措施。为了保证财务管理工作任务的完成和财务计划目标的实现，医院财务部门必须加强日常财务控制工作，以财务制度为依据，以财务计划为目标，以财务定额为标准，并与经济责任制相结合，明确各科室、各部门和有关人员的责权关系，使财务控制工作岗位化、具体化。

财务控制方法包括以下几项工作：制定控制标准，将标准分解到各科室或个人，便于日常控制；执行标准，主要采用实耗指标，限额领用，限额支票等；对实际完成的差异及时发现，分析研究，消除不利差异，以便及时调整预算计划。财务控制的方法体现在事前控制、事中控制和事后控制的全过程中。

（六）财务检查

财务检查是以核算资料为主要依据，根据国家制定的财经纪律及单位内的财务管理办法，对单位各项财务活动的合法性、合理性和有效性进行检查，它是实现财务监督手段的重要体现。通过财务检查，可以肯定成绩，揭露问题，有效地保证计划的完成，维护财经纪律，不断提高财务管理水平。通过检查，揭露单位的违法乱纪行为，发现财务管理环节中存在的问题，促使单位加强经济核算，改善财务管理。

财务检查的方法包括单位内部自我检查和外部检查两种。单位内部检查，主要是指各个科室、各个机构内部自身开展的检查，由财务人员、内审机构人员及其他有关部门组织完成。单位外部检查，主要由卫生主管部门、财政部门、物价部门、审计部门及其他部门来组织完成。

二、医院财务环境

（一）医院财务环境的基本概念

医院是在一定的环境下诞生、存在、发展的，医院开展财务管理活动必然要受到国家的政治、经济体制以及相关政策法规制度等许多因素的制约，医院开展财务活动所产生的各种财务关系也应该受到国家政策的指导，这些客观存在的因素必然对医院财务活动产生一定的影响，财务管理活动的结果也是这些因素相互作用的结果。这种作用于理财主体的财务活动的条件、因素的总和，就是财务环境。

财务环境是实施财务管理的基础，没有良好的财务环境，就不能行使财务管理的各项职能。而财务环境也是动态可变的，它随着政治、经济、管理体制等外部因素的变化而变化。市场经济条件下，医院的财务活动是一个开放系统，与内外部环境发生着资金、信息等方面的广泛交流。要实现医院财务管理目标，就要认识和把握医院的财务环境，并根据环境的变化作出相应的决策，以明确有利和不利的条件，避免决策失误，实现财务管理的目标。

（二）财务管理环境分析

医院财务环境按构成范围可分为外部财务环境和内部财务环境。从医院的外部环境来看，包括政治、经济、法律、文化教育等各方面的环境；从医院内部看，医院组织形式、内部管理体制和管理组织机构、医院领导者和管理人员的素质等都对财务管理产生不同程度的影响。

1. 外部财务环境

所谓外部财务环境是指医院外部影响财务活动的条件和因素。外部财务环境的主要特点是影响范围大，影响间接，不容易控制也不便加以利用。其主要包括外部软环境和硬环境。

医院财务活动的外部软环境，是指影响财务活动的外部制度因素。如国家颁布的各种财政法律文件、财务法规、财务制度等，这些因素的存在，制约和影响着医院各种财务决策和财务行为，医院在规划、实施其财务行为时必须遵守和服从。

医院财务活动的外部硬环境，是指在一定的时间和空间条件下，在一定的数量规模上影响医院财务活动的客观条件和因素。如生产要素市场、金融市场、信息机构、国家有关管理机构、有经济业务记录的单位等。医院在规划、实施财务行为时，受其制约和影响。

医院外部的财务软环境和硬环境之间有着密不可分的关系，如国家颁布的各项财经法规制度，是医院外部财务软环境，它又与上级有关管理部门、财税机关、审计机构等硬环境的监督密切相连，只有将软环境和硬环境结合在一起，医院才能开展正常的财务活动。医院财务外部环境是独立于医院客观存在的，是医院不能控制和改变的。医院只能因势利导，充分利用有利的外部环境开展医院的财务活动。社会主义市场经济条件下，医院财务外部环境的主要内容如下。

（1）宏观经济环境

医院的经济活动，是市场经济条件下社会经济运转中的一个组成部分，它直接受到国家的经济形势、政治形势、科技发展等总体环境的影响。国家根据整个国民经济发展和运行的需要，在一定时期内可能实施一系列的宏观调控政策，这些宏观调控政策、法规、条例，有的对医院财务决策、财务行为产生直接的影响，医院必须在国家宏观调控政策下，规范自己的财务活动。

（2）体制环境

计划经济体制下，医院无自主权，经济体制改革以来，国家赋予了医院更多的自主权。机制的转换，给医院注入了新的活力，但同时也使医院财务决策、财务活动出现了许多新情况和新问题。可见医院的财务活动与特定的经济体制相联系。

（3）市场环境

计划经济模式下，国家统得过死，医院形成了"等、靠、要"的思想，由于国家财力有限，卫生事业的发展缓慢；市场经济体制下，医院处于市场经济环境之中，医疗收费实行计划控制，成本消耗遵照市场价格。医院的财务管理首先就要考虑市场因素，加强经济管理，努力降低成本，提高经济效益。

（4）法律环境

医院开展财务管理，必须遵循国家现有的法律法规。法律环境不仅为医院经营规定了行为准则及限制条件，而且为医院合法经营提供了保障。医院在提供服务的过程中，必须遵循的法律法规包括：①《中华人民共和国会计法》。这是开展会计核算和财务管理的基本法规。②《中华人民共和国税法》。目前，医院分为营利性医院和非营利性医院，对于营利性医院，国家明确规定要依法纳税，所以税法中的相关规定，尤其是营业税的相关规定是营利性医院需要遵守的。③财务法规。开展财务管理除了要遵守会计法以外，由于卫生系统的特殊性，在事业单位财务管理准则的基础上，《医院财务管理办法》和《医院会计核算制度》也是开展财务管理所必须遵循的法规。

（5）金融环境

金融环境主要影响医院的融资理财，对医院的影响表现在金融市场和金融机构中。

①金融市场

金融市场的参与者包括资金的供给者和需求者。金融市场既为资金的需求者提供筹资的场所，也为资金的供给者提供多种投资和获利的机会。完善发达的金融市场对于调节资金的供求和流通，促进医院发展具有重要的意义。影响医院财务管理的金融市场包括以下几点。

a. 货币市场。货币市场是指融资期限在一年以内的短期资金市场，包括：第一，票据贴现市场。商业票据的持有人在票据到期之前可到银行将商业票据转让给银行，银行以一定的贴现率计算贴现息以后，将票据到期额扣除贴现息之后的余额支付给持有人，持有人借此实现短期融资。第二，短期证券市场。信誉好的医院需要短期资金时，可以通过发行短期融资券筹措资金，以满足经营活动的需要。

b. 资本市场。资本市场指融资期限在一年以上的长期资金市场，包括：第一，长期借贷市场。银行等金融机构从社会各方吸收存款作为资金来源，向医院提供长期贷款。第二，长期证券市场。筹资者通过发行股票或债券筹集相对稳定的长期资金，投资者通过买卖股票或债券获得投资收益。

②金融机构

金融机构是在金融市场上沟通资金供给者和资金需求者之间资金融通的媒介。资金供给者和资金需求者之间有时会直接交易，即直接融资，但更多的时候是通过一定的金融机构进行间接融资。我国目前的金融机构包括中国人民银行，各种政策性银行如中国进出口银行等，商业银行如中国工商银行、中国建设银行等。此外还有一些金融机构，例如信托公司、证券公司、租赁公司等。这些机构通过多种不同的形式为医院的筹资提供了必要的服务，随着经济的发展，这些金融机构在医院的筹资理财活动中所发挥的作用将会越来越大。

2. 内部财务环境

所谓内部财务环境，是指医院内部客观存在的条件和因素。医院内部财务环境也可分为软环境和硬环境。内部财务环境的主要特点是影响范围小、影响直接、易把握。医院内部财务环境是医院进行财务活动的基础，是医院发展的基本条件。

医院内部财务软环境一般是指医院内部自行制定的管理规章制度。医院在规划、决策财务活动时，必须对医院领导的财务管理水平以及职工的素质加以全面考虑，从而作出全面而客观的决策。

医院内部财务硬环境，一般是指医院的资产、负债状况，如固定资产与流动资产的规模、结构以及两者之间的比例关系，固定资产利用程度，医院资产负债率等。这些硬环境实际上是医院的财务条件和能力。医院在规划其财务活动时将直接受到这些因素的影响。医院财务管理人员必须从本单位实际情况出发，根据财力可能合理安排医院财务活动，做到客观实际。医院内部财务环境中的软环境和硬环境之间相互结合，制约和影响着医院的财务活动。

医院内部环境的资料一般比较容易取得，而且往往有现成资料可以利用。医院内部财务环境从内容看，一般包括医院类型、医院规模、内部管理水平和组成人员素质、资金构成、设备状况、业务运转环节等。

（1）组织结构

医院的组织结构对医院财务管理的质量影响很大。医院改制以后，出现了股份制医院，并形成董事会，董事会制定决策，委派总经理执行决策。在这种股份制医院中，出现了首席财务总监（CFO），专门负责财务管理工作，因此，在这种组织结构中，财务管理的环境较好，管理的水平也较高。如果不具备这种组织结构，在现有的医院体制下，若能够实行总会计师制度，对财务管理活动也非常有利。

（2）财务管理水平和素质

医院的财务管理水平是医院内部财务管理体制和制度、基础管理工作、财务管理人员业务素质和职业道德、财务管理工作和经验等方面的综合。医院进行财务决策时，必须充分考虑到自身的财务管理水平。财务决策者的素质是指决策者自身的文化水平、知识结构、经历、经验、胆略、年龄等。决策者的素质对选择合理、有效的方案有着极其重大的影响。

（3）资产的总量及其结构比例

医院资产代表一个医院的经济实力，医院的固定资产体现医院的规模，流动资产体现医院的营运能力。医院拥有一定的资产，要合理规划固定资产和流动资产的结构比例，还要考虑资产负债率。

（三）医院财务环境适应能力

医院财务环境适应能力是指应对财务环境现状的能力，或者说是财务活动和财务管理对财务环境及其变化的适应能力、承受能力、应变能力的总称。

医院财务环境适应能力是反映医院理财综合能力的一项重要标志。财务环境适应能力的强弱，是评价医院财务状况好坏，理财素质高低的一个重要标准。医院财务环境适应能力，主要取决于医院内部财务状况，而不是外部。医院财务环境的应变能力，是指随着环境的发展变化，能够积极调整财务策略，驾驭和利用环境的能力。市场经济体制下，国家对医院的补贴相对减少，加上医药分业管理的逐步实施，医疗保险的全面推开，区域卫生规划的推行，医院财务环境的适应能力的强弱便越来越明显。医院只有合法地积极组织收入，应对财务环境的变化，才能提高适应财务环境的能力。

第三节　医院财务管理中的基本理念

一、财务管理基本理念概述

随着我国市场经济的不断发展，医院的财务管理活动发生了巨大的变化。以往医院的发展全靠国家，致使在使用资金时，一般不考虑资金的时间价值、风险以及使用成本。但随着我国市场经济体制的建立，政府给医院的资金支持力度逐年减少，面对日益激烈的市场竞争，医院在使用资金的同时就必须考虑资金的时间价值和风险。市场经济环境下风险无处不在，如何在复杂的市场经济大环境下，用好资金，规避风险，是每位管理者所关心的现实问题。准确估算医院的各项风险，合理确定医院的收益，使医院更好地为社会为人民服务，所有这些都要求医院必须考虑资金的时间价值和风险，同时正确处理资金的风险价值与报酬的关系，只有这样医院才能不断发展、不断进步。

商品经济的高度发展和借贷关系的普遍存在正是资金时间价值产生的前提和基础，它是一个客观存在的经济范畴，是财务管理中必须考虑的重要因素。把资金的时间价值引入财务管理，对资金的筹集、投放、使用和收回等从量上进行分析，是提高财务管理水平，搞好筹资、投资、分配决策的有效保证。

在市场经济环境下，医院的外部环境发生了巨大的变化，医院经营者要面对市场上各种不同的供应商和消费群体，越来越多的财务关系和财务活动影响着医院的经营行为，原有的计划经济体制下的财务管理方法和原则已经不能完全适应现代市场的变化，现代理财观念不自觉地影响着医院的管理和经营，资金的使用不会在一个会计年度内结束，资金的投资有回报也有风险，在投资过程中，管理者需要掌握瞬息万变的机会，需要现金的支持。因此，新的筹资理念和经营观点被引入医院财务管理中，成为管理者开展财务管理所必须了解和掌握的基本知识。这些基本知识和理念包括以下几个部分。

（一）资金的时间价值观念

不同时间的资金具有不同的价值。十年前的1元钱与现在的1元钱是不等值的，这就是资金的时间价值。也就是说，随着时间的推移，资金的价值是会发生变化的。在现代管理基础上，资金的运用不会在一年内完成，这就涉及资金的时间价值。因此，开展财务管理，首先要了解资金的时间价值问题，在此基础上才能做出正确合理的判断。

（二）风险价值观念

投资就有风险，高风险带来高回报，低风险带来低回报。如何确定风险及其大小，当面临不同的风险时，如何进行选择和判断，这就是风险价值理论所要阐述的问题。风险价值也是现代财务管理的一个重要问题。在原来的计划经济体制下，医院的筹资渠道以国家拨款为主，管理者很少考虑资金使用的效果。但是随着经济的发展，筹资方式发生了变化，负债筹资以及其他筹资方式成为医院的主要资金筹措方式。对于有限的资金，管理者要考虑资金使用的效果。同样的一笔资金运用到不同的项目上，带来的收益也是不一样的，这就需要管理者具有风险意识，合理运用资金。

（三）资金成本观念

过去的经济体制下，医院作为社会主义福利事业单位，由国家注入资金，资金是无偿使用的。但是现在，资金的使用是有代价的，即资金具有成本。因此，如何进行资金成本和收益比较，也是管理者面临的一个问题。

（四）现金流量观念

现金流量是指在经营过程中所发生的现金（货币资金）流入与流出。资金周转是以现金为中心的，获取必要数额的现金是开展业务活动的前提，收回一定数量的现金是资金循环完成的标志。没有合理的现金流，将极大地影响医院的正常运作。因此，在经营过程中要时刻关注医院是否有合理的现金流，现金流量观念也是现代管理者必须具备的一个观念。

（五）机会成本观念

医院的运行过程中，存在着许多选择的机会。不同备选方案所带来的收益不同，当选定一种方案时意味着放弃另一个方案，这个被放弃方案潜在的收益被称为机会成本。当人们做选择的时候，不仅要看到所选择项目的收益，而且往往还要考虑到所选择项目的机会成本。"两利相权取其重，两害相权取其轻"就是机会成本的含义。它不是一个具体的数值，但却是决策时所必须面对的一个问题。

（六）边际成本观念

每增加一个单位产量的收入和成本，称为边际收入和边际成本。这个理念告诉我们，资源的投入不是越多越好，当资源的投入达到一定水平时，也许资金产出和资金投入不成正比。因为，边际效益是递减的。因此，这个理念所研究的重点是确定医院效益最优化的边界，从而合理投入资金。

二、资金时间价值

（一）资金时间价值的基本概念

1. 资金时间价值的概念

资金时间价值，是指一定量的资金在不同时点上价值量的差额。在市场经济条件下，即使不存在通货膨胀，等量资金在不同时点上的价值量也不相等。今天的 1 元钱和将来的 1 元钱不等值，前者要比后者的价值大。例如：把今天的 1 元钱存入银行 1 年，可以得到 1 年的银行利息；若把它用于投资，可以获得一定的利润。假设存款利率为 10%，今天的 1 元钱存入银行，1 年后可得到 1.10 元。1 元钱经过 1 年时间的投资增加了 0.10 元，今天的 1 元钱和 1 年后的 1.10 元钱等值。人们将资金在使用过程中随时间的推移而发生增值的现象，称为资金具有时间价值。

资金的时间价值是资金在周转使用中产生的，根源在于其在再生产过程中的运动和转化，是资金所有者让渡资金使用权而参与社会财富分配的一种形式。通常情况下，资金的时间价值被认为是没有风险和没有通货膨胀条件下的社会平均资金利润率。这是利润平均化规律作用的结果。由于时间价值的计算方法同有关利息的计算方法相同，因而时间价值与利率容易混为一谈。实际上，财务管理活动总是或多或少存在风险，而通货膨胀也是市场经济中客观存在的经济现象。因此，利率不仅包括时间价值，而且也包含风险价值和通货膨胀的因素。只有在购买政府债券时几乎没有风险，如果通货膨胀利率很低的话，可以用政府债券利率表现时间价值。

2. 资金时间价值存在的条件

（1）商品经济和借贷关系的发展

随着商品经济的发展，出现了货币之间的交换，从而产生了借贷关系的存在和发展。随着经济的发展，借贷关系越来越复杂，甚至出现 5 年、10 年的借贷，还款的时间也延长到以后的若干年。由于机会成本的存在，同样一笔资金，用于某种用途就不能再应用到其他的投资渠道上，因此，借贷的存在是产生货币时间价值的一个基础条件，如果没有借贷关系，也就不存在货币的时间价值问题。

（2）资金以流量方式存在

如果现金用于购买某种设备，这笔现金就以存量的方式存在，就不会产生资金的时间问题。但是，在医院管理过程中，大量的现金是以流量的方式存在的，即在运动的过程中产生资金的增值。这是应用时间价值的前提条件。

（3）时间的推移

时间的推移是产生货币时间价值的重要条件。随着时间的推移，经济的发展会发生变化，从而会产生通货膨胀或者通货紧缩等问题，因此，不同的资金在不同的时点上产生了价值不相同的现象。如果资金的借贷关系只存在 1 年，一般不必考虑其时间价值问题。

（4）资金时间价值与一般利率的关系

一般以利率（或利息）作为货币时间价值的表现形式。它不同于从银行贷款所支付的利率即贷款利率，货币的时间价值受到资金使用时间的长短、资金的风险以及通货膨胀的影响。一般来讲，资金的时间价值相当于没有风险和通货膨胀条件下的社会平均资金利润率。

3. 资金时间价值在财务管理中的意义

（1）资金时间价值为不同时点现金流量的折现提供了统一的衡量尺度。例如：固定资产付款方法取决于在同一时点上，资金投入与资金流出的现值的大小。比如在不同的保险支付方式下，有三种不同的保费支付方式：①趸交5000元，交费期满20年后每年给付1000元；②分10年交，500元/年，交费期满20年后每年给付1000元；③分20年交，250元/年，交费期满20年后每年给付1000元。如果不考虑时间价值的问题，从表面上看，三种方案都是交了5000元，20年后补偿20000元，但是由于支付费用的时间不同，不能简单进行对比，如果考虑到货币具有时间价值这个因素的话，通过计算可知第二个方案是最优方案。因此，时间价值问题为不同时点现金流比较提供了统一的衡量尺度。

（2）资金时间价值为投资方案的经济评价过程中投资报酬率是否到达了最低限度提供了评价尺度。例如：如果某年银行存款年利率为5%，同年某项投资报酬率为4.5%，那么，这个投资项目不可取。

（3）计划体制下，忽视资金时间价值的存在，使得资金使用效率低下，资产价值流失。市场经济条件下，要树立时间价值观念，并运用到筹资、投资、资金分配过程中，提高资金使用效率。

（二）资金时间价值的计算

今天的1元钱比将来的1元钱值钱，这是因为机会成本的存在。将来的1元钱的机会成本是我们现在存1元钱可以得到的利息。那么不同时点上的价值大小如何？这就需要计算资金的时间价值，这是开展财务管理，进行投资决策所必不可少的一项基础工作。

资金时间价值的计算包括现值、终值和年金，计算过程中涉及单利、复利等概念。为了便于计算，首先介绍一些基本概念和符号。

本金（present value，P）：原有资金即现值；

利率（Interest Rate，i）：每一单位时期所付利息与本金的比率，即每一利息期的利率（折现率）；

时期（Number，n）：计算利息的期数，包括年、季度、月；

利息（Interest，I）：货币在一定时期内的使用费，指货币持有者（债权人）因贷出货币或货币资本而从借款人（债务人）手中获得的报酬；

本利和（Future Value，F）：本金与利息之和，即终值；单利：（Simple Interest，SI）只有本金参与利息的计算；

复利：（Compound Interest，CI）本金与获得的利息都参与今后的利息计算，也叫"利滚利"。

1. 终值

终值又称将来值，是现在一定量现金在未来某一时点上的价值，俗称本利和。比如存入银行 100 元现金，年利率为复利 10%，经过 5 年后一次性取出本利和 161.05 元，这 5 年后的本利和 161.05 元即为终值。

（1）单利的终值

单利是指在规定的期限内，只就本金计算利息，每期都按初始本金计算利息，当期利息即使不取出也不计入下期本金，计算基础不变。除非特别指明，在计算利息时，给出的利率均为年利率，对于不足 1 年的利息，以 1 年等于 360 天来折算。

按照单利的计算法则，利息的计算公式为：

$$I = P \times i \times n \qquad (3-3)$$

单利终值的计算（已知现值 P，求终值 F），在单利计算方式下，终值的计算公式为：

$$F = P + I = P + P \times i \times n = P \times (1 + i + n) \qquad (3-4)$$

（2）复利的终值

资金时间价值通常是按复利计算的。它是指在一定期间（如 1 年）按一定的利率用本金求利息，再将所生利息加入本金计算利息，逐期滚算，俗称"利滚利"，即以当期末本利和为计息基础计算下期利息。现代财务管理中一般用复利方式计算终值，因此也有人称之为复利终值。

复利终值（已知现值 P，求终值 F）是指一定量的本金按复利计算若干期后的本利和。

$$复利终值 = 现值 \times 复利终值系数 \qquad (3-5)$$

复利终值系数可以通过查阅"1 元复利终值系数表"（记为 FVIF）直接获得。"1 元复利终值系数表"的第一行是利率 i，第一列是计息期数 n，相应的 $(1+i)$ 在其纵横相交处。例如 $(F/P，10\%，5)$ 表示利率为 10%、5 期利终值的系数。通过该表可查出，$(F/P，10\%，5) = 1.6105$，即在利率为 10% 的情况下，现在的 1 元和 5 年后的 1.6105 元在经济上是等值的。

2. 现值

现值又称本金，是指未来某一时点上一定量现金折合为现在的价值。上述

5 年后的 161.05 元折合成现在的价值为 100 元，这 100 元即为现值。

（1）单利现值的计算

单利计息方式下，现值的计算与终值的计算是互逆的，由终值计算现值的过程称为折现。单利现值的计算公式为：

$$P = \frac{F}{1 + i \times n} \tag{3-6}$$

（2）复利的现值

复利现值（已知终值 F，求现值 P）相当于原始本金，它是指今后某一特定时间收到或付出的一笔款项，按折现率（i）所计算的现在时点价值。例如，将 n 年后的一笔资金 F，按年利率 i 折算为现在的价值，这就是复利现值。复利现值的计算公式为：

$$P = \frac{F}{(1 + i)^n} \tag{3-7}$$

式中 $(1+i)^{-n}$ 通常称作"复利现值系数"，记作（P/F，i，n），可以通过查阅"1 元复利现值表"直接获得。上式也可写作：

$$P = F \times (P/F, i, n) \tag{3-8}$$

即：

$$复利现值 = 终值 \times 复利现值系数 \tag{3-9}$$

（三）年金

上面介绍了一次性收付款项，除此之外，在现实生活中，还存在一定时期内多次收付的款项，即系列收付款项。例如，如果你购买债券，每期末你得到相等的利息；如果你贷款购车、购房，一般要求每期支付相等的金额。如果每次收付的金额相等，则这样的系列收付款项便称为年金。简言之，年金是指在连续期间内，每隔相同时间所发生的一系列等额的现金流入与流出。通常记作 A。

1. 年金的种类

年金的形式多种多样，如保险费、养老金、折旧、租金、等额分期收款、等额分期付款以及零存整取储蓄等，都属于年金。年金按其每次收付发生的时点不同，可以分为以下几个类型。

后付年金（普通年金）：每期期末取得一系列的等额现金流量。预付年金（即付年金）：每期期初发生的等额现金流量。

永久年金：无限期连续发生的等额现金流量。

递延年金：开始若干时期不发生，若干期后连续发生。

其中，普通年金应用最为广泛，其他几种年金是在普通年金的基础上推算出来的。

2. 年金终值的计算

(1) 普通年金终值的计算（已知年金 A，求年金终值 F_A）

普通年金是指从第一期起，在一定时间内每期期末等额发生的系列收付款项，又称后付年金。

如果年金相当于零存整取储蓄存款的零存数，那么，年金终值就相当于零存整取的整取数。

根据复利终值的方法计算年金终值 F 的公式为：

$$F_A = A \times (1+i)0 + A \times (1+i)1 + A \times (1+i)2 + \cdots$$
$$+ A \times (1+i)n - 2 + A \times (1+i)n - 1 \qquad (3-10)$$

等式两边同时乘以 $(1+i)$，可得：

$$F_A \times (I+i) = A \times (1+i)I + A \times (1+i)2 + A \times (1+i)3 + \cdots$$
$$+ A \times (1+i)n - I + A \times (I+i)n \qquad (3-11)$$

公式 (3-10) －公式 (3-9)：

$$F_A \times (1+i) - F_A = A \times (1+i) - A \qquad (3-12)$$

$$F_A \times i = A \times [(1+i) - 1] \qquad (3-13)$$

$$F_A = A \times \frac{(1+i)^n - 1}{i} \qquad (3-14)$$

式中的分式 $\frac{(1+i)^n - 1}{i}$ 称作"年金终值系数"，记为 $(F/A，i，n)$，可通过查阅"1元年金终值系数表"直接求得有关数值。上式也可写作：

$$F_A = A \times (F/A，i，n) \qquad (3-15)$$

即：

$$\text{普通年金终值} = \text{年金} \times \text{年金终值系数} \qquad (3-16)$$

(2) 即付年金终值的计算

即付年金的终值是其最后一期期末时的本利和。是各期收付款项的复利终值之和，n 期即付年金与 n 期普通年金的付款次数相同，但由于其付款时间不同，n 期即付年金终值比 n 期普通年金的终值多计算 1 期利息。因此，在 n 期普通年金终值的基础上乘上 $(1+i)$ 就是 n 期即付年金的终值。其计算公式为：

即：

$$\text{即付年金终值} = \text{年金} \times \text{普通年金终值系数} \times (1+i) \qquad (3-17)$$

$$F_A = A \times \frac{(1+i)^n - 1}{i} \times (1+i) = A \times \frac{(1+i)^n - 1}{i} - 1 \qquad (3-18)$$

式中方括号内的内容称作"即付年金终值系数"，它是在普通年金终值系数的基础上，期数加 1，系数减 1 所得的结果。通常记为 $[(F/A, i, n+1) - 1]$。这样，通过查阅"1 元年金终值系数表"得到 $(n+1)$ 期的值，然后减 1 便可得出对应的即付年金终值系数的数值。这时可用如下公式计算即付年金的终值：

$$F_A = A \times [(F/A, i, n+1) - 1] \tag{3-19}$$

3. 年金现值的计算

（1）普通年金现值的计算（已知年金 A，求年金现值 P_A）

年金现值是指一定时期内每期期末等额收付款项的复利现值之和。

年金现值的计算公式为：

$$P_A = A \times (1+i)^{-1} + A \times (1+i)^{-2} + A \times (1+i)^{-3} + \cdots$$
$$+ A \times (1+i)^{-(n-1)} + A \times (I+i)^{-n} \tag{3-20}$$

整理上式，可得到：

$$P_A = A \times \frac{1 - (1+i)^{-n}}{i} \tag{3-21}$$

式中的分式 $\frac{1-(1+i)^{-n}}{i}$ 称作"年金现值系数"，记为 $(P/A, i, n)$，可通过查"1 元年金现值系数表"直接求得有关数值。上式也可以写作：

$$P_A = A \times (P/A, i, n) \tag{3-22}$$

（2）即付年金现值的计算

如前所述，n 期即付年金现值与 n 期普通年金现值的期限相同，但由于其付款时间不同，n 期即付年金现值比 n 期普通年金现值少折现 1 期。因此，在 n 期普通年金现值的基础上乘以 $(1+i)$，便可求出 n 期即付年金的现值。其计算公式为：

$$P_A = A \times \frac{1-(1+i)^{-n}}{i}(1+i) = A \times \frac{1-(1+i)^{-(n-1)}}{i} + 1 \tag{3-23}$$

式中方括号内的内容称作"即付年金现值系数"，它是在普通年金现值系数的基础上，期数减 1，系数加 1 所得的结果，通常记为 $[(P/A, i, n-1) + 1]$ 这样，通过查阅"1 元年金现值系数表"得 $(n-1)$ 期的值，然后加 1，便可得出对应的即付年金现值系数的值。这时可用如下公式计算即付年金的现值：

$$P_A = A \times [(P/A, i, n-I) + 1] \tag{3-24}$$

4. 递延年金的计算

递延年金是指第一次收付款发生时间与第一期无关，而是隔若干期（假设为 m 期，$m \geq 1$）后才开始发生的系列等额收付款项。它是普通年金的特殊形式，凡不是从第一期开始的年金都是递延年金。递延年金现值的计算有两种方法。

第一种方法：先求出递延期末的现值，然后再将此现值调整到第一期期初。

$$P_A = A \times (P/A, i, n) \times (P/F, i, m) \qquad (3-25)$$

第二种方法：先求出 $m+n$ 期的年金现值，再扣除递延期 m 的年金现值。

$$P_A = P_{m+n} - P_m = A \times (P/A, i, m+n) - A \times (P/A, i, m)$$

$$(3-26)$$

5. 永续年金的计算

永续年金是指无限期等额收付的特种年金，可视为普通年金的特殊形式，即期限趋于无穷的普通年金。永续年金由于无限期，所以没有终值。因此一般只计算它的现值。存本取息可视为永续年金的例子。此外，也可将利率较高、持续期限较长的年金视同永续年金计算。

通过普通年金现值计算可推导出永续年金现值的计算公式为：

$$P_A = A \times \frac{1-(1+i)^{-n}}{i} = A \times \frac{1-\frac{1}{(1+i)^n}}{i} \qquad (3-27)$$

当 $n \to$ 时，$\frac{1}{(1+i)^n} \to 0$，故 $P = \frac{A}{i}$。

即：

$$永续年金现值=年金/利率 \qquad (3-28)$$

三、风险价值和报酬观念

(一) 风险的概念

1. 风险的含义

风险是指在一定条件下和一定时期内可能发生的各种结果的变动程度。有些事情的未来发展我们事先不能确知，例如，医疗服务价格、服务量、成本等都可能出现我们预想不到并且无法控制的变化。风险是事件本身的不确定性，具有客观性。例如，无论医院还是个人，如果投资于国库券，其收益的不确定性较小；如果是投资于股票，则收益的不确定性大得多。这种风险是"一定条件下"的风险，你在什么时间、买哪一种或哪几种股票、各买多少，风险是不一样的。这些问题一旦决定下来，风险大小就无法改变了。这就是说，特定投资的风险大小是客观的，你是否去冒风险及冒多大的风险，是可以选择的，是主观决定的。

风险是现代医院财务管理环境的一个重要特征，在医院财务管理中经常不可避免地要面对风险。风险是对医院的目标产生负面影响的事件发生的可能性。从财务管理的角度看，风险就是医院在其财务活动过程中，由于各种难以预料或无法控制的因素作用，使医院的实际收益与预计收益发生背离，从而蒙受经济损失的可能性。

风险具有以下特征：

首先，风险是事件本身的不确定性，具有客观性。其次，风险的大小随时间延续而变化，是"一定时期内"的风险。最后，风险可能给投资者带来超出预期的收益，也可带来超出预期的损失。从财务的角度来说，风险主要指无法达到预期报酬的可能性。

一般说来，投资人对意外损失的关切，比对意外收益的关切要强烈得多。因此人们研究风险时侧重减少损失，主要从不利的方面考察风险，经常把风险看成是不利事件发生的可能性。

2. 风险的种类

从个别投资主体看，风险分为市场风险和医院特有风险。

市场风险，是指那些影响所有医院的因素引起的风险。如战争、经济衰退、通货膨胀、高利率等。这类风险涉及所有的投资对象，不能通过多元化投资来分散，因此又称不可分散风险或系统风险。例如，一个人投资于股票，不论买哪一种股票，他都要承担市场风险，经济衰退时各种股票的价格都会不同程度下跌。

医院特有风险，是指发生于个别医院的特有事件造成的风险。如罢工、新医疗项目开发失败、没有争取到重要合同、诉讼失败等。这类事件是随机发生的，因而可以通过多元化投资分散风险，这类风险称为可分散风险或非系统风险。例如，一个人投资股票时，买几种不同的股票，比只买一种股票的风险小。

从医院本身来看，按风险形成的原因可将医院特有风险分为经营风险和财务风险。

经营风险，是指医院经营的不确定性带来的风险，它是任何经济活动都有的。医院经营过程中，受到来自医院内部和外部诸多因素的影响，具有很大的不确定性。由于医疗需求、服务价格、医院提供的服务数量等不确定因素产生了风险，竞争使医疗服务与需求不稳定，加大了风险，卫生材料的供应和价格、医务人员的工作效率、工资和奖金的不确定性也会导致风险。

财务风险，是指因借款而增加的风险，是筹资决策带来的风险。医院的全部资金中，除自有资金外，还有借入资金。借入资金的多少，对医院自有资金有一定的影响，当医院息税前（扣除利息和所得税之前）资金利润率高于借入资金利息率时，使用借入资金获得的利润除了补偿本身负担的利息外还有剩余，因而使自有资金利润率提高。但是，如果医院息税前资金利润率低于借入资金利息率，使用借入资金获得的利润还不够支付利息，就要用自有资金的一部分利润来支付利息，使自有资金利润率降低，医院出现亏损。如果医院亏损情况得不到有效的控制，财务情况进一步恶化，丧失支付能力，就会出现无法还本付息甚至无法经营的危险。总之，基于诸多因素的影响，医院息税前资金利润率和借入资金利息率差额具有不确定性，从而引起自有资金利润率高低的变化，这种风险即为筹资风险，或称财务风险。财务风险的大小受借入资金对自有资金比例的影响，借入资金比例越大，风险程度越高；反之，借入资金比例越小，风险程度越低。

3. 风险报酬

医院的财务和经营管理活动总是处于或大或小的风险之中，任何财务决策的确定都应该尽可能地回避风险，以减少损失，增加收益。一般来说，高风险伴随高收益，也伴随高损失，因冒风险而得到的超过资金时间价值的报酬，称为风险报酬。

风险报酬是用风险报酬率来表示的，是指投资者因冒风险进行投资而要求的超过资金时间价值的那部分额外报酬。如果不考虑通货膨胀的话，投资者进行风险投资所要求的或期望的投资报酬率便是资金时间价值（或无风险报酬率）与风险报酬率之和，即期望投资报酬率＝资金时间价值（或无风险报酬率）＋风险报酬率。假定资金时间价值为5％，某项投资期望投资报酬率为15％，如果不考虑通货膨胀因素，该项投资的风险报酬率便是10％。

（二）风险的衡量

风险客观存在，广泛影响着医院的财务和经营活动。因此，正视风险并将风险程度予以量化，进行较为准确的衡量，便成为医院财务管理中的一项重要工作。风险与概率直接相关，并由此与期望值、离散程度等相联系，对风险进行衡量时应着重考虑以下几方面因素。

1. 概率

在现实生活中，某一件事在完全相同的条件下可能发生也可能不发生，既可能出现这种情况也可能不出现这种情况，我们称这类事件为随机事件。概率是用来表示随机事件发生可能性及出现某种结果可能性大小的。用 X 表示随机事件，X_i 表示随机事件的第 i 种结果，P_i 为出现该种结果的相应概率。若 X_i 出现，则 $P_i=1$；若 X_i 不出现，则 $P_i=0$。把一般随机发生的事件的概率定为 $0 \sim 1$ 之间的某个数值。概率的数值越大，随机事件发生的可能性越大。所有可能结果出现的概率之和必定为1。概率必须符合下列两个要求：

第一，所有概率 P_i 都在 0～1 之间，即 $O\leqslant P_i \leqslant 1$。第二，$\sum\limits_{i=1}^{n} P_i = 1$。

将随机事件各种可能的结果按一定的规则进行排列，同时列出各结果出现的相应概率，这一完整的描述称为概率分布。

概率分布有两种类型，一种是离散型分布，也称不连续的概率分布，其特点是概率分布在各个特定的点（指 X 值）上。另一种是连续型分布，其特点是概率分布在连续图像的两点之间的区间上。两者的区别在于，离散型分布中的概率是可数的，而连续型分布中的概率是不可数的。

2. 期望值

期望值是一个概率分布中的所有可能结果，以各自相应的概率为权数计算的加权平均值，通常用符号 E 表示，其计算公式如下：

$$E = \sum_{i=1}^{n} X_i P_i \qquad (3-29)$$

期望收益反映预计收益的平均化，在各种不确定性因素影响下，它代表着投资者的合理预期。

（三）离散程度

离散程度是用以衡量风险大小的统计指标。一般说来，离散程度越大，风险越大；离散程度越小，风险越小。反映随机变量离散程度的指标包括平均差、方差、标准离差、标准离差率和全距等。本书主要介绍方差、标准离差和标准离差率三项指标。

1. 方差

方差是用来表示随机变量与期望值之间的离散程度的一个数值。其计算公式为：

$$\delta^2 = \sum_{i=1}^{n} \left(X_i - E\right)^2 \times P_i \qquad (3-30)$$

方差越小，则离散程度越小，风险也就越小；方差越大，则离散程度越大，其风险也越大。

2. 标准离差

标准离差也叫均方差，其计算公式为：

$$\delta = \sqrt{\sum_{i=1}^{n} \left(X_i - E\right)^2 \times P_i} \qquad (3-31)$$

标准离差以绝对数衡量决策方案的风险，在期望值相同的情况下，标准离差越大，则风险越大；反之，标准离差越小，则风险越小。

3. 标准离差率

标准离差率是标准离差同期望值之比，通常用 V 表示。其计算公式为：

$$V = \frac{\sigma}{E} \times 100\% \qquad (3-32)$$

标准离差率是一个相对指标，它以相对数反映决策方案的风险程度。方差和标准离差作为绝对数只适用于期望值相同的决策方案的风险程度的比较。对于期望值不同的决策方案，评价和比较其各自的风险程度只能借助于标准离差率这一相对数值。在期望值不同的情况下，标准离差率越大，风险越大；反之，标准离差率越小，风险越小。

（四）风险收益率

标准离差率虽然能正确评价风险程度的大小，但还不是我们所要求的风险报酬率。要计算风险报酬率还必须借助于一个系数——风险价值系数。风险价值系数是指风险报酬率与标准离差率的比率，它是把标准利差率换算成风险报酬率的一个参数。它可以是经验数值，通常由投资者根据以往的同类项目或主观经验加以确定，也可以根据有关历史资料采用高低点法计算求得。风险收益率、风险价值系数和标准离差率之间的关系可用公式表示如下：

$$R_r = \beta \cdot V \qquad (3-33)$$

式中 R_r——为风险收益率；

β——为风险价值系数；

V——为标准离差率。

在不考虑通货膨胀因素的情况下，投资的总收益率为：

$$R = R_f + R_r = R_f + \beta \cdot V \qquad (3-34)$$

式中 R——为投资总收益率；

R_f——为无风险收益率。

四、现金流量

（一）现金流量的含义

现金流量也称现金流动量，简称现金流。在项目投资决策中，现金流量是指投资项目在计算期内因资本循环而可能或应该发生的各项现金流入量和现金流出量的统称，它是计算项目投资决策评价指标的主要根据和重要信息之一。这里的"现金"是广义的现金，它不仅包括各种货币资金，而且还包括医院拥有的非货币资源的变现价值。

现金流量是计算项目投资评价指标的主要依据和重要信息，其本身也是评价项目投资是否可行的一个基础性指标。为了便于确定现金流量的具体内容，现金流量在实际计算时，包含以下几种假设。

1. 财务可行性分析假设

财务可行性分析假设即假设项目投资决策从医院投资者的立场出发，只考虑该项目是否具有财务可行性，而不考虑该项目是否具有国民经济可行性或技术可行性。

2. 全投资假设

全投资假设即假设在确定投资项目的现金流量时，只考虑全部投资的运动情况，而不具体考虑和区分自有资金与借入资金等具体形式的现金流量。即使实际存在借入资金也将其作为自有资金对待。

3. 建设期间投入全部资金的假设

建设期间投入全部资金的假设即假设项目投资的资金都是在建设期投入的。

4. 经营期和折旧年限一致假设

经营期和折旧年限一致假设即假设项目主要固定资产的折旧年限或使用年限与经营期一致。

5. 时点指标假设

为了便于利用资金时间价值形式，将项目投资决策所设计的价值指标都作为时点指标处理。其中，建设投资在建设期内有关年度的年初或年末发生，流动资金投资在建设期末发生，经营期内各年的收入、成本、摊销、利润、税金等项目的确认均在年末发生，新建项目最终报废或清理所产生的现金流量均发生在终结点。

6. 投资项目类型假设

假设投资项目只包括单纯固定资产投资项目、完整投资项目和更新改造投资项目三种类型。

7. 确定性假设

假设与项目现金流有关的医疗价格、医疗服务量、成本水平等因数均为已知常数。

（二）现金流量的构成

现金流量由现金流入量和现金流出量两部分构成。

1. 现金流入量的构成内容

现金流入量是指能够使投资方案的现实货币资金增加的项目，简称现金流入，包括以下几个方面。

一是营业收入，指项目投产后每年实现的全部销售收入或业务收入。

二是回收固定资产余值，它是经营期主要项目的固定资产在终结点报废清理或中途变价转让处理时所回收的价值。

三是回收流动资金，主要指新建项目在项目计算期完全终止时（终结点）因不再发生新的替代投资而回收的原垫付的全部流动资金投资额。回收流动资金和回收固定资产余值统称为回收额。

四是其他现金流入量，指以上三项指标以外的现金流入量项目。

2. 现金流出量的构成内容

现金流出量是指能够使投资方案的现实货币资金减少或需要动用现金的项目，简称为现金流出，包括以下几个方面。

第一，建设投资（含更新改造投资），是在建设期内按一定生产经营规模和建设内容进行的固定资产投资、无形资产投资和开办费投资（又称递延资产投资）等项投资的总称，它是建设期发生的主要现金流出量。其中，固定资产投资是所有类型投资项目注定要发生的内容。

第二，流动资金投资，是指在完整工业投资项目中发生的用于生产经营及其周转使用的营运资金投资，又称为垫支流动资金。建设投资与流动资金投资合称为项目的原始总投资。

第三，经营成本，是指在经营期内为满足正常生产经营而动用现实货币资金支付的成本费用，又称为付现的经营成本（或简称付现成本），它是生产经营阶段最主要的现金流出量项目。

第四，各项税款，指项目投产后依法缴纳的、单独列示的各项税。

第五，其他现金流出，指不包括在以上内容中的现金流出项目（如营业外净支出等）。

（三）净现金流量

1. 净现金流量的含义

净现金流量又称现金净流量，是指在项目计算期内由每年现金流入量与同年现金流出量之间的差额所形成的序列指标，它是计算项目投资决策评价指标的重要依据。净现金流量具有以下两个特征：第一，无论是在经营期内还是在建设期内都存在净现金流量；第二，由于项目计算期不同阶段上的现金流入和现金流出发生的可能性不同，使得各阶段的净现金流量在数值上表现出不同的特点，建设期内的净现金流量一般小于或等于零，经营期内的净现金流量则多为正值。

根据净现金流量的定义，可将其理论计算公式归纳为：

$$净现金流量＝现金流入量－现金流出量 \quad (3-35)$$

为简化净现金流量的计算，可以根据项目计算期不同阶段上的现金流入量和现金流出量具体内容，直接计算各阶段净现金流量。

2. 净现金流量的确定

（1）建设期净现金流量的确定

建设期现金流量是指投资项目建设期发生的现金流量，一般包括以下内容。

一是固定资产投资，包括固定资产的购入或建造成本、运输成本和安装成本等。这里应注意的是固定资产投资额不等于固定资产原值。固定资产投资与固定资产原值存在下列数量关系：

$$固定资产原值＝固定资产投资＋资本化利息 \qquad (3-36)$$

上式中的资本化利息是指在建设期发生的全部借款利息，可根据建设期长期借款本金、建设期和借款利息率按复利方法计算。

二是流动资产投资，包括卫生材料、低值易耗品和现金等流动资产上的投资。

三是其他投资费用，指与长期投资有关的注册费用、谈判费用、职工培训费用等。

四是原有固定资产的变价收入，主要指固定资产更新时原有固定资产变卖所得的现金收入。

（2）经营期净现金流量的确定

经营期现金流量是指投资项目投入使用后，在其寿命周期内由于生产经营所带来的现金流入和现金流出的数量，一般按年计算。这里现金流入一般指营业现金收入，现金流出指营业现金支出和缴纳的税金。如果一个投资项目每年的销售收入等于营业现金收入，付现成本（指不包括折旧和各种摊销的成本）等于营业现金支出，那么，年营业净现金流量可用下列简化公式计算：

$$经营期年净现金流量＝年税后利润＋年折旧 \qquad (3-37)$$

3. 终结点净现金流量的确定

终结点现金流量是指投资项目寿命完结时发生的现金流量，主要包括以下几个方面。

第一，固定资产的残值收入或变价收入。

第二，收回垫支的流动资金。

第三，停止使用土地的变价收入等。

根据时点指标假设，项目最终报废或清理均发生在终结点，而终结点一般定在项目计算期的最后 1 年年末。

第四章　医院绩效管理

第一节　医院绩效管理的概念及目标

绩效管理理论起源并发展于企业对组织效率、成本收益、人力资源等认识不断加深的过程中，且得益于绩效管理对结果、个人与组织绩效及员工激励的重视，企业在市场竞争不断加剧的背景下实现了进一步的发展。不同组织的类型、结构、发展方式等存在较大差异，但绩效管理在个人与组织效率、成本收益及人力资源等方面所具有的优势是不可忽视的，且多数企业的实践有效证明了这一点。因此，将绩效管理引入公立医院，研究公立医院绩效管理是可行且必要的。

一、公立医院绩效管理的概念

（一）公立医院绩效的内涵

全面认识公立医院绩效的内涵是公立医院绩效管理的基础和前提。在介绍公立医院绩效的内涵之前，有必要对绩效这一概念进行阐述。"绩效"一词最初来源于经济学的定义，是关于利润计算的表达。从字面上理解，绩效表现为一种结果状态，如个人或组织工作是否有效、是否让人满意等。一般认为，绩效是效率、效益更进一步的表达，即效率、效益主要关注可计算的利润，而绩效的范围则更为广泛。绩效不仅涵盖成本收益的计算，而且关注组织运行的有效性。如果一个组织在实现一定收益的情况下，还能保持员工工作的积极性、顾客满意度，那么就可以认为这个组织实现了较好的绩效。

组织类型不同，组织绩效的内涵也存在较大差异。公立医院作为非营利性组织，其绩效的内涵有别于一般企业绩效的内涵。从整体上讲，公立医院绩效是指公立医院对社会发展所表现出来的一种行为和结果，包括公立医院组织绩效与医务人员个人绩效两个方面。下面主要从组织绩效层面对公立医院绩效的内涵进行理解。具体来说，公立医院绩效包含以下三个维度。

1. 经济运行绩效

公立医院经济运行绩效主要表现为公立医院的整体收支情况，即公立医院能否实现收支平衡。在财政支出占比呈下降趋势的背景下，公立医院要维持其生存与发展，必然要开始关注如何平衡医院收支的问题。如何在坚持公益性的前提下，以一定的医疗资源投入实现最大的医疗服务产出，已成为当前公立医院生存与发展的出发点。

2. 患者绩效

公立医院绩效与一般企业绩效一样，重视顾客导向。患者作为一类特殊的"顾客"，公立医院应以其需求为导向。严格来说，患者绩效主要表现为健康需求的满足，具体包含以下几个方面：首先是患者对医院的满意度与依从度，即患者是否认可医院所提供的医疗服务，以及下次患病是否愿意再一次到该医院就医；其次是医院的确诊率和临床治愈率，即医院能否正确诊断患者病情并有效治愈患者；最后是医院的医疗事故率，即由医务人员处理不当所导致的医疗事故发生率。

3. 社会绩效

社会责任对于当今各类组织的生存与发展不可或缺。公立医院的社会绩效主要通过与卫生事业相关的非营利性社会活动实现，具体包含以下几个方面：第一，完成政府安排的公共卫生、支农支边、援外等卫生任务；第二，利用报纸、电视、互联网等媒体向人民群众传播医学科普知识，提供健康教育。

总而言之，公立医院绩效不仅要关注自身的组织绩效，而且更应该关注患者利益以及承担相对应的社会责任，这既体现了我国公立医院应对医疗卫生服务市场竞争加剧的应有态度，又能保证公立医院始终坚持公益性。

（二）公立医院绩效管理的内涵

公立医院引入绩效管理是卫生事业发展与医疗卫生服务市场变革的产物，目前无论是理论研究还是实践变革，均围绕公立医院绩效管理进行了诸多探讨。然而，多数研究仅停留在绩效考核这一单一层面，缺乏对绩效管理的全面认识。实际上，绩效管理是一个包含绩效管理计划、绩效考核体系、绩效评价和绩效反馈的系统管理。目前学术界尚未形成对公立医院绩效管理的统一定义。

简言之，公立医院绩效管理是在医药卫生体制改革和医疗卫生服务市场竞争加剧的背景下，公立医院主动学习企业绩效管理的经验和方法，通过强调成本收益、重视医务人才，以及提高医疗服务质量等方式，适应时代发展要求。全面的公立医院绩效管理应包含两个方面：其一是政府对公立医院的组织绩效管理，其二是医院对科室、员工的内部绩效管理。下面将立足于政府对公立医院的组织绩效管理层面进行论述。具体而言，公立医院绩效管理应包含以下维度。

1. 政府是公立医院绩效管理的主体

公立医院是由集体投资和政府举办、纳入政府财政预算管理的医院，政府作为公立医院的出资者，享有对应的管理权。长期以来，由于我国政府未对公立医院实行有效的考核与评估，大多数公立医院运行效率低下、人浮于事，随着医药卫生体制改革与市场竞争的加剧，公立医院原有的垄断地位不断受到挑战，许多公立医院在此背景下开始积极尝试进行绩效管理，但因其初衷多为自身利益，故而绩效管理收效甚微。考虑到我国的特殊国情和公立医院的定位，政府理应成为我国公立医院绩效管理的主体，即政府相关部门应为公立医院制定统一的绩效管理制度与标准，一方面政府的权威性能保证绩效管理措施落到实处，另一方面能为绩效管理提供一套相对公平的评价工具。

2. 公立医院是公立医院绩效管理的客体

政府对公立医院的绩效管理集中于公立医院的组织绩效。随着政府对自身与市场角色认识的进一步明确，相对于市场在资源配置中的决定性作用，政府将更多地承担宏观管理的职责。基于这一认识，公立医院理应成为政府进行公立医院绩效管理的客体，一方面政府进行组织层面上的绩效管理既能保证政府发挥应有的作用，又能保证不过度干预公立医院的内部运行；另一方面组织层面的绩效可比性更强，能够发现不同公立医院间的绩效差异与不足，进而有针对性地制订绩效改善措施。

3. 公益性与高效率并重是实施公立医院绩效管理的原则

公立医院不同于一般企业，实施绩效管理的初衷不仅是为了改善管理方式、提高运行效率，更是为了更好地服务人民群众，满足其健康需求，因而实施公立医院绩效管理需要坚持公益性与高效率并重的原则。公益性要求公立医院以患者为导向，为患者提供高质量的医疗服务；高效率则要求公立医院合理运用卫生资源，实现收支平衡，两者相结合才能达到公立医院绩效管理的应有效果。

4. 公立医院绩效管理是一个循环系统

公立医院绩效管理应是一个包含计划、控制、评价和反馈四个环节的循环系统，且缺一不可。绩效计划是指公立医院绩效目标的设定，即通过绩效管理想要达到的目标；绩效控制是指了解公立医院绩效现状，即记录绩效管理各项措施的实施情况；绩效评价是指评估绩效管理措施实施情况，即对比分析目标与实际的差距，并寻求解决方案；绩效反馈是指将评估结果及解决问题的建议措施反馈给公立医院，以帮助其更好地发展。

（三）公立医院绩效管理的价值

理论和实践证明，公立医院开展绩效管理是必要且可行的，但相比于一般企业，具有特殊性质的公立医院进行绩效管理所带来的影响和价值是不同的。具体来说，公立医院绩效管理的价值主要体现在以下层面。

1. 观念层面

（1）重视绩效

绩效是绩效管理的出发点和前提，引入绩效管理后，公立医院便需要开始关注组织的成本收益问题，考虑如何应对市场竞争，而对于这些问题的关注与重视将改变公立医院原有的只重产出而不考虑投入的观念，尤其是在引入市场机制后，公立医院的运行效率将会进一步提升，与此同时，公立医院管理制度也将因绩效理念的引入而发生改变。

（2）重视患者

长期以来，因信息不对称、医疗服务的特殊性，医院或医生在医疗服务过程中处于主导地位，患者就医体验、满意度等问题未受到重视。但在绩效管理实施后，尤其是顾客导向理念的引入，公立医院必然要将患者就医体验、满意度等摆在十分突出的位置。一方面是因为市场竞争的加剧导致医院或医生的主导地位发生了改变，患者在一定程度上有了更多的选择；另一方面是公立医院的特殊性质要求其突出公益性，顾客导向理念恰好契合公益性的要求。

（3）重视责任

社会责任本就是公立医院的应有责任，无论是从制度层面还是道德层面，公立医院都有着不可推卸的社会责任。在市场改革过程中，由于步伐太快、制度衔接不畅等原因，大多数公立医院出现"过度市场化"的问题，其应承担的社会责任也大打折扣。引入绩效管理，尤其是社会责任的理念，为公立医院坚持公益性提供了一套可行的方案。

2. 实践层面

（1）反映公立医院的经营现状及存在的问题

公立医院绩效管理是集计划、控制、评价和反馈于一体的循环系统，通过绩效监控和评估，公立医院可以监控整个组织绩效运行的现状，对比目标与实际的差距发现公立医院在运行过程中出现的问题。换言之，绩效管理为公立医院提供了一套切实可行的管理工具，让公立医院的管理与运行有章可循。

（2）提升公立医院的管理水平

虽然绩效管理并不能一劳永逸地解决公立医院存在的诸多问题，但其涵盖的理论体系却能在一定程度上改变公立医院原有的低效率、机构臃肿的状态，提升整个组织的管理水平。科学合理的绩效管理体系的建立，一方面可以有效评估公立医院的组织绩效，为公立医院选择正确的管理者提供决策依据；另一方面可以为政府决策提供较为全面、详细的信息，进而使公立医院管理更加规范和合理。

（3）促进公立医院改革

绩效管理重视市场化运作，强调市场机制的重要性，其关于成本收益、人力资源等的理念均是为了更好地适应不断加剧的市场竞争环境。公立医院绩效管理引入了市场机制，公立医院要在竞争激烈的医疗卫生服务市场中生存与发展，需要改革医院内部的相关规章制度，如建立法人治理体系、进行人员编制改革等。

二、公立医院绩效管理的目标

归根结底，公立医院绩效管理的最终目标不是评选出医院之间的优与劣，而是真实地了解公立医院的组织绩效情况，发现其存在的问题与困境，以帮助公立医院更好地实现组织目标。换言之，公立医院绩效管理不是目的而是一种手段，公立医院借助绩效管理可以更好地适应市场竞争和服务人民群众。

（一）宏观目标

宏观目标为使公立医院回归公益性，解决"看病难、看病贵"的问题。

我国卫生事业的社会福利性质决定了公立医院必然不可忽视其公益性，并且自新医改以来，公立医院回归公益性始终是公立医院改革的核心目标。传统的公立医院考核一般将经济运行指标作为考核依据，忽视了公立医院公益性指标的重要性。究其原因，一方面是由于公益性指标的难以量化性，如合理用药、合理检查等难以通过具体的指标来衡量；另一方面则是因为公立医院垄断大量卫生资源，加之"过度市场化"，使其开始变相追求利润。与传统考核相比，绩效管理在经历了理论与实践的沉淀后已能为公立医院公益性指标的考核提供更为完善的指导，尤其是绩效管理中的顾客导向理念和社会责任理念，将有效地帮助公立医院衡量其公益性。

解决"看病难、看病贵"的问题既是新医改的初衷，也是公立医院改革的重要目标。导致"看病难、看病贵"的原因很多，既有资源配置的不公平，也有医院的不合理收费行为，前者是根本性的，后者则是直接性的。公立医院实行绩效管理或许不能从根本上解决这一问题，但其在解决"看病难、看病贵"

问题上还是能够发挥一定作用。首先，成本收益理念将让公立医院改变原有的盲目"开源"以平衡收支的做法，更加关注自己的运行成本，避免不必要的资源浪费，"开源"如多开检查、处方等不合理行为的减少能够在一定程度上减轻患者负担；其次，通过绩效管理可以较为客观地评价并比较公立医院的整体运行情况，从政府角度来看，能够为卫生资源的合理配置提供决策依据，推动卫生资源更多地配置到需要的地方。因此，解决"看病难、看病贵"的问题理应成为公立医院绩效管理的主要目标之一。

（二）中观目标

中观目标为提高公立医院成本收益，完善公立医院管理体制。

政府财政投入占比逐年下降，占公立医院收入重要组成部分的药品收入也因国家实施取消药品加成政策而骤减，公立医院面临着更大的收支平衡问题，而如何使医院生存与发展成为公立医院迫切需要解决的问题。公立医院引入绩效管理，在很大程度上是为了借鉴企业在成本收益管理方面的先进经验和方法，转变公立医院低效率运行的现状，让公立医院能够以较低的成本为居民提供较好的医疗服务，同时通过绩效管理，减少卫生资源浪费，提高资源利用效率，进而达到成本收益的最佳状态，使公立医院收支平衡。

新医改以来，国家鼓励和支持社会资本、社会力量进入卫生事业领域，社会办医疗机构正处于快速发展时期。社会办医疗机构由于其举办主体的性质，管理体制会更重视成本收益，也会更重视服务水平，而公立医院由于计划经济时期痼疾的存在，加之市场竞争日趋激烈，长此以往在与社会办医疗机构的竞争中难免会出现劣势。在新医改政策的大背景下，公立医院通过开展绩效管理，引入市场机制，可以让医院逐步建立起与市场经济相适应的管理体制。一方面公立医院的管理决策相比以往会更重视整个医疗卫生服务市场环境的变化，更重视患者的就医体验；另一方面公立医院的人事管理将借助科学的绩效激励措施，更加突出人的主动性和积极性，最终使公立医院更好地适应市场竞争。

（三）微观目标

微观目标为调动医务人员工作积极性，提高患者满意度。

新医改以来，公立医院人事管理制度开始改革，"去编制"改革成为重点。然而，在编和编外人员同工不同酬问题较为突出，导致编外人员工作积极性受挫，也影响整个医院的运行效率。因此，公立医院引入绩效管理的一个重要目标便在于希望通过学习其人力资源开发理念以充分调动医务人员的工作积极性。就绩效管理理论而言，一方面，它十分重视个人绩效的管理，并且有一套较为成熟的个人绩效管理体系；另一方面，它强调对个人的激励，主张以个人绩效为依据，分等级、分层次进行激励，这无疑能为公立医院人事管理制度改革提供经验和借鉴，同时也能为调动医务人员工作积极性提供一套较为科学、合理的管理工具。

21世纪以来，我国医患关系面临着更严重、更深刻的矛盾，究其原因，很大程度上在于医务人员与患者之间的利益隔阂。因此，公立医院引入绩效管理的一个目标便在于希望通过公平、科学和合理的员工绩效管理在一定程度上改善医患关系，并且绩效管理也能为其提供有效的指导。首先，科学合理的绩效考核评价体系能够更全面地衡量医务人员的真实贡献，医务人员通过绩效的提升而获得相应的收入，会在一定程度上减少部分医务人员乱开检查、处方的行为；其次，随着将患者满意度纳入绩效考核评价体系，医务人员也会主动改善其冷漠态度，更多地为患者着想。

第二节　医院绩效管理的理论基础

公立医院绩效管理并不是无本之木、无源之水，其理论体系框架建立在企业、公共部门、非营利性组织等组织的绩效管理研究上，且主要理论和方法来自企业绩效管理理论。正如前文所述，绩效管理是一个完整的循环系统，其包含绩效计划、绩效控制、绩效评价和绩效反馈四个主要环节，每一个环节都扮演着不同的角色，且环节内部运行均建立在一定的理论基础之上。综合相关研究成果，一般认为绩效管理的理论基础包含两个层次：一是系统论、控制论、信息论、行为科学等，它们是一般理论基础；二是目标管理理论、成本收益理论、激励理论等，它们是直接理论基础。

一、一般理论基础

（一）系统论

20世纪30年代，理论生物学家路德维希·冯·贝塔朗菲（Ludwig Von Bertalanffy）首次提出系统论的思想。20世纪60年代，贝塔朗菲发表专著，正式奠定了系统论这门学科的学术地位。系统论的基本思想在于将研究对象当成一个完整的系统来对待，从整体角度出发研究系统整体与构成系统整体的要素之间的相互关系和相互作用，从本质上分析系统的结构、功能、行为和状态，进而把握系统整体，实现最优目标。系统论强调整体与部分、部分与部分、整体与环境之间的动态联系，并认为系统具有三大基本特征：整体性、目的性和动态性。系统的整体性即研究或处理的对象应被视为一个整体或系统，各部分或各要素是有机联系在一起的；系统的目的性即一个整体或系统中的各部分或各要素之间的联系与作用是有目的性的，并不是随机任意的组合；系统的动态性即构成整体或系统的各部分或各要素之间并不是一成不变的联系，而是会呈现动态的规律性。

系统论作为绩效管理的一般理论基础，其主要为绩效管理提供了一种系统性思维，即从全局角度把握绩效管理的过程，与此同时还要关注绩效管理系统与各子系统之间的相互关系和作用。将其引申到公立医院绩效管理中不难发现，绩效管理并不是单纯关注医院组织绩效、科室绩效或医务人员绩效这三者中的一个，而是将这三者作为一个有机整体看待，在实施绩效管理时既考虑彼此的独立性，同时也注重组织、科室和医务人员绩效间的联系。此外，从绩效管理的内容来看，便能发现系统论的系统思维贯穿其中，绩效计划、绩效控制、绩效评价和绩效反馈构成了绩效管理这一循环系统，四个环节既彼此独立又缺一不可，较完整地呈现了系统论的基本思想。

（二）控制论

20世纪40年代，美国应用数学家诺伯特·维纳（Norbert Wiener）出版《控制论：关于在动物和机器中控制和通信的科学》一书，控制论由此而生。控制论最初是一门关于研究动物和机器的控制与通信规律的学科，后被广泛应用到计算机、生理学、管理学等学科中，成为一门交叉学科。控制和信息是控制论的两大核心概念，控制论认为，控制是施控主体为了使被控主体实现某种目标或发展，通过某种手段或方法监控被控主体的运行状态，获取被控主体的相关信息，然后对比被控主体现状与施控主体目标，比较两者的差异或差距，进而形成信息反馈给被控主体，帮助被控主体始终保持向目标发展的状态，并最终实现施控主体的目标。由此定义可知，信息是控制的重要基础，获取信息、反馈信息是控制的两大重要环节，准确及时的信息有助于实现控制的最终目标。

控制论作为绩效管理的又一理论基础，其主要为绩效管理四大环节的具体构建提供了思想借鉴，尤其是绩效控制和绩效反馈这两大环节，均蕴含了控制论的核心理念。然而，虽然绩效管理的控制理念极大地吸收了控制论的思想，但管理控制毕竟不能完全等同于控制。一方面，管理控制与控制具有相似之处，首先是步骤的相似，两者均分为三个步骤，即控制标准的确立、结果与标准的比较以及纠正偏差，其次是信息反馈是两者的核心环节，最后是两者的系统均构成了一个有组织的系统，即依环境而调整，克服不确定性，进而保持稳定状态；另一方面，管理控制与控制存在一定差异，这一差异性主要体现在控制和信息两大核心概念的范畴，控制论中的控制和信息的概念均是一般意义上的、简单的，而管理控制中的控制和信息的概念更为复杂，无论是控制工作的复杂性，还是信息流的繁杂与浩大，都远甚于前者。因而，管理控制对于控制工作要求优中取优，信息收集与处理应更加准确、及时。

（三）信息论

20 世纪 40 年代，美国数学家克劳德·艾尔伍德·香农（Claude Elwood Shannon）发表《通信的数学理论》一文，标志着信息论的开端。信息论最初局限于通信领域的相关研究，其后随着技术发展、人类认知的进步以及跨学科的相互渗透，信息论逐步发展为信息科学这一大学科体系。一般来说，信息论是以概率论等数理统计方法为基础，研究信息度量、获取、传播和变换等规律的科学，其关注的是广义上的通信信息领域。信息论包含三大基本思想，即形式化假说论、不确定性论和非决定论。形式化假说论，信息的简单与复杂程度往往使信息包含不同的语义，而信息不同语义的存在让信息难以有一个相同的度量标准，因而信息论为方便数理统计上的信息建模，从狭义的角度假设信息的语义、语用信息量是不变的，仅仅考虑信息的形式因素，进而使相对广泛的信息能够以数理统计的方法进行统一度量。不确定性论，信息的传递需求在于解决不确定性，即解决对方疑问的不确定性，或是请求对方帮助自己解决疑问的不确定性，因此信息传递的目的是解决彼此间的不确定性。非决定论是一种与拉普拉斯决定论相对的观点，该观点兼顾必然性和偶然性，它认为信息具有随机性，无法提前了解在什么时候选择什么信息进行传递，故而通信系统应围绕信息随机性这一特性进行设计，即面对不同的选择都能运行。

信息论作为绩效管理的一般理论基础之一，其主要为绩效管理计划的具体制订、绩效评价指标的具体选择提供方法论的指导。相较于系统论、控制论对绩效管理的整体影响，信息论对部分（子系统）的影响更大。就公立医院绩效管理而言，其无疑需要信息论所提供的理念指导，以绩效管理计划的制订为例，目标的建立应以"形式化"的消息为主，尽可能避免那些包含复杂含义的语义、语用因素，如以"患者满意度提高 5％"代替"明显改善患者满意度"。信息的度量与传递应尽量避免语义等方面的影响，这样才有助于更好地传递信息，也有助于更好地实现目标。

（四）行为科学

行为科学始于美国管理学家乔治·埃尔顿·梅奥（George Elton Mayo）的梅奥实验。20 世纪 30 年代，梅奥出版《工业文明的人类问题》一书，标志着早期的行为科学人际关系学说的诞生。20 世纪 40 年代，行为科学这一概念首次在美国芝加哥讨论会上提出。20 世纪 50 年代，行为科学真正成为一门研究科学。行为科学与以往传统管理理论最大的区别在于其关于人性的假设，传统管理理论大都将人视为"经济利己主义者"，人的行为的出发点便是经济利益，而行为科学却认为人是"社会人"，除去经济利益，人更是追求自身价值和愿意合群的人。具体而言，行为科学将人和人的行为作为研究对象，通过认知人的需求、动机等心理因素来认知人和人的行为规律，并希望通过这一认知来预测、调节人的行为，以调动人的积极主动性，最终实现组织目标。其研究内容一般分为四个维度：个人行为、群体行为、组织行为及领导行为。个人行为，研究对象是单个人或员工的行为，主要研究影响其行为的心理因素，主要包括动机、性格、态度等；群体行为，研究对象是群体内部或群体之间的行为，主要研究群体行为的特征、群体行为的关系等；组织行为，研究对象为组织或企业的行为，主要关注组织的变革与发展；领导行为，研究对象为组织领导者或管理者的行为，主要关注领导的职责、素养、领导风格等。

行为科学作为绩效管理的重要理论基础，其主要影响如下："社会人"的人性假设为绩效管理的人力资源开发提供了方法论的指导，即绩效管理不应仅仅关注"事"的绩效，更应关注"人"的绩效，并且绩效管理的方式应是由上而下和由下而上的结合，不应只是由上而下的"集权式"管理。目前，就公立医院而言，人力资源开发的重要性远甚于企业，关注医务人员的行为动机、期望等心理因素，对于加强员工绩效管理具有重要意义；与此同时，从医务人员行为角度设定考核目标，加强医院管理者和医务人员的沟通与交流，有助于更好地推动公立医院目标的实现。

二、直接理论基础

（一）目标管理理论

20世纪50年代，美国著名管理学家彼得·德鲁克（Peter F. Drucker）出版《管理实践》一书，首次提出目标管理这一概念，目标管理自此诞生并逐步形成一套系统的理论体系。通俗而言，目标管理是一种以目标为导向，并围绕目标实施所开展的管理活动。目标管理和自我控制是目标管理理论的两大核心理念。目标管理是指一个组织或企业必须将自己的追求和使命转化为目标，当组织的最高目标被确立后，需要将其自上而下层层分解，形成各部门、员工个人目标，其后依据各部门、员工个人的目标完成情况进行奖惩；自我控制是指经历目标分解后，组织目标具体落实为个人目标，管理者的职责便不再是监控员工的行为，而是辅助员工实现自我控制，即授予下级一定的权限，让员工合理自由地调控自己的行为以实现个人目标。

相较于其他管理理论，目标管理理论具有两大突出特性：第一，目标（结果）导向。目标管理相比于其他管理方法，更注重也更关注管理行为的结果，并非管理的过程控制。首先，组织或企业的目标必须明确，因为有了明确的目标才能确定各级员工的工作责任，即树立了什么样的目标则必须承担相应的责任；其次，自我控制管理取代传统的"官僚制"管理，"官僚制"管理强调上级对下级的严格控制，即下级要服从上级，自我控制管理则强调授予下级相应的权限，即下级拥有一定能力把控自己的行为；最后，将组织的客观需求分解为员工的个人目标，即员工的行为是由其个人目标决定的，而不是其他人要求他们去做的。第二，不同职级的管理者，其工作职责不同。一般而言，高层管理者把握组织最高目标的决定权，而其承担的职责也势必关乎整个组织的生存与发展，如组织战略调整、组织变革等；中层管理者作为中间环节的管理者，既要保证自己的目标符合高层的预期，又要保障基层管理者的目标不超出他们目标的范围，发挥承上启下的作用；基层管理者作为一线员工的亲密接触者，他们的工作职责更多的是要让员工严格遵守各自的工作标准，确保个人目标的实现。

目标管理理论作为绩效管理的直接理论基础，其主要影响如下：绩效管理的一般流程基本借鉴了目标管理的理念，绩效计划环节相当于绩效目标的确立过程，绩效控制、绩效评价也均依照目标而开展，在很大程度上可以将绩效管理视为目标管理理论的进一步发展与变革。公立医院绩效管理同样需要学习和借鉴目标管理的经验，一方面，从医院目标到科室目标、医务人员目标，层层分解，有利于明确彼此的工作职责；另一方面，因为医疗服务的特殊性，医务人员与一般企业员工相比，本就更具自我控制的特性，医务人员能在很大程度上自我调控行为以实现目标。

（二）成本收益理论

成本收益理论最早可追溯至 19 世纪，美国经济学家富兰克林（William Franklin Willoughby）首次谈及收益与费用平衡的问题。19 世纪 40 年代，法国工程师儒勒·裘布依（Jules Dupuit）首次提出了社会收益的概念。后来，英国经济学家尼古拉斯·卡尔多（Nicholas Kaldor）和约翰·希克斯（John R. Hicks）在总结前人经验的基础上，提出了卡尔多－希克斯（Kaldor－Hicks）标准，这一标准成为成本收益理论日后发展的基础。成本收益理论的基本思想：在比较成本与收益的基础上，企业应如何决策，以及选择何种方式实现成本与收益之间差值的最大化。

成本收益基于这样一个前提，即商品所有者通过交易获得商品带来的收入，且这一收入能够补偿生产这一商品的成本，而收入与成本的差值则代表着收益。因此，成本收益理论的一个核心思想便是追求收益最大化应成为企业或组织的最终目标，围绕这一目标，企业或组织的管理者进行决策时会表现出两大特征。首先是自利性，即企业或组织的决策都将围绕自利而铺开。一个企业想要生存和发展，关键点在于如何使自己的收入大于成本，通过获得收益来维持企业运行，故而自利性不可避免地成为企业或组织的重要追求。其次是选择性，即企业或组织要实现自利，必然会有多种途径或方法，如何选择是决策者需要慎重考虑的问题。如果不同的方式实现同样的收益水平，那么决策者自然不必考虑诸多选择的优劣，然而市场经济的风险性、市场环境的瞬息万变，让不同的选择必然会产生不同的收益水平，因此企业也必须比较不同的选择所能带来的收入回报，从中选择能够带来最大收益的方案。

成本收益理论作为绩效管理的又一理论基础，其主要影响如下：绩效管理吸收了成本收益理论的基本思想，强调资源的有效利用问题，其活动的开展也着眼于提高资源的使用效率。然而，对于公立医院绩效管理而言，成本收益理论不能完全照搬，因为公立医院毕竟是非营利性组织，社会收益才是公立医院的首要目标，而非经济收益；但在市场竞争日趋激烈的环境中，公立医院无疑需要提高卫生资源的利用效率，重视自己的成本问题，这一方面需要学习成本收益理论对于成本控制的相关理念和思想，以实现用较少的卫生资源投入为患者提供较好的服务的目标。

（三）激励理论

20 世纪初，激励问题开始受到管理者的关注，其后的近百年间逐渐形成了完整的理论体系。目前学术界对于激励理论存在两种不同的研究视角，分别是经济学视角和管理学视角。基于经济学视角，激励理论是基于"经济人"假设的，企业或组织所设计的一系列激励手段或制度均是为了有效维护所有者的权益，其激励的目的在于通过激励来消除员工损害企业所有者的行为；基于管理学视角，激励理论更关注员工的激励问题，主要从员工的动机、需求等方面来进行激励，希望通过对员工的激励来激发其工作的积极主动性，最终实现组织目标。虽然以上两种研究视角看似存在较大的差异，但实则不然，归根结底两种视角均着眼于通过激励行为来实现组织目标，只是对于人性的假设不同而已。

因绩效管理属于管理学范畴，故以下将主要从管理学视角介绍激励理论。根据激励侧重点的不同，学术界一般将激励理论划分为四个领域。①内容激励，关注员工的需要及需要背后的动机，即根据员工的需要进行激励，主要包括需要层次理论、双因素理论和成就需要理论等。需要层次理论是由美国心理学家马斯洛（Abraham H. Maslow）提出，该理论认为人类的需要可以分为五个层次，分别是生理、安全、爱与归属感、尊重和自我实现需要，且这五类需要应从低到高逐级实现，但高层次需要满足后，并不排斥低层次需要的存在。双因素理论由美国心理学家赫茨伯格提出，他将企业中有关因素分为两类：保健因素和激励因素。前者侧重于工作环境或条件方面，其目的在于降低不满意度，而后者侧重于工作本身或具体内容，其目的在于提高满意度，同时该理论认为只有那些属于激励因素的激励才能更好地调动人的积极性。成就需要理论由美国心理学家麦克利兰于 20 世纪 50 年代初提出，该理论是前两类理论的发展，它关注的是人类基本需要被满足后的成就需要，更侧重于高层管理者的激励研究，并且该理论认为一个具有成就需要的人，他会为之付出一切可以付出的努力，并享受这一过程。②过程激励，关注员工动机产生到行动的过程，即从如何促使员工由产生动机到行动的过程进行激励，主要包括期望理论、公平理论等。期望理论由北美心理学家弗鲁姆（Erich Fromm）提出，该理论认为，激励效果的大小取决于员工对于实现工作目标的信心程度（期望值）和目标所能给员工带来的满意度（效价）。换言之，如果员工对实现工作目标信心满满，且实现目标后能为员工带来极大的价值满足，那么激励效果就较强，反之则效果较弱。公平理论由美国心理学家、行为学家亚当斯提出，该理论主要着眼于研究收入分配公平性对员工的激励作用，其认为公平合理的收入分配将有力地提高员工工作的努力程度，而公平程度的衡量不仅取决于员工个人与他人的收入比较，而且取决于员工个人当前与先前收入的比较，如果付出的劳动与收入相对等，则将激励员工的行为，反之则会使员工产生不公平感，挫伤其工作积极性。③行为后果激励，主要关注员工的行为后果，即对行为带来的结果进行激励，主要包括强化理论、归因理论等。强化理论由美国心理学家、行为学家斯金纳（Burrhus Frederic Skinner）等提出，该理论认为，人的行为受到外部施加刺激的影响，如果某种刺激能够给他带来利益，则将使他的某种行为反复出现；反之，如果某种刺激会削弱他的利益，那么他将减少某种行为的发生，甚至消除某种行为。归因理论由美国心理学家海德（Heider，F）率先提出，该理论主要对人出现的某种行为进行归因研究，即研究行为背后的因果联系。④综合激励，该理论由美国行为学家爱德华·劳勒（Edward E. Lawler）和莱曼·波特（Lyman Porter）共同提出，其理论框架主要基于内容激励理论和过程激励理论。综合激励模型是该理论的核心思想，该模型主要包括四个变量：个人的努力程度、绩效、奖惩和满足，其认为一个人的努力程度导致其绩效水平的高低，而绩效水平不同将带来不同的奖惩结果，最终奖惩结果将影响个人的满足程度。综上所述，激励理论内容丰富，且理论众多，虽然各自的出发点和落脚点有所差异，但是其最终目的均为运用激励手段达到组织目标。

激励理论与前述理论相比，对于绩效管理的影响虽然未十分凸显，但藏于诸多细节之中，首先实行绩效管理的目的之一便是激励员工、组织努力提高工作绩效，其次绩效考核体系的构建也是基于激励理论，要使员工、组织保持既定的目标方向，需要采取恰当的激励措施来实施控制，最后绩效反馈的结果是实行激励的基础，因而需要结合激励理论来构架绩效反馈的内容与框架。显然，激励理论对于公立医院绩效管理而言，无疑具有重要的借鉴意义：一方面，公立医院绩效管理绩效指标体系的建立需要结合激励理论，以组织绩效考核为例，指标体系必须具备可比性，只有通过显著的比较指标，才能具体分析不同医院间的差距，进而实施正激励或负激励；另一方面，重视绩效目标与激励手段的结合，仅提出组织、个人目标，而不实施对应的激励举措，往往会让绩效管理事倍功半。

第三节　医院绩效管理的环节

绩效管理是通过对企业战略的建立、目标分解、业绩评价，并将绩效成绩用于企业日常管理活动中，以激励员工业绩持续提高并最终实现组织目标和战略的一种正式管理活动。绩效管理是把对组织的绩效管理和对员工的绩效管理结合在一起的一种体系，是对绩效实现过程中各要素的管理，是基于企业战略的一种管理活动。总之绩效管理贯穿于整个管理系统，强调组织和个人持续不断地改进和提高，既重视工作结果，又看重达成目标的行为和过程，其科学性和有效性对于改善组织管理方式、激励和提高个人工作积极性等有着重要的作用和意义。医院绩效从某种程度而言是一个复合概念，包括医院医疗服务的效果、医院运行效率、医院效能、经济性、技术水平、服务质量等概念所指向的各种基本指标，是医院组织和合理利用各类医疗卫生资源治疗疾病、改善和维护患者健康水平的过程和结果，反映了对患者疾病诊断的准确性和治疗的及时性、有效性、安全性，同时也反映了在诊断治疗过程中医疗资源消耗的水平和患者生理、心理的满足程度。

公立医院绩效管理是企业绩效管理的方法在公立医院管理中的应用，是在公立医院管理实践中逐步形成的，在公立医院发展中日益受到重视的，并在医药卫生体制改革中不断完善和规范的管理方法。公立医院绩效管理是管理者与被管理者就如何实现公立医院的宗旨或某种战略目标而达成共识的过程，一般包括绩效计划、绩效控制、绩效评价、绩效反馈和绩效应用等环节。公立医院绩效管理分为两个层次：一是政府对公立医院绩效的管理，体现为公立医院整体绩效对政府有关卫生、健康目标的实现；二是公立医院对员工个人绩效的管理，体现为员工个人绩效对公立医院有关目标的实现。本书采用前一个层次。

一、公立医院绩效计划

（一）公立医院绩效与绩效计划的含义

1. 公立医院绩效的含义

人们对于绩效的认识逐渐趋于一致，即绩效是行为主体的行为与结果的统一，是组织目标达成的过程和程度，包括个人绩效和组织绩效。一般来说，个人绩效的实现并不一定表明组织绩效的达成，而组织绩效的实现一定是建立在个人绩效完成的基础之上。

医院绩效是一个复合概念，包括医院提供的医疗服务的效果、运行效率、效能、经济性、技术水平、服务质量等概念所指向的各种基本指标。综上所述，公立医院绩效可以定义为公立医院根据其宗旨，合理利用各类医疗资源改善和维护患者健康状况的过程和结果，反映了疾病诊断的准确性和治疗的及时性、有效性、安全性，同时反映了在诊断治疗过程中医疗资源的消耗情况以及患者对医疗服务的满意度。

理解公立医院绩效的概念，需要从以下几个方面把握。

（1）公立医院绩效评价是对公立医院投入和产出的考核评价，既包括对医疗服务活动成果（健康的产出）的考核，也包括对医疗活动本身投入资源的使用情况的评价，还包括对公立医院预期目标的实现情况的了解和改善。医疗服务活动本身的效率和技术水平也是公立医院绩效非常重要的内容。

（2）公立医院绩效评价是运用主观的标准对客观实践结果的检验。通过制定统一的标准，对医疗服务这一客观的事实活动进行检验。这一统一的标准是主观的，受政策环境、政策制定者和实施者的理解水平和认识层次的影响。公立医院绩效评价科学与否在于评价指标能否全面合理地反映这种事实和活动，能否公正公平地将公立医院对人群健康和医疗技术的贡献以及服务效率凸显出来。

（3）在公立医院绩效评价所包含的各指标中，效果相对而言更为重要，直接表现为公立医院对患者的健康水平、生命质量的改善等。同时，医疗服务的产出具有明显的外部性特征，即健康给家庭、社会所带来的劳动力人口及其家庭经济责任的承担和社会经济贡献。在这个意义上，医疗服务具有非常明显的正外部性特征。公立医院是非营利性组织，被赋予了更多的社会责任，所以非营利性应该成为公立医院绩效评价中的重要内容。

2. 公立医院绩效计划的含义

公立医院绩效计划是指管理者和被管理者关于公立医院在未来一定时期内所要达到的绩效目标和具体实现步骤所达成的"契约"，包括以下含义。

（1）公立医院绩效管理的主体是政府，政府是公立医院绩效计划制订的管理者，公立医院是被管理者，同时又是医院绩效计划落实的管理者，医院员工是医院绩效计划的执行者，也就是被管理者。

（2）公立医院绩效计划的目标是对公立医院宗旨或使命的体现，不能与之偏离或背道而驰。对公立医院进行绩效管理是为了更好、更有效地实现组织目标，与公立医院组织目标相悖的绩效管理只会导致公立医院发展偏离正确的方向。公立医院绩效计划为公立医院活动指明了方向，也为公立医院资源配置和绩效评价提供了依据。

（3）从某种意义上说，公立医院绩效计划是管理者与被管理者达成的一种"契约"，亦可视为组织的一种制度安排，这就要求在制订绩效计划时应该考虑管理者与被管理者的意愿和可接受程度，以及界定双方的责任、权利和利益。

（二）公立医院绩效计划遵循的原则

在制订公立医院绩效计划的过程中应该遵循一些基本原则，这些原则主要包括以下几点。

1. 战略性原则

公立医院绩效计划的制订不仅要着眼于现在，而且要放眼于未来，也就是要坚持战略性原则，即要求在公立医院使命或宗旨、愿景的指引下，依据公立医院发展的战略目标和经营计划来制订公立医院绩效计划。

2. 协同性原则

在纵向上，要求依据公立医院发展的战略目标和经营计划制订公立医院绩效目标，不同等级医院、不同专科医院、不同性质医院、不同区域医院之间都是卫生领域互相协同的系统。在横向上，政府和公立医院的目标也需要相互协同，特别是政府需要为公立医院达成绩效目标提供全面支持。

3. 参与性原则

在制订公立医院绩效计划的过程中，政府必须与公立医院进行充分的沟通，确保政府的目标能够被公立医院管理者及其员工正确地理解。同时，政府还需要认真倾听公立医院管理者及其员工的各种意见，妥善处理各方利益，确保公立医院绩效计划更加科学合理。总之，通过全员参与的绩效管理沟通，确保政府和公立医院对医院的绩效目标、绩效指标、绩效标准、行动方案等内容达成一致。

（三）公立医院绩效计划的基本过程

公立医院绩效计划有一个完整的过程，从准备阶段到执行阶段，以及最后的反馈，形成一个封闭而紧凑的计划过程，确保公立医院绩效目标的实现。

1. 准备阶段

首先，政府和公立医院管理者要收集制订公立医院绩效计划所必需的信息，在明确公立医院发展战略、发展规划和年度经营计划的基础上制订公立医院的绩效计划，并将绩效计划的目标逐级分解到医院科室和医院员工，各层次管理者和医院员工明确绩效计划的目的、要求以及自己所要完成的工作任务。其次，政府和公立医院管理者以及医院员工要准备好绩效沟通的方式。

2. 沟通阶段

在此阶段要形成良好的沟通环境和沟通氛围，特别是政府要为公立医院管理者以及医院员工畅通交流渠道，在平等的原则下，让他们主动表达自身诉求。通过充分的沟通，确定公立医院绩效计划的关键业务绩效领域，即公立医院管理者为了完成医院战略目标指导下的部门任务及自身职责范围内的工作任务所必须关注的重点工作。在确定了关键业务绩效领域之后，政府与医院管理者、医院管理者与医院员工共同商定需要达成的工作目标和方案，明确不同管理者需要提供的支持，并就资源的分配决策的权限、工作协调等可能遇到的困难进行讨论。沟通的方式可以有正式沟通和非正式沟通、语言沟通和书面沟通等多种形式。公立医院绩效计划是政府与公立医院管理者以及医院员工通过追问如下问题而进行的双向沟通过程。

（1）本绩效管理周期的主要工作内容和职责是什么？按照什么样的程序完成工作？何时完成工作？应达到何种工作效果？可供使用的资源有哪些？

（2）在本绩效管理周期内应如何分阶段地实现各种目标，从而实现整个绩效管理周期的工作目标？

（3）本绩效管理周期的工作内容的目的和意义何在？哪些工作是比较重要的？哪些工作是次要的？

（4）管理者和员工计划如何对工作的进展情况进行沟通？如何防止出现偏差？

3. 公立医院绩效计划的制订与确认

在经过周密的准备、与公立医院管理者和员工进行多次沟通后，公立医院绩效计划就初步形成了，一个完整的公立医院绩效计划应包括以下内容。

（1）医院管理者和员工的工作目标与医院的总体目标紧密相连，并且医院员工清楚地知道自己的工作目标与医院的总体目标之间的关系。

（2）医院管理者和员工都十分清楚在完成目标的过程中可能遇到的困难和障碍，且明确政府所能提供的支持和帮助。

（3）政府管理者和监督者对主要工作任务、各项工作任务的重要程度和完成标准达成了共识。

（4）各方形成统一评价标准，对工作目标、实现工作目标的主要工作结果、衡量工作结果的指标和标准、各项指标所占比例的意见一致。

在公立医院的管理实践中，情况瞬息万变，因此公立医院绩效计划在制订完成后，也需要根据实际情况修改，保证绩效计划有一定的灵活性是十分必要的。

在公立医院绩效计划的实施过程中，仍然要保持沟通渠道的畅通，公立医院员工要了解自己的绩效完成情况以及工作中遇到的困难；管理者要了解自己工作的进展、被管理者的工作表现，随时做好协调工作，帮助被管理者克服遇到的困难。

二、公立医院绩效评价

（一）公立医院绩效评价的含义

公立医院绩效评价是指在一定时间内，政府为了解公立医院工作的有效性而采用一定的方法，根据公立医院绩效管理过程中设立的评价指标和标准对公立医院或其业绩、成效、成果进行衡量、比较的过程，包括以下含义。

（1）绩效评价的主体是政府或政府委托、授权的第三方组织，客体是公立医院。

（2）绩效评价的目的不是评出优劣等级，而是真实地获得公立医院绩效状况，以便采取针对性的有效措施提升公立医院的绩效，实现组织目标。

（3）公立医院的功能具有多维性。这一特点在教学医院中体现尤为明显，这些医院不仅承担着医疗任务，还担负着教学、科研、预防、康复、救灾、国际交流与合作等任务。公立医院绩效的评价维度不仅要包括各项功能的要求，还要考虑各项功能的比例和权重。

（4）公立医院绩效评价方法、指标多元化。我国公立医院的资产虽然都是国有资产，但举办主体却属于政府不同的部门、国有企业、事业单位，医院之间又存在等级、性质、功能、区域方面的差异，不同类别医院的绩效表现不尽相同。采用不同的指标、不同的权重、不同的方法对公立医院进行评价，可能会得出不同的结论。

（二）公立医院绩效评价指标与标准

公立医院绩效评价是指评定者运用科学的方法，按照确定的指标和标准对公立医院的绩效进行比较，并做出评价的过程。指标是指公立医院绩效评价的要素，标准则是指标应该达到的水平。不同功能定位的公立医院，其绩效指标会有所不同，即使相同的绩效指标，其达到的水平也会有所差异，也就是说我们不能用一个绩效指标体系和标准评价所有的公立医院，否则得出的结论就是不科学和不合理的。例如，我们用三级医院人力资源的绩效指标体系和标准去衡量乡镇卫生院，一定会得出乡镇卫生院人力资源是"学历低、职称低、年龄低"的"三低"结论，实际上"三低"是正常的，低到什么程度才合理，那是标准问题。可以说，绩效评价是绩效管理的核心，而科学、合理的指标体系和标准又是绩效评价的核心，可见指标体系科学合理与否直接影响绩效评价的信度与效度，国内至今尚无公认的公立医院绩效指标体系。

1. 确定公立医院绩效指标的原则

（1）目标导向原则

绩效指标是评价标准与价值导向的表现形式，它能够给行为主体带来某些有利的结果，具有明显的导向作用，所以，科学合理的公立医院绩效指标可以引领公立医院管理者及其员工提高工作质量，提升工作效率，从而实现公立医院发展的组织目标，完成国家和社会赋予的公立医院的使命。

（2）公开公正原则

公立医院绩效指标既要能够反映公立医院的所有工作情况，又要突出公立医院的功能定位。绩效指标是用于比较、评价的，而评价的结果通常与医院的利益密切相关，因此，只有公开绩效评价的指标和标准、评价的过程、评价的方法、评价结果的应用等，才能保证绩效评价的公平公正。

（3）SMART 原则

SMART 是具体（specific）、可度量（measurable）、可实现（attainable）、现实（realistic）和有时限（time－bound）的简称。这一原则要求公立医院绩效指标应该是针对具体的而不是抽象的活动；能量化的尽量量化，不能量化的要行为化，信息、数据是可以获得的，而不是主观判断或是对行为的描述，或信息、数据无法获得；是在一定时间内通过努力可以实现的，而不是时间过长、目标过高或过低；是可以证明或可以观察的，而不是假设或不可观察或不可证明的；是有明确时间限定的，而不是模糊的时间限定。

2. 确定公立医院绩效指标的具体要求

（1）指标界定清晰，含义明确

绩效指标界定清晰、含义明确时，不会产生不同的理解。例如，"服务周到，笑脸相迎"如果作为绩效指标，就必须对周到、笑脸进行明确的界定，否则含义就不明确。此外，绩效指标对所反映情况准确度的要求是相对准确，而不是精确，如果绩效指标非常精确，而资料无效或不可获得，评价也就失去了意义。

（2）指标的针对性和可理解性

绩效指标是对某个特定绩效目标的反映，例如，病床使用率是对医疗工作效率的反映，而后者又是对公立医院整体效率的反映。同时，绩效指标力求通俗易懂，避免艰涩的专业术语表述。

（3）指标的涵盖范围和时效性

绩效指标具有引导作用，如果设立的指标不能体现公立医院宗旨或战略目标，那么相关工作就不可能很好地完成，所以，绩效指标应尽量覆盖公立医院工作的各个方面。此外，有些绩效指标的改变需要较长时间，同时也不要被短时间内某些指标的改善所迷惑。

（4）指标应与组织目标相关联，不鼓励与组织目标相悖的潜在行为

绩效指标应该与公立医院发展战略相匹配，有的指标可能会诱导一些潜在行为的发生。比如，药占比是以前政府官员和学者们在公立医院调研时经常问院长的问题，它可能诱导公立医院增加检查费用和治疗费用行为的出现；病床使用率有可能诱导公立医院把可不住院的患者收住院行为的发生。因此，某些绩效指标不宜单独使用，而要综合运用，潜在行为是绩效指标设立时应该认真考虑的问题。

3. 公立医院绩效指标体系的构建

（1）公立医院绩效的基本指标

美国学者芬维克（Fenwick）在其他学者建立的以经济（economy）、效率（efficiency）和效能（effectiveness）为主的"3E"评价法基础上，于20世纪90年代提出了绩效测量指标应该包括上述三个层面。其后，在新公共行政学派的完善下，该评价法加入了公平（equity）指标，于是，"3E"指标变为了"4E"指标。

①经济/成本指标：经济指标是指政府投入公立医院的资源量，说明花了多少钱；成本指标是指公立医院生产医疗服务所消耗资源的货币表现，可以较好地说明预算和实际成本之间的差距，但不能说明服务的效率和效果。经济/成本指标要求公立医院以尽可能低的投入或成本，提供与维持既定数量和质量的医疗服务，绩效评价中一般不单独使用。

②效率/生产力指标：投入/产出值称为效率，产出/投入值称为生产力。手段或方法是效率重点关注的问题，它是以货币形式表现的，其计量方法有单位成本能提供的产品或服务数量、单位产品成本或服务成本。效率指标一般包括服务的供给、活动的执行、服务与产品的数量、服务的单位成本等。

③效能/质量指标：效能通常是指公共服务实现政策目标的程度，它关心的是目标和结果，反映的是实际情况是否得到改善，也就是反映组织提供服务的影响和质量，观察服务是否达到预期目的，通常以产出与结果之间的关系加以衡量。效能可分为两类：一是现状改变的程度，二是行为改变的幅度。在衡

量效能时，负面影响也应该包括在内。质量指标说明服务是如何提供的，包括时效、可获得、礼貌和公平等。

④公平指标：公平作为衡量绩效的指标，它关心的主要问题是"接受服务的群体或个人是否得到公平的待遇，需要特别照顾的弱势群体是否得到更多的社会照顾"。

"4E"指标是一个整体，任何一项评价指标都不能缺少。我国公共部门的绩效评价工作在"4E"指标的基础上进行了一些改善和细化。但是在实际过程中仍然存在一些问题，由于行政组织是一种特殊的公共权力组织，其生产提供的公共产品或服务具有一定的非竞争性和非排他性，这种不同于商品的特性使其不可能形成一个反映其生产机会成本的货币价格，这就带来了对其数量进行正确测量的技术上的难度。因此，如何在"4E"指标的基础上，即在兼顾经济、效率、效能、公平的前提下，量化各个考核指标，确保公共部门绩效管理的规范化、明确化，尚需要进一步研究。

制定公立医院经济运行绩效评价指标时，在结合公共部门绩效管理的同时，也需要考虑公立医院的特殊性。公立医院绩效管理的目的在于服务医院管理和发展两个方面，提高医院的运行效率、提升医院员工的职业技能、推动医院的良性发展，最终使医院和员工共同受益。一个好的绩效评价指标将对员工起到积极的激励作用，激励员工采取有效的工作方式，放弃或改善无益的工作方式；帮助员工认识自己能力的不足，并予以改善和提高；还可以帮助管理者确认管理方法是否有效，或选择更有效率的管理方式。

（2）公立医院绩效指标体系构建的探索

①构建公立医院绩效指标体系的步骤

第一，建立公立医院绩效指标库。绩效指标库应尽量涵盖公立医院各方面工作。根据公立医院绩效指标制定的基本要求，将经济、效率、效能以及公平作为公立医院绩效指标的一级指标，将能反映一级指标的方面或内容作为二级指标，将能反映二级指标的具体事项或工作作为三级指标。就目前我国公立医院绩效指标体系的建设而言，还有一些体现公立医院非营利性的信息至今没有设立指标或没有收集，如医院结余处理、医院营利性项目和非营利性项目、医院员工的（实际）年薪等。

第二，根据评价的目的选择不同的绩效指标。对不同等级、不同功能的公立医院进行绩效评价时，选择不同的绩效指标和权重。可以采用分级分类绩效评价体系：不同等级公立医院进行分级评价；同级不同功能定位公立医院进行分类评价。

第三，确定不同绩效指标权重。影响公立医院绩效指标权重的因素有绩效评价的目的、评价对象的特点、评价倡导的价值和价值取向。一般根据绩效指标在指标体系中的重要性，评价的目的（如重点专科、排行、评级）和评价对象赋予相应权重。具体方法有经验法、德尔菲法、权值因子判断表法、排序法等。

第四，确定绩效指标的标准。绩效指标标准确定的依据有计划标准、历史标准、客观标准和经验数据标准。绩效指标标准确定的方法有等级描述法、预期描述法、关键事件法、加减分法、规定范围法。

②公立医院绩效指标体系的构建

效率是指投入与产出的比率，对于公立医院而言即医院的整体工作效率，包括医务人员的工作效率，病床、设备的使用效率，资源的使用效率。这些在一定程度上体现了医院整体投入和产出的情况，反映了医院在运行过程中存在的问题。

效能是指目标的实现程度，即在公立医院整体宏观目标的基础上，各个分解目标的实现程度，例如，医疗工作能力、医疗安全能力、科研能力等各项能力的表现，也预示着整体目标的实现程度。

经济则更侧重于从经济运行的角度对公立医院绩效进行评价和分析，不仅有通过财务指标了解医院的财务状况，而且有通过医院的发展情况、运营能力对医院的经济绩效进行考评。

公平是指人们是否得到了公平待遇，从某种意义上说公平是政府应该解决的问题，公立医院只是医疗服务的生产者和递送者，对同样的疾病传送相同的医疗服务。

公立医院绩效评价模型包括五个维度，分别为社会功能、医疗服务、医疗质量、患者安全、管理与发展。

a. 社会功能维度。社会功能主要包括两个部分：一是社会机构的普遍功能，即向社会提供的服务项目和服务量；二是作为国家事业性单位，公立医院需要提供免费的公共产品，如突发公共卫生事件的救援和对口支援等，教学医院还需要提供临床教学服务、住院医师规范化培训等。

b. 医疗服务维度。医疗服务是指在医疗机构内部为患者提供方便快捷的基本医疗服务，让患者享受到优质高效的医疗服务。医疗服务维度主要包括患者合法权益、医德医风、服务环境和服务流程、医疗服务的连续性、医疗服务的可及性、医疗服务费用及患者与员工满意度等方面。其中患者合法权益体现了以患者为中心的服务理念，如制定保障患者合法权益的相关制度、建立可保护患者隐私的设施与管理措施等，这在保障患者权益的同时，也为患者提供了便利的就医环境。保持医院环境的干净、整洁，使患者在医疗服务过程中产生良好的就医感受；优化服务流程，缩短患者的等待时间，优化患者就医体验。医疗服务的连续性是从患者的层面出发，为患者提供连续的医疗服务。医疗服务的可及性则是指医院从时间和地理位置、经济承受能力上尽可能广泛地为患者提供可及的基本医疗服务。患者满意度更加体现了以患者为中心的服务理念，患者作为消费者，其付出的成本最大，是生命成本，因此患者应作为医疗服务评价方的重要组成部分。

c. 医疗质量维度。医疗服务属于无形产品，而产品都有一个共同的属性，就是质量，该维度主要包括住院质量、手术麻醉、护理质量、医院感染、医疗技术和检验，以及临床路径和单病种质量控制等内容。这些内容均体现了医疗质量。

d. 患者安全维度。安全是个永恒的话题，安全与质量并行，特别是关系到人们生命健康的医疗服务，更需要注重患者安全。早从 2003 年开始，美国就每年出台一套患者安全目标，随后，中国也制定了患者安全目标，把患者安全提升到了一个更显著的位置。患者安全维度包括安全制度、医疗安全、护理安全、用药安全和设备设施安全等内容。

e. 管理与发展维度。在宏观的指导方向上，需要一个高度概括的维度去对医院运行的绩效进行评价，即管理与发展维度。通过管理与发展维度，可以提高医疗质量，使医疗服务更加人性化、更加以患者为中心，还可以使患者安全目标更加完善，安全事故发生率逐渐降低；提高医院的运行效率，确保构建一条更加高效优质的实现医院管理目标的路径。

基于上述论述，本书尝试提出公立医院绩效指标体系的基本结构（表 4—1），二、三级指标有待进一步完善和丰富，以形成我国公立医院绩效指标库，供不同的绩效评价使用。

表 4—1　　　　　　　公立医院绩效指标体系的基本结构

一级指标	二级指标	三级指标
效率 （投入与产出）	医疗工作效率	医院的床位数
		病床周转率
		医生年人均手术次数
		平均住院日

续表

一级指标	二级指标	三级指标
效率 （投入与产出）	资源配置效率	固定资产设备总值
		医务人员数
		医技人员占人员总数比例
		医疗设备使用率
		医护比
		平均病床工作日
		病床使用率
		医生床位比
		床日耗物支出
	医疗质量效率	患者投诉率
		医疗服务满意率
		出院患者回访次数
		医疗纠纷次数
效能 （实现程度）	医疗工作能力	危重患者抢救成功率
		入院、出院诊断符合率
		入院三日确诊率
		术前、术后诊断符合率
		治愈率
		好转率
		新生儿住院死亡率
	医疗安全能力	主要低风险住院患者死亡率
		手术后 48 小时内患者死亡率
		重大负性医疗事故发生次数
		院内感染率

续表

一级指标	二级指标	三级指标
效能 （实现程度）	科研能力	科研成果专利数
		核心期刊论文数
		承担省级以上课题数
		带教进修医生人次数
		每百名医生科研成果
经济	盈利能力	资产负债率
		总资产报酬率
		净资产报酬率
		药品收入占业务收入比例
		高值耗材收入占医疗收入比例
		管理费用水平
		医疗保险占医院收入比例
		财政补助经费占医院收入比例
		管理费用率
		现金流量
		收入结余率
		人均门诊费用
		基本药物占药品销售收入总额比例
	营运能力	存货周转率
		固定资产周转率
		总资产周转率
		业务支出收入比
		应收账款周转率

续表

一级指标	二级指标	三级指标
经济	偿债能力	流动比率
		速动比率
		现金比率
	发展能力	总资产增长率
		固定资产成新率
		收入增长率
公平	特殊群体反应	社会对医疗服务满意率
		管理机构满意评价
		患者满意评价
		医疗护理服务满意评价
		患者知情权、隐私权等权益保障
		员工满意度

（三）公立医院绩效评价的常用方法

1. 关键绩效指标法

关键绩效指标（key performance indicator，KPI）法是通过对工作绩效的目的和特征进行分析，提炼出若干最能代表绩效的关键指标，并以此为基础进行绩效评价的方法。公立医院关键绩效指标是指公立医院将自身发展的战略目标细化为可操作的战术目标，并转化为若干个具有代表性的评价指标，对医院总体及员工个人的绩效进行测评和反馈，以提高医院的服务质量和工作效率。指标的筛选应遵循可控性、实用性、可信性、可衡量性、低成本性和关联性等准则。关键绩效指标法能够客观、公正地反映公立医院的综合状况，及时发现公立医院管理方面的漏洞，以便采取恰当的调整措施，完成公立医院的战略目标。关键绩效指标法必须符合 SMART 原则：具体性、可度量性、可实现性、现实性、有时限性。

优点：该法对所设计的关键绩效指标了解透彻，能为被考核对象的潜在能力考核提供翔实的数据，为做出正确评价提供了保证。

缺点：制定评价标准难度较大，浪费时间和精力；设计评价指标的定义不准确；所设计的关键绩效指标只代表部分绩效，在一定程度上影响了评价的结果。

关键绩效指标法在公立医院经营管理方面的应用主要是建立绩效评价指标

体系和确定绩效管理目标两个方面。在应用关键绩效指标法进行绩效评价指标体系设计时，要遵循 SMART 原则，否则，在绩效评价中就会出现问题：对某些原则的理解不同，造成关键绩效指标确定的细化，从而增加工作量；对可度量性原则理解的偏差会造成遗漏关键的定性指标，从而影响评价结果的可信度；对可实现性原则的理解有误，使评价的结果无法区分，从而偏离整个管理体系的发展目标；对有时限性原则的理解不同，评价的时间过长或过短，都会影响阶段性评价的效果等。在整个绩效评价过程中，对这些易出现的问题应加以考虑和重视。

2. 目标管理法

目标管理（management by objective，MBO）法是指高层管理者根据企业的发展制订总的发展目标，然后将总目标分解到各个相关部门，把考核目标的完成情况作为绩效评价的主要依据。利用目标管理法进行公立医院的绩效评价，使管理目标与绩效评价紧密结合，将目标的完成程度作为评价标准，使每个员工都能明确自己的绩效目标，从而调动员工的工作积极性，提高工作效率，实现医院总体发展目标。目标管理法是最典型的结果导向型绩效评价方法。目标管理法对每个员工的工作完成情况进行评价，促使员工向完成工作的方向努力，有利于保证目标的完成。

优点：根据所制订的目标调动员工的工作积极性，尽可能地提高员工的工作效率；在不同的情况下对调整和激发员工完成工作业绩有促进作用；员工可根据所制订的工作计划，适时调整自己的工作进程，以保证工作目标的实现。

缺点：制订工作计划和目标时有难度，工作计划和要实现的目标必须切实可行；评估不够全面。

在运用目标管理法进行公立医院绩效评价时，设定绩效评价的目标应充分考虑医院和员工的利益（长期和短期的利益）。工作目标的制订应征求各方意见，管理层在责、权、利方面的目标要一致。完善目标管理的相关配套工作，为工作目标的顺利完成提供保障。在设置工作目标时，目标分解要与原有组织的责、权相统一，否则，就会导致管理层内部的功能失调。

3. 平衡计分卡

平衡计分卡（balanced score card，BSC）是由罗伯特·卡普兰（Robert S. Kaplan）和戴维德·诺顿（David P. Norton）共同开发的一套综合平衡财务指标和非财务指标的评价体系和绩效评价方法，包括财务、客户、内部流程及学习与成长四个方面的评价指标，财务不再是唯一的衡量指标，而是保持多方面的平衡，注重医院的可持续发展。利用平衡计分卡进行公立医院绩效评价，评价内容详尽，能全面评估公立医院各方面的效能，使公立医院各层面具有一致的目标取向，对发挥我国公立医院的社会功能、提高公立医院的服务质量和工作效率起到积极的作用。平衡计分卡是最初应用于国外企业的一种绩效管理方法。它包括财务、客户、内部流程及学习与成长4个维度。它针对每个维度设定了相关的绩效评价指标，确定合理权重的绩效评价体系。平衡计分卡是近年来国外较为流行的一种绩效评价系统。它将组织战略目标逐层分解转化为各种具体的相互平衡的绩效评价指标体系，并对这些指标的实现状况进行不同时段的评价，从而为组织战略目标的完成奠定可靠的执行基础。平衡计分卡的引入克服了传统只关注财务指标的绩效管理的局限性，目前在我国公立医院绩效管理中得到广泛应用。它根据公立医院的特点，将医院的整体战略目标转换为可以用目标值衡量的四个维度，从而组成一种新型绩效管理指标体系来综合评价公立医院绩效管理。平衡计分卡体现了四个维度的平衡。在评价的过程中一定要注意每个维度指标的量化、各个评价指标的权重问题。它最大的优点在于从组织的4个维度来建立衡量体系：财务、客户、内部流程和学习与成长，这4个维度是相互联系、相互影响的，其他三类指标的实现最终保证了财务指标的实现。同时，平衡计分卡将战略放到了管理流程的核心，通过清晰地定义战略，把战略以统一的语言传达给整个组织，并将战略与变革的驱动因素相关联，这样一种以绩效为导向的文化就逐步形成了，这种文化可以把所有人、所有部门与组织战略紧密联系在一起。

优点：使整个组织行动一致服务于战略目标，将公立医院的整个战略目标转化为各个维度绩效考核指标的具体行动；涵盖内容较全面，对不同时段进行考核评价，综合地、动态地且有层次地评价了公立医院的绩效管理水平。

缺点：指标体系较多，量化工作量大，浪费时间和精力。

4.360度绩效评价法

360度绩效评价法主要是指从不同层面的人员中收集考核信息，是一种基于上级、同事、下级、外部相关人员以及自身等信息来源的全面评价方法。360度绩效评价法是一种全方位、多视角的考核方法，能从各个方面对公立医院的绩效进行评估，并得到反馈信息，要求从上级到下级在足够的信任和公平的前提下进行沟通和交流，以保证反馈的可接受性，其与其他绩效评价方法结合能够更全面地反映绩效评价的结果。

优点：多维评价；结果认可度高；强调各层面的沟通和信息反馈；考核结果全面客观。

缺点：加大了工作量；会影响上、下级被评价人员的人际关系；会影响评价的公正性，还需要员工有一定的知识参与评价。

三、公立医院绩效反馈

(一) 公立医院绩效反馈的含义

在一个良好的绩效管理体系中，良性的绩效反馈是确保绩效管理可持续发展必不可少的重要内容。宏观上，它是对公立医院整体目标实现程度的反馈，也是公立医院在运行过程中及时进行调整的依据。微观上，它包括公立医院对科室、科室对员工的反馈。正确运用绩效反馈这一标尺，能在政府、公立医院和员工三者间形成良好的互动，以促进三者的共同提高。在进行绩效反馈前，首先要进行绩效评价。其目的在于鼓励、帮助医院及员工实现医院、科室的工作计划，提高医院的整体运行效率，促进医院与员工的共同发展。

公立医院绩效评价是一种动态、综合性评价，其权威性、公允性较强。将其结果在一定范围内对社会公众披露，有利于政府主管部门加强对公立医院的监管，成为财政、物价和医疗保险等部门制定相关政策和进行评价监督的决策依据；同时，其结果也可成为社会公众和医疗消费者了解和评价医院实力、技术水平、服务质量和信誉的重要渠道和信息来源，为医疗消费者选择医院提供比较公平、可靠的信息。公立医院绩效评价工作无论是对政府还是对医院都是重要的工作，因此，公立医院绩效评价指标体系的规范化、评价方法的程序化将是一个不断完善、持续改进的过程。

公立医院绩效反馈是指将评价的结果反馈给医院，医院反馈给员工，肯定被评价者取得的成绩，针对评价中发现的问题，寻找绩效没有完成的原因，帮助被评价者采取改进措施，促进其完成绩效。绩效评价是一个持续沟通的过程，因此管理者要针对评价的结果适当调整发展目标，改进工作方式，提高组织工作效率和员工工作能力。

绩效反馈是公立医院绩效管理中不可或缺的一环，及时、准确的反馈是政府、公立医院及其员工不断提高绩效水平的重要条件。如果没有及时、准确的反馈，公立医院及其员工往往无法真正了解自己在实际工作中的表现，也无法对自己的行为进行修正，从而无法逐步提高工作业绩，甚至可能丧失继续努力的动力。缺乏及时、真实、具体的反馈是组织和员工个人绩效不佳的普遍原因之一。

(二) 公立医院绩效反馈的作用

公立医院绩效反馈是绩效管理者对评价对象在整个绩效管理周期内的工作表现及完成情况进行的全面回顾，有效的公立医院绩效反馈对公立医院绩效管理起着至关重要的作用。

第一，公立医院绩效反馈有利于各方就绩效评价结果达成共识。绩效反馈在绩效评价结束后为评价双方提供了良好的交流平台。一方面，管理者要如实告知被评价者绩效评价的结果，使其真正了解自身的绩效水平，并就评价结果进行深入的探讨，分析绩效完成和没有完成的原因，让被评价者正确看待绩效评价结果；另一方面，被评价者也可以就一些具体问题或自己的想法与管理者进行交流，指出绩效管理体系或评价过程中存在的问题，解释自己完成或没有完成预期目标的主要原因，并对今后的工作进行计划与展望。公立医院绩效反馈为政府与公立医院管理者及其员工建立起一座沟通的桥梁，有利于双方在公立医院绩效评价结果上达成共识，让被评价者拥有知情权。适当的沟通不仅可以有效地降低评价结果不公正所带来的负面效应，而且可以通过不断完善绩效评价，提高公立医院绩效管理水平，进而提高公立医院绩效评价结果的可接受性。

第二，公立医院绩效反馈有利于被评价者了解自身取得的成绩与不足。绩效反馈是一个对绩效水平进行全面分析的过程。通常，当被评价者取得成绩时，政府和医院管理者应给予被评价者认可和肯定，可以起到积极的激励作用。此外，政府和医院管理者也要让被评价者认识到自身在知识结构、能力结构等方面的不足，并提出改进绩效的建议。通过公立医院绩效反馈，被评价者既获得了鼓励，又发现了不足，从而为进一步提升绩效水平奠定了基础。

第三，公立医院绩效反馈有利于绩效管理水平的提高。绩效反馈的目的在于通过完善绩效管理，促进组织和员工绩效水平的提高，从而实现公立医院的组织目标。即针对被评价者当前绩效存在的不足，反思绩效管理的科学性、合理性，提出被评价者绩效改进计划，为下一个绩效管理周期的工作开展提供帮助和指导。公立医院绩效改进计划对于绩效不佳的公立医院及其员工尤为重要，如果政府和医院管理者不能予以充分重视，被评价者自身也就缺乏绩效改进的动力，不去分析绩效没有达成的原因，进而很难发现改进绩效的有效途径和方法，其绩效也就无法进一步提高。另外，如果被评价者能够参与公立医院绩效改进计划，那么公立医院绩效改进计划更容易为被评价者所接受，有利于公立医院绩效改进计划的贯彻落实。

第四，公立医院绩效反馈能够为医院发展和医院员工个人职业规划提供必要的信息。促进医院员工的个人发展和医院的整体发展也是公立医院绩效管理的目的之一，因此在绩效反馈阶段，政府和医院管理者应当鼓励医院及其员工讨论组织发展和个人发展，了解与医院发展相关的前沿信息，为员工的继续学习提供支持，形成不断学习、不断发展的良性氛围。

第五章 医院全面预算管理

第一节 医院全面预算管理概述

一、医院全面预算管理的特征

全面预算管理作为一种现代医院管理方法，与其他管理方法相比具有以下鲜明特征。

（一）权威性

全面预算管理的权威性来自三个方面：一是全面预算需经过严格的法定程序编制，并报经上级主管部门和财政部门批准。二是经过批准的预算上至医院的管理层，下至每一名职工都必须严格按照预算执行，是医院日常工作的行动纲领。三是医院全面预算的编制、执行、控制、考评及奖惩必须按照预算管理的要求执行，如果全面预算管理没有权威，预算管理根本无法顺利进行，预算的管理就会困难重重，所谓的全面预算管理也就成了累赘和摆设。

（二）规范性

全面预算管理的规范性体现在三个方面，一是必须按照国家规定的方法来编制，《医院财务制度》第九条规定：国家对医院实行"核定收支、定项补助、超支不补、结余按规定使用"的预算管理办法。地方可结合本地实际，对有条件的医院开展"核定收支、以收抵支、超收上缴、差额补助、奖惩分明"等多种管理办法的试点。定项补助的具体项目和标准，由财政部门会同主管部门（或举办单位），根据政府卫生投入政策的有关规定确定。二是医院财务制度明确规定医院不得编制赤字预算。三是医院应加强预算管理，规范预算编制，医院应维护预算的严肃性，医院预算的执行、调整、考核、奖惩也必须按照规范的要求执行。

（三）适应性

医院全面预算管理适应性包括外部适应性和内部适应性两个方面。

首先，全面预算管理必须符合国家医疗卫生政策的要求，按照国家有关规定，根据事业发展计划和目标编制，促使公立医院切实履行公共服务职能，为群众提供安全、有效、方便、价廉的医疗卫生服务，充分体现医院的公益性。同时医院的预算管理是市场经济的产物，是医院适应外部市场需要而引进的管理、控制医院经营活动的管理制度。因此，医院全面预算管理的实施还必须适应医疗市场的需要，预算的编制必须以市场为导向，预算的执行与控制必须贴近市场，要根据医疗市场的变化及时调整医院的预算。

其次，全面预算管理是医院内部的管理控制系统，它的设置与运行都必须符合医院管理的内在要求，与医院的规模、组织结构、人员素质、医疗技术、医院文化等内在因素相适应。

（四）全面性

首先，全面预算管理贯穿医院业务活动的全部过程，是以医院的发展战略、中长期规划及年度经营计划为基础的预算管理，全面预算管理涵盖了医院的运营活动、投资活动和筹资活动。其次，预算管理过程要全面。医院应建立健全预算管理制度，对预算编制、审批、执行、调整、决算、分析和考核实施的全过程进行有效监管，发挥预算管理在医院经济运行中的主导作用。三是预算管理主体要全面。医院全面预算管理需要医院自身、主管部门以及财政部门共同参与，各负其责，形成管理合力。同时，全面预算管理把各组织层次、部门、个人和环节的目标有机地结合起来，明确它们之间的数量关系，有助于各个部门和经营环节通过正式渠道加强内部沟通并互相协调，从整个医院的角度紧密配合，取得最大效益。

（五）控制性

全面预算管理是医院管理控制系统的重要组成部分。因此，建立健全医院预算控制制度，保证预算编制程序规范、审批程序合法、预算执行合规、预算调整有据可依、预算考核与评价奖惩分明，并将全部经济活动纳入到预算控制体系，对于加强财务管理，提高社会效益和经济效益，保障投资决策管理的科学性与支出管理的高效性，促进医疗卫生事业的快速发展，具有十分重大的意义。

二、医院全面预算管理的作用

全面预算管理源于企业，是国际企业通用的管理方法，它对明确企业经营目标、协调各部门之间的关系、控制日常经营活动、评价实际工作业绩、提高组织的核心竞争力都具有重大意义；同时，作为一项涉及战略管理、组织行为、财务控制等的综合管理机制，全面预算管理在组织战略推进、资源配置、管理控制、业绩改进等各个方面都发挥着积极的作用。

在企业的实践中，对于预算的功能也有相当多的认识，如预算能够将战术行动与战略规划相联系，将运营计划与目标相联系；能够帮助确认和修订企业的目标以使业务人员能够接受，促使业务经理明确企业整体的目标及对其期望，并能够对财务目标实施监控；能够根据计划和预算分配有限的资源，建立业务运行的各种基线；从业务经理方面获得财务方面的承诺，建立考核和激励机制的基础，并能够确定对上一级经理人或董事会或者股东方面的承诺。

医院全面预算管理借鉴了企业全面预算管理的经验，其主要作用如下：

（一）明确医院目标，规划医院发展

医院管理者的主要责任就是在保持组织正常日常运作的同时，为组织把握正确的战略方向，有力推进战略性发展的进程，是组织获得生存和持续的发展。年度预算就是对中长期战略目标和计划的分解、细化和量化的过程。

预算以量化的方式规定了医院在一定时期的预算目标和工作方向，并将预算目标按照医院内部各职能部门的职责范围层层分解落实，使预算目标成为各职能部门的具体责任目标。这就保证了医院预算目标与各部门的具体责任目标的一致性，使各部门了解和明确自己在完成医院预算总目标中的职责和努力方向，并驱动各个部门编制切实可行、具体的工作计划，并积极地实施这些计划，从而使医院目标通过具体措施得到最终实现。

（二）促进医院运营决策的科学化，提高医院资源的使用效率

全面预算的整个计划过程和各项预算指标直接体现了医院运营活动对各种资源的需求情况，同时也反映出各项资源的使用效率，是医院资源配置的起点。遵循医院运营活动的规律，采用科学的方法编制全面预算，是现代医院强化内部管理、增强市场竞争能力的客观要求。医院在编制全面预算前，必须做好医疗市场调查分析，进行科学的预测，减少盲目性，降低决策风险，结合自身的资源状况，权衡利弊，科学地编制全面预算，使医院有限的资源得以最佳地分配使用，避免资源浪费和低效使用，从而达到增收节支、规避和化解运营风险的目的。

（三）明确各责任中心的权责利，提高管理水平

全面预算管理通过预算编制把医院预算目标具体化和量化，全部分解落实到各部门、各科室、各环节中去，建立责任中心和责任追究机制，使各个岗位、各个职工的权、责、利得到有机结合，促使全体职工发挥主观能动性，调动全员参与管理的积极性，有利于提高工作效率和管理水平。

（四）促进各部门的沟通与协调，提高工作效率

全面预算管理是一个系统工程，任何一个因素、一个环节的变动都会引起整个系统的变动。例如，运营预算是根据医院的工作量、诊次费用水平等制

订；资本预算是根据医院规划、设备购置等预算制订；财务预算是根据运营预算、资本预算制订等等。由此可见，医院预算管理的每一因素、每一环节都是互相影响、互相制约的。这就要求医院在预算的制定及实施过程中，必须做到相互沟通与协调，减少相互间的矛盾与冲突，才能提高工作效率，完成医院整体的总目标。

（五）有效监控各部门的经济活动，提高管理效率

由于全面预算管理可以把"触角"延伸到医院各个部门的经济活动中，便于医院对经济活动事前预测、事中控制、事后反馈，实现全面监控，及时发现运营过程中各部门内部执行预算是否到位，各部门之间执行预算是否协调、均衡等问题，督促有关部门和责任人员全面正确地履行职责，纠正不当行为，弥补损失。

一般而言，预算一旦编制完成，应具有较强的刚性，各部门必须按照预算分解下达的目标严格贯彻执行，每个责任人各司其职、各负其责。这样就使医院的高层管理者不必事无巨细地直接参与具体事务管理，而把工作重点放在考虑医院的发展战略，更好地把握全局。同时，还有利于发现基层先进的管理经验，予以总结推广，提高管理水平和运营效率。

（六）使各级各部门的工作业绩能够得以正确评价

预算指标是医院数量化、具体化的运营目标，是医院各部门的工作目标。医院全面预算执行的过程和结果是衡量各科室、各部门工作完成情况的重要依据之一。因此，预算指标不仅是控制医院运营活动的依据，而且还是考核、评价医院及各部门、职工工作绩效的最佳标准。医院通过对各部门及其职工预算目标完成情况的考核，以预算为标准，通过对比分析，划清和落实经济责任，评价各部门的工作，对其工作绩效好坏进行客观公正的分析评价，并按照奖惩制度和人事管理制度进行必要的奖惩，可激励职工创造业绩，提高工作质量，促使医院全体成员为完成医院总体运营目标而努力。

三、医院推行全面预算管理的必要性

（一）医院实行全面预算管理是适应医疗市场发展的需要

随着我国社会主义市场经济体制的建立和不断完善，医疗卫生体制改革的不断深入，医院面临的内外环境发生了巨大变化，市场经济规律在医院的发展和管理中发挥着越来越大的作用。市场经济的发展和医疗体制改革给医院带来了机遇与挑战。这些环境变化表现在：

第一，国家正逐步把一部分原来由政府承担的医疗卫生职能推向社会，公立医院所享受的卫生事业经费拨款占医疗服务支出的比例逐年降低，医院生存

和发展所需资金绝大部分要靠自身业务收入来解决，并且需要医院加强管理，科学合理使用卫生资源，有效控制成本。

第二，目前我国正在完善医疗保障支付制度改革，探索实行按病种付费、按人头付费、总额预付等支付制度方式，同时完善补充保险、商业健康保险等。通过医疗费用支付制度改革，有效减轻群众的医药费用的负担。在加强政府指导，合理确定医疗服务指导价格，合理控制医院总费用、次均费用的前提下，探索由医院和医疗保险机构谈判确定服务范围、支付方式、支付标准和服务质量要求。健康保险服务体系的改革，对医院的经营管理和服务体系提出新的挑战，这就必然促使医院之间、医生之间在服务态度、医疗质量、医药费用、技术水平诸多方面竞争加剧。

第三，目前我国正在建立符合国情、可持续发展的健康服务业体制机制，这也必然对我国的医疗市场产生巨大的冲击。在《国务院关于促进健康服务业发展的若干意见》中明确提出，要放宽市场准入，建立公开、透明、平等、规范的健康服务业准入制度，民办非营利医疗机构享受与同行业公办机构同等待遇，简化对康复医院、老年病医院等的立项、开办、医保定点的审批手续，放宽对营利性医院的数量、规模、布局的限制；优化投融资引导政策，鼓励金融机构按照风险可控、商业可持续原则加大对健康服务业的支持力度，创新健康服务业利用外资方式，大力引进境外专业人才、管理技术和经营模式；完善财税价格政策。建立健全政府购买社会服务机制，由政府负责保障的健康服务类公共产品可通过购买服务的方式提供。对符合条件的提供基本医疗服务的非公立医疗机构，其专科建设、设备购置、人才队伍建设纳入财政专项资金支持范围。完善政府投资补助政策，经认定的高新技术企业的医药企业依法享受税收优惠政策。发挥价格在促进健康服务业发展中的作用，探索形成新的价格机制。

第四，现代医学的发展，各种新技术、新材料、新设备、新药品的推广和使用，在给病人带来先进、便捷的诊疗手段的同时，也大大增加了病人的诊疗费用。如何有限、科学合理地使用卫生资源，处理好技术与费用的关系，也是医院面临的重要问题。

在市场经济环境下，医院面临的是一个动态和复杂的环境，作为医院的管理者，必须加强医院经营，强化内部管理成为医院实现可持续发展的有效途径，在这个过程中，预算成为不可或缺的管理手段，并且发挥着重要作用。如何强化全面预算管理理念和关注医院预算管理，乃至科学编制预算并严格执行预算，及有效地进行预算监控、评估等就显得尤为必要和十分紧迫。

（二）医院实行全面预算管理是公立医院改革的需要

目前我国正在开展公立医院的改革，公立医院改革的目标是构建目标明确、布局合理、规模适当、结构优化、层次分明、功能完善、富有效率的公立医院服务体系。探索建立与基层医疗卫生服务体系的分工协作机制，加快形成多元化办医格局，形成科学规范的公立医院管理体制、补偿机制、运行机制和监管机制，促使公立医院切实履行职能，为群众提供安全有效、方便、价廉的医疗卫生服务。有效实施全面预算管理可以建立有效的公立医院管理体制，建立统一的绩效考核体系，也有助于完善医院管理监管机制。

（三）医院实行全面预算管理是完善医院内部管理机制的需要

有效地实行全面预算管理，可以使医院的各项工作融入在一起，有效避免出现各做各的工作的现象，相互协调完成工作，这样不仅能保证医院工作的效率，还能达到医院资源的最优利用和综合配置的目的。实行全面预算管理可以使医院的责任体系、组织体系、指标体系、制度体系等形成全面的完善的体系。这有助于完善医院内部决策机制，完善院长负责制，有助于实施院务公开，推进民主管理，促进医院管理的制度化、规范化和现代化。同时，也有助于医院在实行绩效管理时，能够有效地划清责任，有效地了解部门及科室完成业绩的情况，以及有效地发现业绩不理想的原因。

预算管理是现代医院管理机制之一，具有机制性、战略性和全员性等其他管理手段无法替代的作用，全面预算管理的实施对于完善医院的内部运行机制具有重要的作用。

（四）医院实行全面预算管理是实现战略目标的需要

实行预算管理就是要确保医院战略目标的实现，医院管理需要站在战略的高度来考虑未来发展。以此为依据，医院在制定预算管理制度时，才能有宏观的把握、方向的指引、全局的考虑，才能更有效地规范医院的发展。在医院整个管理控制系统中，预算与医院的战略规划之间实质上是一种以因果关系为逻辑主线、首尾相连的循环过程。一方面在医院战略规划的前提下，围绕着医院的战略目标的实现来进行预算管理控制，为预算提供一个可供遵循的框架。另一方面，预算作为一种在医院战略与运营绩效之间联系的工具，可以将既定的战略通过预算的形式加以固化与量化，以确保最终实现医院的战略目标。同时，以预算管理确定的标准为依据来衡量管理者的绩效，而医院运营的绩效反过来又决定着下一步的战略目标的制定。将制定、执行预算同医院战略结合起来，有助于医院战略的实现。

预算管理控制可以在战略目标与战略执行之间起到桥梁作用，通过对医院的战略目标的层层细化而形成的预算，可使预算责任分解，将战略和战略实施联系在一起，有助于医院战略目标的实现。通过对战略执行情况的跟踪及评价分析，可以及时察觉医院内外部环境的变化，并对医院的战略目标及战略进行重新评审，及时对医院的战略做出调整。因此，医院战略管理与预算管理控制的关系密不可分，不管从战略执行的内在要求看还是从预算管理控制的发展看，战略与预算管理控制的有机结合是医院预算管理控制的必然趋势。

第二节　医院全面预算组织体系

医院全面预算管理是在医院战略目标的指引下，进行的预算编制、执行与控制、考评与激励等一系列活动。医院全面预算是一项综合性的工程，它既是一项非常严肃的管理制度，又是一种技术性很强的管理方法，同时也是医院的一种运营机制和责任权利安排。因此，推行全面预算管理必然涉及医院的方方面面，需要医院为全面预算管理的实施构建良好的运作平台，夯实各项基础性工作。建立健全预算管理的组织体系是保证医院推行全面预算管理的重要内容。

一、医院全面预算管理组织体系设置

（一）医院全面预算组织体系功能

在医院全面预算的管理要求下，建立预算组织结构体系显得尤为重要，一个良好、高效的组织体系是实现医院全面预算管理目标、提高管理效率的基本保障，在全面预算管理中占有举足轻重的地位，其功能主要体现在以下几个方面：

1. 整合功能

合理的组织结构具有很强的整合功能，它能对组织中物质及人员资源进行有效配置和安排。通过结构的整合，使组织中的各种要素形成一个相互依存、相互作用、相互补充、相互协调的有机整体，充分发挥组织中个体智慧，强化组织的各项管理功能，从而达到整体功能大于局部功能的效果，顺利实现医院的目标。

2. 沟通功能

组织结构是构成各管理部门沟通的主要渠道，合理的组织结构能够发挥组织沟通的功能，使管理信息渠道畅通，顺利进行上行沟通、下行沟通、平行沟通，有助于消除各种分歧、矛盾、冲突，使组织内人员、部门之间达成思想和行动的一致，从而进行密切合作，顺利实现医院目标。

3. 激励功能

合理的组织结构中，每个人员有明确的任务分工，有清晰的责任和权力，这样使组织人员既有归属感，又有明确的努力方向，能够人尽其才，有助于组织和人员安心工作，有助于工作人员之间合理的协调分工，激励人员努力工作，团结奋进。

4. 规划功能

组织的总体性质和功能是由结构的状态所决定的，结构可以把组织的性质和格局稳定下来，使组织形成静态的性质和规模。因此，组织结构具有规划的功能，它不仅能够通过结构的设计规划组织的目标和规模，而且能够通过结构的调整，规划组织的发展方向。组织最重要的意义在于规划确定组织的总体格局，明确组织的职能、职责及各组成要素之间的相互关系。通过组织结构的设置和调整，可以明确组织的功能和目标，变革组织的战略方针，在组织内部建立完善的权责机制。

（二）医院全面预算管理组织体系设计原则

预算管理通过对医院的决策目标以量化方式进行资源配置，使医院的整个经营活动得到协调运转。全面预算组织是预算运行的基础保障，预算目标的实现必须建立在完善的预算组织基础上。全面预算管理组织的设置应结合医院的规模、组织结构、内外环境等因素，在设计组织体系时应遵循如下基本原则：

1. 科学、规范性原则

科学、规范是指设置的全面预算管理组织体系要符合医院全面预算管理的内在规律，要有助于规范和加强各科室、职能部门预算行为，科学合理筹集、分配和使用医院预算资金，进一步促进医院院事业的发展。同时，医院全面预算又要符合《医院财务制度》和《医院会计制度》要求，要遵守医院"核定收支、定项补助、超支不补、结余按规定使用"的预算管理办法。并且应该按照国家的规定编制预算，按照规定的程序上报主管部门和财政部门审批并执行。

2. 效率原则

医院全面预算管理组织体系的设计要做到有利、执行坚决、反馈及时、富有效率，这是现代医院管理对组织的基本要求。设置预算管理组织体系的目的在于充分有效地实施预算管理职能，确保全面预算管理活动的顺利运行。因此，只有高效、有力的组织机构才能保证此目的的实现。

3. 经济性原则

医院的预算管理组织设计必须做到经济实用，预算管理组织机构如果设计过于庞大、臃肿，不仅会增加预算管理的成本，而且会降低管理效率，造成管理混乱。因此，在设计及实施医院全面预算管理过程中，应充分考虑到成本和效益，如果因为开展全面预算管理导致费用上升、效益下降，那将得不偿失。相反，过于简单的组织结构，又难以担当全面预算管理的重任，造成顾此失彼、挂一漏万，最终导致全面预算管理的失败。因此，简繁适度、经济适用地设置全面预算管理组织体系，对于医院而言是非常重要的。

4. 系统性原则

全面预算管理是以预算为标准，对医院的医疗活动、投资活动、筹资活动进行规划与控制、分析与考评的一系列管理活动。它涉及医院人、财、物各个方面，又涉及医院医疗、科研、教学各个环节、是一个全员参与、全过程控制的系统工程。因此，医院应本着全面、系统的原则构建全面预算管理组织体系，从整体出发，正确处理好整体与局部之间的关系，全面考虑问题，注意预算组织体系的各个环节、问题的各个方面，注意事物的相互联系，协调好总体与子系统之间、系统与系统之间的关系，以及系统与外部环境之间的关系，要坚持以系统思维、系统分析和系统工程的方法来实施医院全面预算管理。

5. 权责明确原则

全面预算是医院重要的管理控制活动，全面预算的各个组织机构必须要有明确、清晰的管理权限和责任。只有做到权责明确、权责相当，才能在实施全面预算管理中减少或杜绝"扯皮"现象。

权责明确是指应根据全面预算管理组织机构所从事的具体活动，明确规定其应承担的责任，同时赋予其履行职责所必须的权力。权责相当是指有多大权力，就应该承担多大的责任，权责对应，只有将权责匹配，将权责有机结合起来，才能使全面预算管理活动有效实施。

（三）医院全面预算管理组织体系设计

公共组织结构根据权力或职能的分配方式，可分为直线式结构、职能式结构、矩阵式结构、事业部式结构等几种类型。根据医院的特点，医院全面预算管理组织应采用扁平型事业部式组织结构，即由预算管理委员会统一领导的管理模式。

全面预算管理组织体系是由全面预算管理的决策机构、工作机构和执行机构三个层面组成的，承担着预算编制、审批、执行、控制、调整、监督、核算、分析、考评及奖惩等一系列预算管理活动的主体。通过预算管理，实现对医院的决策目标以量化方式进行资源配置，使医院的整个经营活动得到协调运转。

预算管理决策机构是指医院组织领导全面预算管理的最高权力组织；预算管理工作机构是在预算管理委员会领导下主管预算编制、监控、协调、分析、反馈、考评等全面预算管理工作的机构，一般由预算管理常务机构、预算归口管理机构、预算监督控制机构及预算考评管理机构组成；预算执行机构是指负责预算执行的各个责任预算执行主体，即预算执行过程中的责任中心。

二、医院全面预算管理决策机构

全面预算管理机构是医院全面预算管理的最高权力机构，在全面预算管理组织体系中居于核心地位。构建完善的全面预算管理决策机构对于医院的预算管理具有重要的作用。

（一）主管及财政部门

《医院财务制度》规定，医院编制的预算应经医院决策机构审议通过后上报主管部门和财政部门审核批准，批准后医院要严格按照批复的预算执行。因此，按照医院财务制度的规定，主管及财政部门是医院全面预算的审核及批复的权力机构。主管部门（或举办单位）的职能是根据行业发展规划，对医院预算的合法性、真实性、完整性、科学性、稳妥性等进行认真审核，汇总并综合平衡。财政部门的职能是根据宏观经济政策和预算管理的有关要求，对主管部门（或举办单位）申报的医院预算按照规定程序进行审核批复。主管部门（或举办单位）应会同财政部门制定绩效考核办法，对医院预算执行、成本控制以及业务工作等情况进行综合考核评价，并将结果作为对医院管理层进行综合考核、实行奖惩的重要依据。公立医院预算的编制与执行，必须按照主管及财政部门规定的预算编制要求科学合理编制预算，要严格预算约束，强化监督检查，严格预算执行，努力促进预算编制和执行质量的不断提高。

（二）预算管理委员会

预算管理委员会是医院专司全面预算管理事务的决策机构，它对于提高医院全面预算管理的科学性和权威性，保证全面预算管理的规范性和有效性具有十分重要的作用。医院全面预算管理涵盖医院的医疗、教学、科研等活动的全过程，需要各个部门及科室共同参与。医院本身是一个整体，在这个整体中，各职能部门及科室是相对独立的，它们各自承担着不同的工作任务，有可能在实际的执行过程中出现不协调及冲突，从而影响预算的执行。因此，必须设置一个专门的预算管理部门负责协调整个预算管理工作过程，以便发挥预算团体协调控制与考评的作用，充分调动各个部门的积极性。

预算管理委员会在医院全面预算管理组织体系中居于主导地位，预算管理委员会的主要负责人应由院长担任主任委员，否则会失去预算管理委员会的威信。委员会的成员一般由总会计师、分管院长和医院内各相关职能管理部门的负责人，如院长办公室负责人、财务处负责人、采购中心负责人、审计处负责人、设备管理中心负责人、总务处负责人等人员组成。其中，副主任委员一般由总会计师担任。

预算管理委员会的主要工作是负责预算的制定和审批，监督各部门对预算执行的实时情况，解决预算执行过程中出现的矛盾，随时发现医院活动与预算的偏差并及时做出调整。其主要职责是：

(1) 审议通过预算管理的相关政策、规定、制度等；

(2) 结合医院事业发展计划，组织相关部门预测医院年度预算目标；

(3) 审议通过年度预算目标、编制方法和编制程序；

(4) 审查预算管理办公室上报的医院预算方案并提出意见；

(5) 审议通过预算管理办公室上报的医院预算草案，并提交院长办公会审批；

(6) 将经过院长办公会审批的预算草案报送上级主管部门；

(7) 将经过上级主管部门审批的预算正式下达；

(8) 协调预算编制及执行过程中的问题；

(9) 检查、监督和分析预算执行情况，提出改善措施；

(10) 审查科室、职能部门预算调整申请，并按规定程序逐级上报；

(11) 审定年度决算，并提出考核奖惩意见。

预算管理委员会的设立具有重要意义，其在全面预算管理组织体系中居于主导地位，从根本上说，预算管理委员会是预算方案的综合审定机构，是医院内部全面预算管理的最高权力机构，其审定后的预算将成为各责任中心的最终执行指标。预算管理委员会的主要工作方式是定期或不定期召开预算工作会议，其制订、审议的有关全面预算管理的重大事项，如年度经营目标、年度预算计划、年度决算方案、预算奖惩方案等，必须经职代会及院长办公会批准执行。医院的预算经审定后报经主管部门及财政部门批准后方可实施。

在预算管理委员会下可设置预算管理办公室，作为专门的办事机构。也可设置相应的预算分委员会，如价格委员会、业绩考评委员会和内部审计委员会等。

三、医院全面预算管理工作机构

医院全面预算管理工作机构是在预算管理委员会领导下主管预算编制、监控、协调、分析、反馈、考评等全面预算管理工作的机构，一般由预算管理常务机构、预算归口管理机构、预算监督控制机构及预算考评管理机构组成，各部门在全面预算管理工作中相互配合，相互监督。

（一）预算管理常务机构

预算管理常务机构是医院行使日常全面预算管理工作的部门，一般可在医院预算管理委员会下设一个预算管理办公室，作为全面预算管理的常务机构。预算管理办公室既可以单独设立，也可以采用与财务部门"一班人马、两块牌子"的办法设立，也可以在财务部门下设立一个专门的预算管理机构。对于规模较大的医院，应尽量采取独立设置预算管理常务机构的形式。值得注意的是，若采取由财务部门管理或合署办公的形式，一定要注意财务部门是医院的独立的职能部门，其作用限于医院的财务管理方面，而全面预算常务机构是预算委员会的组成部分，其作用涵盖医院的经营活动、投资活动和筹资活动。预算常务机构的人员除了财务人员外，还应有医务、人事、科研、技术等专业人员参加。

预算管理办公室负责处理与预算相关的日常事务，包括预算事前、事中、事后相关日常事务，以确保预算机制的有效运作，是连接预算管理委员会与各个预算责任中心的桥梁。

预算常务机构的主要职责是：

（1）传达医院年度预算目标，具体指导科室、职能部门编制预算方案；

（2）初步审查、协调和平衡科室、职能部门的预算方案；

（3）汇总编制医院的预算方案，报送预算管理委员会审查；

（4）与科室、职能部门沟通预算管理委员会审查意见，形成医院预算草案；

（5）根据院长办公会审批意见，调整医院预算草案；

（6）根据上级主管部门审批后的预算，分解、细化到科室、职能部门，并按科室、职能部门下达正式预算；

（7）组织医院预算的执行，按照预算审批权限，监督、控制科室、职能部门的预算执行情况，控制无预算、超预算的支出；

（8）收集科室、职能部门预算调整申请，并报送预算管理委员会审查；

（9）定期分析预算执行进度情况，编写预算执行分析报告，对专项经费进行专题分析，对重大资金项目进行绩效评估，并向预算管理委员会提交报告。

（二）预算归口管理机构

预算归口管理即在组织开展全面预算管理工作时，将不同的预算项目根据关联程度和控制需要，赋予这个组织中有关主体（即相应职能部门）一定的管理权力。医院可以根据自身的组织结构、业务特点和管理需要，责成内部财务、设备、基建、人事等各预算归口管理部门负责相关预算的编制、执行监控、分析等工作，并配合预算管理委员会做好医院总预算的综合平衡、执行监控、分析、考核等工作。在预算计划和控制流程中，部门管理者发挥的职能非常重要，因为他们是连接行政管理部门的计划和部门职工的执行之间的桥梁。

如果他们不能理解或接受预算的目标和任务，就不会把目标和任务正确地传达给部门职工，目标结果就无法实现。因此，部门管理者的积极合作和投入对预算项目的执行至关重要。通常医院设置的归口部门主要有财务部门、人事部门、采购部门、基建部门、总务部门、院长办公室等。

1. 财务部门

负责医院收入预算、支出预算及收支结余预算的编制。汇总各基层预算科室的收入支出预算，编制医院总收入预算及总支出预算。

2. 人事部门

根据医院发展目标及人员配置结构，汇总并综合确定各部门人员增减数据向财务处上报人员预算，包括今年各部门的拟招聘人员计划、部门间人员调动计划以及各部门离退休人员计划等，便于财务处编制下一年度人员支出预算，并与各科室协商确定各科室业务计划变化。

3. 采购部门

负责医院各科室固定资产预算的申报汇总，如各项医疗设备的采购预算、医疗设备的维修及升级预算等，需要综合考虑各科室设备使用率、现有设备使用年限、设备总量、科室业务增长趋势等因素。

4. 基建部门

组织医院各科室进行工程类预算项目申报，如改建项目、新建项目、扩建项目等，并将工程预算及经济合同报送相关领导审批。

5. 总务部门

负责医院预算期内各项后勤业务预算的申报汇总，结合各科室使用面积、人员数量、物价水平等变化趋势，汇总填报医院水费、电费、日常办公设备维修、公务用车等预算。

6. 院长办公室

负责医院预算期内各项管理费用的申报汇总，结合医院人员数量、活动情况等变化趋势，汇总填报医院出国经费、业务招待费、差旅费、大型活动经费、重大行政办公费等预算。

（三）预算监督控制机构

预算管理监控机构是对全面预算管理执行过程和结果进行监督、控制的部门。为保证全面预算管理的健康、正常运行，医院必须对各责任部门的预算执行及审议情况进行监控。控制方式一般分为事前控制、事中控制、事后控制。

一般情况下，医院全面预算管理的监控体系是医院的预算管理办公室、审计部门或财务部门，医院全面预算管理监督部门的主要职责：

1．预算管理办公室

（1）组织、协调预算管理的监控工作。

（2）对责任部门的人事、工作效率进行监控。

（3）对医疗、科研、教学的质量及安全进行监控。

（4）汇总监督结果，对出现的差异及时处理或召开协调会。

2．审计部门

（1）在医院全面预算管理中，审计部门负责对医院全过程活动进行监督控制。

（2）评价预算管理机能的效率、效果，促进提高预算管理素质和水平，促进医院资源的合理分配，帮助改善预算管理，以提高预算管理的效率和效益。

（3）审计部门监督控制贯穿于预算执行的事前、事中、事后的全过程，主要包括预算制度审计、预算编制审计、预算执行审计、预算调整审计、预算考核审计等。

3．财务部门

作为资金管控的直接职能部门，财务部门在医院全面预算管理过程中承担多种职能，监督控制职能为其重要职能之一。监控内容主要有资金监控、会计核算监控等。其主要职责为：

（1）财务部门必须要制定完善的收入、支出和资金占用计划，强化对医院资金运动全过程的监控和管理。对预算执行过程的资金流动进行监控。

（2）监督控制医院各责任部门的预算执行情况和收支情况，并对执行进度进行控制。

（3）对设备、物资的购买、入库、库存、管理等进行监督，对使用效率进行评价与监督。

（4）对预算执行过程的会计核算进行监控，各项支出收入是否得到有效控制，有无违反财务法规和会计制度情况。

（5）预算外开支是否履行了有关批准手续。

四、医院全面预算管理的执行机构

财务预算必须具有可执行性，预算目标需要逐级分解到各责任主体，医院预算管理执行机构是各级预算责任的执行主体。各预算责任中心是以医院的组织结构为基础，本着高效、经济、权责分明的原则建立的，它们既可以是以医院总体为单位，也可以是部门及科室，如各临床服务类科室、医疗技术类科室、医疗辅助类科室、行政后勤类科室等，也可以是班组等，预算责任主体是医院预算目标实现的直接责任中心。

（一）医院预算责任中心的划分原则

医院预算责任中心拥有与医院总体管理目标相一致、与其管理职能相适应的管理决策权，并应承担与其决策权相适应的经济责任。各预算责任中心的局部利益必须与医院的整体利益相一致，不能为了其局部利益而影响医院的整体利益。

医院的责任中心建立除了应贯彻责、权、利相结合的原则和目标一致性原则，还必须做到与医院的组织结构设置相匹配。一般而言，责任中心的的划分还应遵循如下原则：

（1）医院在运营过程中，各部门、科室、班组应具有相对独立的地位，能独立承担一定的经济责任。

（2）凡划为责任中心的部门、科室、班组应有一定的管理和控制权利和责任范围。

（3）凡被划分为责任中心的部门、科室、班组均能制定明确的控制目标，并具有达到控制目标的能力。

（4）在医院运营活动过程中，各责任中心都必须能独立执行和完成目标规定的任务。

责任中心的划分，既不在于级次，也不在大小，凡在经济管理上的责任是可以辨认的都可以作为单独的考核单位，从门诊部、药械科、制剂室、药房，到临床科室、医技科室、洗衣室、技工室、锅炉房、电工班组，甚至医院或某科室的某项设备，都可以划分为责任中心。

（二）医院责任中心构建

构建医院预算执行组织的主要工作就是由各种责任中心组成的医院预算责任网络，医院预算责任中心的结构是与其组织结构相对应的，组织结构的类型决定了预算责任网络的布局。根据医院组织结构及权责范围，医院的责任中心可分为院级责任中心、科室责任中心、单元责任中心三个层次。

1. 院级预算责任中心

院级责任中心是医院预算责任体系的最高层次，它控制医院整体的运营过程，它不仅能控制医院的成本和收入，而且能够控制投资。一般而言，医院战略层组织机构拥有经营决策权，决定医院的发展方向和重大经营决策，它实际上是全面预算的执行人。一般而言，一个独立的具有法人地位的医院就是院级责任中心。院级预算责任中心的具体责任人应该是以院长为代表的医院最高层，其预算的责任目标就是医院的总体预算。

院级预算责任中心的主要职责是负责制定医院总体预算，并负责全面地执行。对于公立医院而言，院级预算责任中心在预算编制过程中，要严格按照国家有关政策的规定和要求编制预算，要体现公立医院的公益性，资源的配置与使用也应体现公共服务产品的特征，要实现社会效益与经济效益的统一，要兼顾效率与公平的原则。院级预算责任中心对内应该承担预算的综合管理工作，对外则要接受上级主管部门及财政部门的监督和绩效考评。

2. 科室责任中心

科室责任中心处于预算执行网络的中间层次，也是执行医院预算的主体，科室责任中心不仅要执行院级责任中心制定的预算，同时，还要组织本部门所承担的预算工作的编制、分解、执行、控制等预算工作。

(1) 科室责任中心的划分

根据医院财务制度规定，医院的科室按照其功能及职责的不同，可划分为四类科室：

①临床服务类，是指直接为病人提供医疗服务，并能体现最终医疗结果、完整反映医疗成本的科室，如内科、外科、妇科、儿科等。医疗服务类科室既有业务收入，又有成本支出，是医院实现预算的中坚力量，其预算目标能否完成，关系到医院总体目标能否实现。

②医疗技术类，是指为临床服务类科室及病人提供医疗技术服务类的科室，如放射、超生、检验、血库、手术麻醉、药剂科、营养、医疗实验室等科室。由于我国是按照项目收费，所以医疗技术类科室所提供的服务可以收费，因此，既有收入，也有成本支出。

③医疗辅助类，是服务于临床服务类和医疗技术类科室，为其提供动力、生产、加工、消毒等辅助服务的科室，如消毒供应、病案、门诊挂号收费和住院结算等核算科室。医疗辅助类科室所提供服务保障基本不允许收费，因此，不能形成收入，只能形成成本支出。

④行政后勤类，是指除临床服务、医疗技术和医疗辅助科室之外的、从事院内外行政后勤业务工作的科室，如人事、科研、教育、财务、后勤等科室。行政后勤类科室中的医院管理类科室，如人事、财务等形成成本支出，后勤、教育等科室可形成收入，也可发生成本支出，但其形成的收入属于其他收入。行政后勤类中的管理类科室既是预算的执行主体，又是预算的监督与控制主体，如财务、审计、人事等科室。

(2) 科室责任中心的主要职能

①申报收入预算、支出预算，进行预算基础资料供给。全面预算是医院的全面性计划，涉及运营管理的各个部门，与每个科室都息息相关，因此需要各基层预算科室提供编制预算所需的各种基础资料，即各项收入预算和各项支出预算，支出预算如工程预算、业务预算及资本性支出等等，预算的金额、数

量、具体项目描述以及其编制依据，均要求由各基层预算科室分别提供。

②严格执行年度内预算下达指标。医院预算执行机构主要由各基层预算科室组成。医院各科室应当在年度内严格执行已下达的预算指标，以完成医院整体战略发展目标。

③自觉监督本科室预算完成情况。各基层预算科室应该自觉定期总结预算完成情况，及时调整预算执行中的不当行为，采取必要措施保证预算执行顺利。

基层预算科室是指科室预算的编制和执行部门，包括全院所有科室，由科室负责人对其全面负责。

3. 单元责任中心

单元责任中心是医院预算责任体系的基础层次，医院的总体预算需要分解到科室，科室分解到相关单元，医院的预算只有通过层层分解，才能建立责任体系，才能体现预算的全员参与的原则，才能有效实施。按照权责对应原则，单元责任中心可以按照预算管理的实际需要来设计。对于医疗服务类科室可以分为护理单元、医疗单元，也可以按照亚专科、专病化来设置单元责任中心。对于医疗技术类科室可按服务项目、医疗设备、班组分别设置单元责任中心。对于医疗辅助类科室可按班组、个人、服务项目来设置单元责任中心。对于行政后勤类科室可按照承担的任务、职能、所提供的服务等来设置单元责任中心。

单元责任中心可按部门、科室、班组等责任者进行归类，并由责任者负责和进行核算其收入与成本。要求把能够分清责任的收入、成本数据，分解到医院各部门、科室、班组或个人，做到干什么管什么，干与管一致，干的要对一定的成本负责，经济责任清楚。单元责任中心的收入、成本是考核各中心工作业绩的依据，并应和奖惩制度挂钩。

划分单元责任中心应按照可控性原则，对于成本应分清楚"可控成本"和"不可控成本"两类。可控成本是指可由医院一个部门、科室、班组或个人对其发生额施加影响并可控制的成本。不可控成本是指不能由医院某一个部门、科室、班组或个人施加影响并控制的成本。责任成本的可控与不可控是相对的，一项成本对某责任中心来说是可控的，而对另一责任中心则可能是不可控的；对上级责任中心是可控的，而对下级责任中心则又可能是不可控的。例如，医院总收入的成本，对药品责任中心来说是不可控成本，药品责任中心直接发生的费用属于药品责任中心的可控成本，间接分配的费用又是不可控成本，因为责任中心无法控制，因此，药品责任中心对不可控成本也就不能负责。

　　在医院的预算执行过程中，对于科室及单元责任中心还应设置预算员，完善的组织体系设置是为全面预算管理的合理、顺利实施提供的组织保证，其功能及优越性必须通过优秀的预算员在组织中正确、及时地完成工作予以实现。在预算管理办公室和各归口预算管理部门均应当设置专门的预算员指导基层预算科室预算申报、执行、调整，对全面预算管理全程进行跟踪、控制。各基层预算组织也应当设置专门的预算员，负责本部门预算工作。预算员是全面预算管理组织体系中最基础也是必不可少的执行单元，预算中的很多缺陷都可能源于糟糕的人际关系或管理层的恶劣态度，因此在有效的预算管理中，人是最主要的因素，因为预算编制流程可以实现自动化，但预算编制流程中人员行动的自动化是无法实现的。

　　医院全面预算管理过程中的预算人员管理涉及到某些基本原则的应用，包括：必须使职工之间保持高度责任感，必须激励职工恰当地参与到预算过程中以完成预定的目标和任务等等，在执行过程中应予以重视并落实。

　　在推行全面预算管理的过程中，履行各自职能的组织机构也需要配合其他职能部门行使职责，有些职能的实现也是单个部门难以完成的，各个组织机构在预算管理过程中相互牵制，相互监督，相互配合，共同协调完成，这也对各部门之间的沟通协调提出了更高的要求。

第三节　医院全面预算的审核与审批

　　医院预算应经医院决策机构审议通过后上报主管部门（或举办单位）。主管部门（或举办单位）根据行业发展规划，对医院预算的合法性、真实性、完整性、科学性、稳妥性等进行认真审核，汇总并综合平衡。

一、医院预算审核与审批的职责及意义

（一）预算审核与审批职责描述

1. 医院的预算审核职责

医院预算编制部门应对医院内部各预算执行部门上报的预算方案进行审查汇总，提出综合平衡建议。在审查、平衡过程中，预算编制部门应当进行充分协调，对发现的问题提出初步调整的意见，并反馈给有关预算执行部门予以修正，最终形成上报主管部门（或举办单位）的预算计划。即指医院内部对年度预算的初步审核。

2. 主管部门（或举办单位）和财政部门的预算审批职责

（1）主管部门（或举办单位）

承担核定收支预算的职能，即对于医院预算的合法性、真实性、完整性、科学性、稳妥性进行审核，汇总并综合平衡。

合法性是指医院编制的预算要符合《预算法》和国家其他法律、法规，充分体现国家有关方针、政策，并在法律赋予的职能范围内编制。医院的收入、支出预算要合法合规，遵守各项财务规章制度。对收支增减的预测要符合国家宏观经济政策，符合医疗行业发展趋势。

真实性是指医院编制的各项预算数字指标应认真测算，力求各项收支数据真实准确。机构、人员、资产等基础数据资料要保证真实可靠。各项收支要符合部门的实际情况，测算时要有真实可靠的依据，不能凭主观印象或人为提高开支标准编制预算。

完善性是指医院预算编制要体现综合预算的思想。要将所有收入和支出全部纳入医院预算编制中，对各项收入、支出预算的编制做到不重不漏，不得在医院预算之外保留其他收支项目。

科学性是指医院预算目标的设置要有科学的方向；预算编制程序要科学合理，安排好预算编制每个阶段的时间，既保证质量，又注重效率；预算编制的方法要科学，测算的过程要有理有据。

稳妥性是指医院预算的编制要做到稳妥可靠，量入为出，收支平衡，不得编制赤字预算。预算要先保证基本工资、离退休费和日常办公经费等基本支出，项目预算的编制要量力而行。

（2）财政部门

根据宏观经济政策和预算管理有关要求，结合是否符合法律法规的要求、是否符合医院的职能定位、是否符合区域卫生规划、医疗卫生机构规划以及医疗卫生机构发展计划等方面，对主管部门（或举办单位）申报的医院预算按照规定程序进行审核批复。

（二）预算审核与审批环节的意义

新《医院财务制度》规定了医院在预算审核以及主管部门（或举办单位）和财政部门在预算审批方面的职责，由此可见，预算审核及审批是否执行到位，在医院的全面预算管理中发挥着举足轻重的作用，具体表现为以下几个方面：

1. 维护并保证了预算的严肃性

主管部门（或举办单位）和财政部门对预算的合法性进行审核，要求预算的编制要符合《预算法》和国家其他法律、法规，充分体现国家有关方针、政策，并在法律赋予部门的职能范围内编制。具体来讲：一是收入要合法合规。组织资金收入要符合国家法律、法规的规定；行政事业性收费要按财政部、国家发改委和价格管理部门核定的收费项目和标准测算等。二是各项支出要符合财政宏观调控的目标，要遵守现行的各项财务规章制度。支出预算要结合本部门的事业发展计划、职责和任务测算；对预算年度收支增减因素的预测要充分体现与国民经济和社会发展计划的一致性，要与经济增长速度相匹配；项目和投资支出方向要符合国家产业政策；支出的安排要体现厉行节约、反对浪费、勤俭办事的方针；人员经费支出要严格执行国家工资和社会保障的有关政策、规定及开支标准；日常公用经费支出要按国家、部门或单位规定的支出标准测算；部门预算需求不得超出法律赋予部门的职能。

对预算真实性的审核要求部门预算收支的预测必须以国家社会经济发展计划和履行部门职能的需要为依据，对每一收支项目的数字指标应认真测算，力求各项收支数据真实准确。机构、编制、人员、资产等基础数据资料要按实际情况填报；各项收入预算要结合近几年实际取得的收入并考虑增收减收因素测算，不能随意夸大或隐瞒收入；支出要按规定的标准，结合近几年实际支出情况测算，不得随意虚增或虚列支出；各项收支要符合部门的实际情况，测算时要有真实可靠的依据，不能凭主观印象或人为提高开支标准编制预算。

2. 主管部门（或举办单位）可通过审核综合考量医院预算申报质量

通过预算审批环节，主管部门（或举办单位）在审核医院预算编制完整性时，是否将依法取得的包括所有财政性资金在内的各项收入以及相应的支出作为一个有机整体进行管理，对各项收入、支出预算的编制是否做到不重不漏，以及未在部门预算之外保留其他收支项目。同时可审核部门预算编制是否具有科学性，具体主要体现为：①预算收入的预测和安排预算支出的方向要科学，要与国民经济社会发展状况相适应，要有利于促进国民经济协调健康、可持续发展；②预算编制的程序设置要科学，合理安排预算编制每个阶段的时间，既以充裕的时间保证预算编制的质量，又要注重提高预算编制的效率；③预算编制的方法要科学，预算的编制要制定科学规范的方法，测算的过程要有理有据；④预算的核定要科学，基本支出预算定额要依照科学的方法制定，项目支出预算编制中要对项目进行遴选，分轻重缓急排序，科学合理地选择项目，从而对医院申报预算进行综合考量。

3. 保持预算总量平衡，保证预算的准确性

主管部门（或举办单位）和财政部门对预算的稳妥性进行审核，要求部门预算的编制做到稳妥可靠，量入为出，收支平衡，不得编制赤字预算。收入预算要留有余地，没有把握的收入项目和数额，不要列入预算，以免收入不能实

现时，造成收小于支；预算要先保证基本工资、离退休费和日常办公经费等基本支出，以免预算执行过程中不断调整预算。项目预算的编制要量力而行，量入为出，由此保证了预算总量平衡，保证了预算的准确性。

二、医院预算的具体审核及批复内容

（一）主管部门（或举办单位）预算审核及批复

1. 预算审核

（1）一级主管部门项目审核主要内容

预算申报是否符合主管部门工作重点、单位工作任务和发展规划。

预算申报理由是否充分、申报程序是否规范、项目申报类别和类型是否准确、是否按要求规范、细化填报，申报预算是否合理，所附相关材料依据是否齐全、规范，绩效考评项目是否按照有关要求填报。

一级主管部门要对预算单位申报项目的真实性、合理性、规范性负责。

组织预算单位对申报的项目进行充分论证，根据部门工作重点、事业发展规划和部门结余资金情况，合理确定各项目的预算数，调整排序方案。

在预算审核过程中，如发现申报的预算项目不符合项目管理要求，可进行预算项目调整或将预算项目退回预算单位，但要注明项目退回原因及修改建议，同时负责指导、督促单位重新规范填报项目。

在财政部门规定的时间内，将有关资料、数据上报财政部门审核。

（2）财政部门预算项目审核主要内容

预算项目申报是否符合当地政府工作重点、部门工作任务和单位发展规划。

预算项目申报理由是否充分、申报程序是否规范、项目申报类别是否准确、是否按要求规范、细化填报，申报预算是否合理，所附相关材料依据是否齐全、规范，绩效考评项目是否按照有关要求填报，涉及政府采购的项目是否按照政府采购有关要求填报。

在财政部门项目审核环节中，如发现预算单位申报的项目不符合项目管理要求，可进行项目调整或将项目退回上级环节，但要注明项目退回原因及修改建议，同时负责指导、督促预算单位重新规范填报项目。

2. 预算批复

项目支出预算一经批复，项目主管部门和项目单位不得自行调整。预算执行过程中，如发生项目变更、终止、调整预算的，必须按照规定的程序报批。

财政部门对经常性专项业务费项目，要明确项目的支出范围，并会同项目主管部门根据项目的具体情况，制定专门的管理办法。

项目预算批复后，如上级批复的项目预算数与原申报数不一致，项目实施方案应在批复的申报文本基础上进行合理调整。

在项目预算申报过程中，项目主管部门可以对所属单位内容相同的项目打捆申报。预算数下达和批复时按照谁打捆，谁拆分，并附监管责任的原则逐级分解，分解过程中应以预先申报预算为依据，不得重新调整。

延续项目列入部门预算后，项目的名称、编码、项目的使用方向在以后年度申报预算时不得变动，项目预算按照立项时核定的预算逐年安排，项目到期后自行终止。

（二）医院内部审核及批复

1. 审批机构及成员职责

医院内部的审批机构设有：预算管理委员会、预算管理办公室、各归口管理部门（包括日常业务及工程项目审议委员会、固定资产采购论证委员会、信息设备论证委员会等）。

各审批机构各自承担着不同阶段的审核职责：

（1）预算管理委员会

审查各预算责任中心（科室）编制的预算草案及整体预算方案，并就不合理的预算方案提出改进方法及对策。预算管理委员会是预算方案的综合审定机构，是医院内部全面预算管理的最高权力机构，其审定后的预算将成为各责任中心的最终执行指标。

（2）预算管理办公室

在预算草案提交预算管理委员会之前对各科室、各部门提供的预算草案进行必要的初步审查、校对、整理与综合平衡，并审查各预算责任中心申报预算必要资料的完整性。

（3）归口管理部门

人事部门、总务部门、采购中心、基建办公室、财务部门、院长办公室等归口管理部门各自承担着不同的审核职责。

人事部门：结合各科室各部门的实际情况，审核人员增减或调动需求的合理性。

总务部门：结合医院现有运营成本，审核科室上报的水费、电费、日常办公费用、公务用车等业务预算的合理性。

采购中心：结合现有设备使用状况、新增设备安装条件、设备总量等情况，综合

审议各科室各部门预算固定资产购置的合理性。

基建办公室：根据科室提出的申请，结合现场勘察，对各科室各部门上报

的工程类预算进行审议。

财务部门：审查科室上报预算方案中各项预算指标的合理性，并提出改进意见。

院长办公室：根据科室提出的申请，结合医院年度安排，对各科室上报的出国费、差旅费、会议费等进行预审。

2. 医院内部审批流程

(1) 各归口预算部门及预算管理办公室进行预算的初审

包括以下环节：

①数据验证。

a. 数学计量是否正确；

b. 逐个审核各层级各部门计划（报告），以确认其收入预测数正确地纳入其所有运营预算之中。

②分析以前预测的可靠性

应该比较过去几年的预测数、当年预测数以及下一计划年度的计划业绩。详细评估当年预算差异的原因，并与下一预算年度进行比较，以查明各种修正行动已包括在计划中，从而避免下一年度的重大差异。

③分析各层级各部门预算假设与目标。

要从以下方面对各层级各部门的预算计划中所提供的前提假设与目标进行有效性测试：

a. 与财务目标相关性；

b. 与总体经济环境及下一年度可能的经济变化预测的联系；

c. 影响各层级各部门利率、资本成本等特殊经济因素的效应；

d. 技术变革；

e. 卫生材料、药品等成本及其可获得性；

f. 预算提案包含的其他假设，如业务量目标。

(2) 召开各层级各部门的初审会议

将各层级各部门所提交的预算进行初审后，预算管理办公室应分别召集各层级各部门全体职工参加的一系列审核会议，并对职工们所提的问题展开讨论和提出解决议案。会议的最终结果应产生一份修正预算，该预算案不应存在明显错误与遗漏。此后，预算管理人员还应再以小范围会议方式，与各层级各部门负责人讨论，确认并尽力解决那些在职工审核会议上被提出的问题，并使参加会议的部门负责人对其所在部门职

工审核会上所提出的预算修正案负全责。在一系列沟通及审议会议中，院级预算管理人员特别要警觉并制止各层级各部门提交的预算中的想留缓冲和宽

裕趋向，注意警惕各层级各部门负责人保护自身获得业绩导向性报酬的倾向。必须明确指出并彻底消除这类倾向。

（3）组织高层进行初次审核

在审核和分析院级合并预算后，预算管理办公室应该给院长书记会、预算管理委员会及执行副院长编制一份书面的审核分析汇总表。预算管理委员会应从广泛的角度对院级合并预算进行审核，讨论各层级各部门的预算计划是否令人满意地达到了财务目标。在上下沟通的过程中，如果各层级各部门负责人提出了各种主客观变化因素，从而需要对财务部门所提出的原有目标进行重新评估，则各预算归口部门必须向预算管理委员会如实陈述这些问题。必要时，需要对院级目标进行修改。若院高层普遍接受合并前后的预算，则在预算管理委员会最后审核公布预算之前，各层级各部门预算负责人应向所在层级或部门最高领导人汇报，指出预算变化的具体方面，并声明自己所在部门的预算已被接受。

（4）对修正预算案的修改

在各层级各部门与其管理层修改各自的预算时，应使修改稿和预算初审时各级领导所提出的意见、建议吻合。

（5）预算人员对预算的第二轮修改和审核

预算管理人员在修正各层级各部门的分预算，并将其与财务目标及各级领导初步审核意见相核对后，需要再次与各层级各部门接触，对预算草案进行第二次审核并讨论，使修正稿能为院预算管理委员会所接受。若认为修改稿与计划目标相符，预算管理委员会可再编制一个新的院级合并预算表。编制合并预算表时会偏重于不同层面的细节问题，以反映院高层与各层级各部门的特定利益和需求。高层预算审核会议上，可以借助幻灯演示，向与会者详细介绍，逐条审核，最后确认预算成果并提交给终审会议。

（6）终审预算，正式下达预算指标

终审会议中，预算管理人员应认真详细地记录审核过程中所做的各种决策与修改。除此之外，应及时给与会者公布各次预算讨论会的会议纪要，使人们能对各部门预算达成的一致性意见、改变或增删的内容有一个清晰的了解。

第四节　医院全面预算的执行与控制

一、医院全面预算控制原则

医院预算是为了最有效地利用各项医疗资源，实现医疗服务的最大化，满足社会公众的需求。预算控制作为一种比较成熟的控制工具，经过不断总结提炼，形成了一套完善的原则。作为反映预算管理基本规律的预算控制原则，涵盖了从预算编制、预算执行到预算考核的全部环节。

（一）全面性原则

预算控制的对象是预算的执行过程，而预算执行过程又涉及医院各个环节、各个部门、全体成员，所以，有效的控制应该借助各部门、各成员的力量，它应该是预算执行者之间的自我监控和相互监控的结合，所以需要建立一个全方位、多层次及多元的预算执行控制责任主体。所谓全方位，是指预算控制必须贯穿到医院的各个业务过程、各个管理活动，覆盖医院所有的部门和岗位，不能出现任何遗漏。所谓多层次至少包括两方面，一是预算管理委员会对预算整体进行监控；二是按逐级负责制原则，由上级对下级的预算执行情况进行监控。所谓多元，是指既有事后的控制措施，又有事前、事中的控制手段，既有约束又有激励，既有财务上资金流量、存量预算指标的设定，会计报告反馈信息的跟踪，又有人事委派的策略。这样，医院的预算目标就可以渗透贯穿到决策、执行、监督、反馈等各个环节，各个责任单位能真正讲究工作效率，形成纵横交错、互控与自控相结合的责任体系，确保预算目标的实现。

（二）及时有效原则

预算控制应该能够为内部控制目标的实现提供合理保证，医院全体职工应当自觉维护预算的有效执行，控制程序具有可操作性，避免预算管理失效。在预算批准下达时，各预算执行单位必须认真组织实施，将预算指标层层分解，从横向和纵向落实到医院各部门、各环节和各岗位；在预算执行过程中应建立预算执行责任制度，对照已确定的责任指标，定期或不定期地对相关部门及人员责任指标完成情况进行检查，将发现的问题及时纠正处理，实施考评。

（三）成本效益原则

预算控制应当权衡实施成本与预期效益，以适当的成本实现有效控制。预算的执行与控制方案直接影响业务部门及管理部门的运作效率，因此应充分考虑成本效益原则。

（四）重要性原则

预算控制不需要面面俱到，而是要抓住重点，对重点预算项目严格管理；而对于其他项目则应尽量简化审批流程。对关键性指标要按月跟踪、检查，并对其发展趋势作出科学、合理的预算。

（五）适应性原则

预算控制应当合理体现医院的运营规模、业务范围、业务特点、风险状况以及所处具体环境等方面的要求，并随着医院外部环境的变化、运营业务的调整、管理要求的提高等不断改进和完善。

（六）归口控制原则

对于专业费用预算，财务部门可采取总量控制方法，由归口专业部门进行具体控制和调配，财务部门只审核总量是否在预算内。

二、医院全面预算控制内容

（一）预算控制概念

预算控制是预算管理中的核心步骤，控制是落实预算、保障预算实现的有效措施，它的实施效果最终决定着预算管理所发挥的作用。所谓预算控制系统是指在预算期间各业务采用一定的控制方法，对指定的预算责任单位的预算项目进行控制，并提供相应的预算控制报告。为保证预算的实现，就必须对预算进行必要的控制。预算控制是通过编制预算的形式，对医院未来运营活动发生的成本、费用、收入、结余等加以干预、协调和指导的过程。预算控制是一种目标控制，一种价值控制，同时也是一种制度控制。

（二）预算控制的分类

预算控制是按照一定的程序和方法，确保医院及各预算执行部门全面落实和实现全面预算的过程。根据不同的情况预算控制有不同的划分种类。

1. 根据预算控制的时间不同划分

算控制可划分为预算控制分为事前控制、事中控制和事后控制。

（1）预算的事前控制

预算的事前控制是医院开展全面预算管理的一个重要环节，也是医院进行全面预算管理信息化需要考虑的一个重要方面。通过预算控制系统，医院预算管理部门可以很方便地对各预算单位的预算进行有效的预警和控制。通过将预算控制和日常审批流程相结合，在业务活动发生前，通过相应的审批过程，达到事前控制的目标。它是对预算执行结果影响因素的控制，在偏差发生之前采取措施，因此控制效果是最理想的。

（2）预算的事中控制

事中控制是一个动态性的控制，通过事中控制可以有效抓住控制点，及时发现差异，衡量绩效，纠正偏差。预算的事中控制是指对费用、采购和资本性支出等涉及现金支出的预算，由预算执行审批相关人员按照医院内部控制流程中相关费用控制流程的执行进行逐级审核、控制的过程。医院应当建立预算执行责任制度，明确各预算执行部门、监督部门以及相关责任人员的责任，定期或不定期对预算执行情况进行检查，实施考核，落实奖惩。医院必须依法取得收入，各职能管理部门按照收入预算目标，采取积极有效的措施，依据国家价

格和收费管理政策合理组织收入。医疗机构的各项支出，必须按照国家规定的
开支标准、严格的审批程序办理。支出管理部门应严格按照支出预算的项目、
支出审批权限和审批程序合理安排支出；要严格控制无预算、超预算、不符合
审批程序的各项开支。要努力降低成本费用，合理调节资金收付平衡，严格控
制资金支付风险。它是在预算执行活动之中随时纠偏，从而保证预算活动的质
量。控制的效果依赖于基层管理者，它要求管理者必须有较高的素质，医院领
导层必须重视且提供一种良好的工作环境氛围。

（3）预算的事后控制

预算的事后控制是在预算执行之后进行的，主要目的在于总结规律，积累
经验，为下次预算做准备，提高预算编制质量。其重点放在对发生的行动效果
（被控结果）的经常监督和调整上，以通过核算和分析获得信息，并与控制标
准进行比较，提出纠正偏差的行为措施，确保控制目标的实现。这种控制方法
的主要特点：一是以执行结果中所获得的信息反馈为前提；二是有较完整准确
的统计资料为依据；三是通过分析、比较、采取措施以达到控制效果为目的。
事后控制一般可采用严密有效的财务核算和分析报告系统，循环的定时和不定
时的资产检查，以及定期不定期的财务及经济业务审计。

事前、事中、事后三种预算控制方式比较，见表5—1。

表5—1　　　　　事前、事中、事后三种预算控制方式比较

方式		特点	缺点
事前控制	分析预测	预算前选定可行目标具有防患未然作用	易产生主观臆断盲目性，对预算目标设定不准确
流程控制（事中控制）	手工控制	较灵活，可以变通，易于接受和实施	严格性不如系统在线控制，需要人工判断是否超预算，准确性不如系统在线控制
	系统在线控制	控制严格，数据准确，执行统计较为便利	控制最严格，但可能出现由于种种例外情况导致业务停滞的情况系统信息流和实际单据流的核对导致额外工作量
事后控制	分析通报	反映情况较综合、全面，较适用需长期考核事项	控制严格程度不如前两种方式监控的及时性方面不如前两种方式

2. 根据预算控制的方法不同

预算控制分为授权控制、反馈控制、调整控制、制度控制。

（1）授权控制

为了明确医院各级各部门负责人有关预算执行的责任，保证各级各部门负责人能通过预算有效控制其业务活动，提高预算执行效率，医院必须建立预算执行的分级授权审批制度。所谓授权是指有关单位和岗位在处理业务时必须得到相应的授权，经批准后才能进行。授权控制是在某项预算业务活动发生之前，按照既定的程序对其正确性、合理性、合法性加以核准并确定是否让其发生而进行的控制，这种控制方法是一种事前控制，能将一切不正确、不合理、不合法的经济行为制止在发生之前。预算是集权与分权的结合体，它以预算为界限来划分授权范围。为真正落实预算管理，医院内部必须明确预算审批权限和预算执行权限的划分规则，从而进一步落实各责任主体的管理责任。

授权分为一般授权和特别授权，一般授权是医院内部较低层次的管理人员在其权限之内，依照既定的预算、计划、制度等标准对正常的业务活动进行的授权。特别授权是对非经常业务活动行为进行专门研究作出的授权。按照规定的预算科目和批复的预算额度合理使用资金，定期向预算管理部门报送预算总表和明细表。各部门负责人对本部门预算执行情况的准确性、真实性和完整性负责。就预算控制而言，授权有四层含义：一是有限的资源运用权力，二是有限的资源批准权力，三是责任是授权的前提和代价，四是对权力的受托报告责任。

（2）反馈控制

预算反馈控制是指通过会议、报告、调度、分析等多种形式，及时掌握预算执行情况的预算控制活动。建立健全预算信息反馈系统是确保全面预算管理系统高效、协调运行的基础与保障，也是实施预算控制的重要工具。为保证预算目标的顺利实现，在预算执行过程中，各级预算执行部门要定期对照预算指标及时总结预算执行情况，对于发生的新情况、新问题及出现偏差较大的重大项目，应当及时查明原因，计算差异，提出改进措施和建议；财务部门应当利用各个责任中心的会计核算资料和财务报表监控预算的执行情况，及时提供预算的执行进度、执行差异及其对医院预算目标的影响等财务信息，促进医院各预算执行部门完成预算目标；医院预算管理部门要及时向医院预算管理委员会报告预算的执行情况，以便医院决策管理层能够及时、全面地了解情况，进行协调、监督和指导；医院预算管理委员会应定期召开预算执行分析会议，全面、系统地分析预算管理部门提交的预算执行情况报告，对存在的问题及出现偏差较大的重大项目，责成有关预算责任部门查找原因，提出改进运营管理的措施和建议。

预算反馈控制主要包括预算反馈例会和预算反馈报告两种形式。预算反馈例会是指为了保证预算目标的顺利实现，在预算执行过程中，预算管理部门和预算执行部门定期召开的各种预算例行会议。通过召开各种例会，可以对照预算指标及时掌握预算执行情况、掌握差异、分析原因、提出改进措施。预算反馈报告是指采用报表、报告、通报等书面或电子文档形式进行预算信息反馈的预算控制方式。预算反馈报告是预算反馈控制的重要内容，预算反馈报告反馈的各种信息是各级领导和预算管理部门实施预算控制的重要依据。

（3）调整控制

预算调整或修正是指当医院内外部环境发生变化，预算出现较大偏差，原有预算不再适宜时所进行的预算修改。由于医院外部运营环境和内部资源条件的变化，预算调整是预算实施过程中的必然问题和基本环节。但预算调整又应该是一个十分规范的过程，必须建立严格、规范的调整审批制度和程序，并按照规定的程序进行调整。预算调整范畴可分为三类：一是项目间调整，指预算单元在本部门已编制预算各项目之间的数据调整，该类调整不影响总资源的投入，属于预算内调整。二是追加调整，指在已有预算项目基础上由于运营规模、业务量等扩大导致的增加预算投入，影响总资源投入。三是新增调整，指在新的市场环境下增加新业务的预算项目，影响总资源投入。后两者均属于预算外调整。无论预算调整是追加、调减还是新增，都要实行逐项审批、逐级审批制度，统一由预算负责人员办理。

预算调整同预算的制定一样，是一个重要、严肃的环节，必须建立严格、规范的调整审批制度和程序。一般来说，预算调整规则中应该包括预算调整条件、预算调整程序和审批权限规定等。通常，只有下列情况发生且致使预算编制的基础不成立或导致预算执行结果产生严重偏差的时候，方能进行预算调整：第一，市场需求发生变化；第二，医院内部资源发生变化；第三，增补临时预算；第四，外部市场环境发生重大变化。在程序上，一般预算调整需要经过申请、审议、批准三个主要程序。调整申请应说明调整理由、初步方案、前后预算指标对比及调整后预算负责人等。调整审议决策时应遵循以下原则：预算调整事项不能偏离医院发展战略和年度财务预算目标，调整方案应在经济上实现最优化，调整重点应放在财务预算执行中出现的重要的、非正常的、不符合常规的关键性差异方面。预算调整不仅要在制度权限上进行控制，同时还要在技术层面上进行控制，对预算系统的操作、变更等项目、编码、口令等无法随意更改，力求设计严密，达到预算操作使用与控制的目的。

（4）制度控制

预算一经确定，在医院内部便具有"法律效力"。作为一种控制制度，预算本身不是目的，预算的目的是加强控制。而预算无论是作为目标控制或是程序控制，均是以规范、严格的制度方式实现的。预算控制制度主要包括预算系统设计控制制度、预算执行控制制度和预算结果考评控制制度，由此来实现预算的事前、事中、事后的系统控制职能。

首先，预算控制通过对预算系统设计的制度控制，明确了不同责任主体在预算管理系统中的责任，揭示了这种责任的目标形成、表现形式以及审校程序和方法等，使预算目标得以落实和细化，为目标控制提供良好的前提。

其次，预算控制通过一系列相应的制度，来强调和实现执行过程中的控制。重点包括：①授权制度。授权制度是一切内部管理和控制制度的基础，是包括预算控制在内的所有制度的制度。通过授权，使各责任单位的权力得以明确体现，这既是一种分权，又是以不失去控制为底线的。授权制度是权力控制者采用合理的方式，在为实现整体利益的目标前提下，明确各单位的责任；在此范围内，各预算单位权力义务并存。这种激励与约束并存的制度控制极大地降低了控制成本。②重点预算执行控制。不管预算以何种形式进行控制均会消耗资源，均会导致成本支出：控制点越多，控制成本越大；控制面越广，控制程度可能越低。因此，控制必须有重点，有核心。在预算执行过程控制制度中，我们应特别注意医院战略、医院管理模式、医院行业特征等方面的情况不同，预算控制重点也不同，力求达到事半功倍的控制效果。③信息反馈与报告制度。执行过程控制的一个重要基础是必须有及时、相关的信息反馈作为支撑。没有有效的报告制度，预算控制乃至整个内部控制均变成空话，无法起到应有的作用。

最后，通过预算科学的考评制度，来实现其结果控制，并进一步强化预算管理的激励和约束机制作用。

3. 根据预算控制的对象不同划分

预算控制可分为资金控制、成本费用控制、采购控制、存货控制。

（1）资金控制

资金控制主要就是资金计划的平衡、协调，就是把好资金支出关。医院每天若干笔资金的支付，要弄清楚来源和出处。控制要点如下：

第一，建立现金流管理制度。现金流管理制度是实行资金预算控制法的基本前提，比如收支两条线管理制度。各责任中心每月底向财务部提交下月费用、采购等资金计划，费用资金计划的来源就是年度预算费用的使用情况，采购资金计划的来源就是采购计划以及付款政策。

第二，预算委员会平衡批准后下发执行。财务处安排资金的使用，同时及时催收应收账款。

第三，建立严格的货币资金业务授权批准制度。明确被授权人的审批权限、审批程序、责任和相关控制措施，审批人员按照规定在授权范围内进行审批，不得超越权限。医院货币资金收支和管理必须统一由财务部门负责，对未经授权的部门和人员，严禁其办理货币资金业务或直接接触货币资金。支付资金程序要做到"四审四看"：一是审支付申请，看是否有理有据，用款时应提交支付申请，注明款项的用途、金额、支付方式等内容并附有有效经济合同或相关证明及计算依据。二是审支付审批，看审批程序、权限是否正确，审批手续是否完备，审批人根据其职责、权限和相应程序对支付申请进行审批。对不符合规定的货币资金支付申请，审批人应当拒绝批准。三是审支付审核，看审核工作是否到位，财务审核人员负责对批准的货币资金支付申请进行审核，审核批准范围、权限、程序是否合规，手续及相关单据是否齐备；金额计算是否准确；支付方式、收款单位是否妥当等。四是审支付结算，看是否按审批意见和规定程序、途径办理。出纳人员根据签章齐全的支付申请，按规定办理货币资金支付手续，并及时登记现金日记账和银行存款日记账。

第四，及时分析现金流预算执行情况。跟踪、分析现金流预算执行情况达成如下目标：分析现金流的有效性，不断提高医院资源运营水平；分析现金流执行偏差，促进现金流预算精准度的提高；及时发现擅自改变资金用途等不良现象，降低财务风险，实现现金流预算控制法的目标。

（2）成本费用控制

成本费用控制的范围是指可控性的成本费用，在可控性费用中又分为变动性费用和固定性费用，对变动性费用的控制有三点：一是人员经费，各科室应根据工作需要合理配置人员，严格控制人员增长，实行竞聘上岗、推行全员聘用制，因事设岗，以岗定员，实行合理的减员增效，对转职、轮转、返聘等人员进行正确及时的划分，使人员达到有效的优化配置。同时，实行人员激励考核制，通过奖惩绩效等方式对个人、科室、医院从不同程度上起到控制成本、合理增效的目的。二是卫生材料费，医院成本中医疗卫生材料消耗占较大比重，而且属于可控变动成本范畴，各医疗相关科室应注意在领用时合理控制。各预算责任单元负责人应充分考虑本科室运营收入情况，制定合理的消耗定额和领用计划，避免无故大量领用、浪费或囤积的情况发生，做到各个期间收支合理。同时注意降低损耗率，提高卫生材料的可用性。三是公用成本费用，对医院所需消耗的水电费、燃气费、供暖费等，各科室人员应以身作则，提高节约意识，在保证医院正常运营的基础上尽量降低公用成本费用。固定性费用控制的要点主要是完善各种费用的标准，完善审批权限表和审批流程；对项目性的费用，必须要先申请后使用。

（3）采购控制

采购活动可以根据采购内容的不同分为材料采购、设备及工程采购、办公资产采购。对采购活动的控制：一是制定合理的采购需求计划，二是选择合适的供应商。控制的要点如下：

第一，完善大额商品、固定资产集中采购、公开招标的制度。采购行为中询价、定价与采购的岗位分开，采购人员只有采购计划的执行权，没有询价权和定价权。采购询价后要综合供应商的报价、规模、信用状况、付款条件等，要形成询价分析报告，定价决策者根据询价分析报告选择最优采购方案，尽量使物价与市场行情相符，原则上选报价最优者，如有例外须报告说明原因。对大宗商品、大额固定资产的采购，可采用公开招标的方式。对物资采购进行严格的日常控制，避免跨期跨月的单据遗漏、入账不及时等问题。

第二，完善供应商及材料价格信息库，为采购价格分析及采购定价提供资料。

第三，建立严格的采购申请、审批及验收程序制度。

第四，财务部要进行付款的控制，定期与供货商进行核对往来账项，物资会计要定期盘点，加强成本控制。

（4）存货控制

存货的控制一个是存货额度的控制，即存货周转期的管理，另外是存货库龄的控制。医院存货包括各种药品、试剂、医疗物资、低值易耗品、办公用品、后勤物资等，其中药品、卫生器材、低值易耗品是医院存货的主要部分，是存货管理控制的重点。医院的存货管理要做好三项基本工作：第一，合理确定储备定额，选择一个存货最佳水平，保证尽可能少地占用资金、存货量满足医疗服务要求。第二，建立健全物资管理制度。对物资的收、领、退的操作程序及管理有相应的办法制度。第三，加强对库存物资的清查盘点工作。要做到账实相符，对于盘盈、盘亏的物资，应查明原因，分清责任，按规定程序报经批准后进行相应的账务处理。第四，要加强对低值易耗品的实物管理，对在用低值易耗品采用"定量配置、以旧换新"的管理办法。

存货管理的目标是：在保证医院医疗、教学、科研工作需要的前提下，使存货投资最小化，以减少资金占用，提高医院资金的利用效率。为此，在具体进行存货资金管理控制时必须做好以下两方面的工作：第一，做好存货资金的规划工作，合理确定存货资金的占用量，节约资金的使用；第二，加强存货的日常控制，使存货总量、存货品种和数量合理组合，加速存货周转。

存货控制的相关成本是指有关存货从市场订货购入、储存至出库整个过程所发生的一切费用，以及因缺货而造成的经济损失。一般而言，存货相关成本分为采购成本、订货成本、储存成本和缺货成本四种。

4. 根据控制的手段不同划分

预算控制可分为手工控制和在线控制。

（1）手工控制

手工控制是指按照医院内部控制流程和相应的审批权限，对相关资金支出的交易所进行手工流转并签字的过程。手工控制的特点：一是预算审批时以台账作为审批的重要依据；二是人工流转单据的工作效率较低，行政成本较大。

（2）在线控制

在线控制是依据专门的信息系统实现对重点预算事项的控制。在线控制的特点：①各科室在申请暂借资金、报销费用时，系统自动提供该预算项目的预算数、已发生数和可用数等信息；②使结果更丰富有层次；③使流程更有效率；④使调整更具灵活性；⑤使分析更具全面性、系统性。

其中预算编制的在线控制流程：经过预算准备，将目标进行传达，通知各科室进行填报，各科室根据本科情况进行预算填报并提交预算，财务处关闭预算进行合并审核。其中，数据等相关指标无误符合要求的完成预算编制，不符合要求的经与科室沟通，需要科室进行调整，重新提交预算，进行二次审核，无误后预算编制完成。

资金预算申报过程控制分为以下几个步骤：

第一，预算员申报。科室在暂借、报销时，预算员首先登录预算支出系统进行预算申请，根据科室需求和系统要求正确无误地填写预算申请内容。

第二，科主任、院领导审核。经科主任、院领导审核预算项目相关内容，确定正确无误，通过审核。

第三，财务处审核。财务处根据科室申报内容进行审核，规定内的进行支付操作，暂借的予以冻结，已支出的予以核销。

通过预算支出系统进行控制，逐级审核，确保预算支出项目、金额等无误。同时，科室相关负责人还能通过预算支出系统查询到本科室以前期间的预算支出项目，方便掌握本科室预算支出情况，为预算申报、批复、使用等提供了明晰的查询，有利于预算的控制。

三、医院全面预算的调整

医院应按照规定调整预算。财政部门核定的财政补助等资金预算及其他项目预算执行中一般不予调整。当事业发展计划有较大调整，或者根据国家有关政策需要增加或减少支出、对预算执行影响较大时，医院应当按照规定程序提出调整预算建议，经主管部门（或举办单位）审核后报财政部门按照规定程序调整预算。收入预算调整后，相应调增或调减支出预算。

（一）预算调整的概念

预算调整是指在预算执行时，由各责任中心根据运营管理要求、环境或政策变化，通过预算分析等资料提出预算目标，调整申请，经预算管理委员会审批后对预算进行的重新修订。因此，预算调整的实质是对预算目标的调整。

（二）预算调整的条件

当有下列情况之一，且严重影响预算执行时，可按规定程序申请预算调整：

（1）医院发展战略调整，重新制定运营计划。

（2）客观环境发生重大变化，如市场需求、行业发展、国家政策等方面，需要调整有关预算指标。

（3）医院内部条件发生重大变化。

（4）发生因不可抗力而导致的事件。

（5）发生预算委员会认为必须调整的其他事项。

各医院对于必须进行的预算调整，应由相关部门提出书面申请，详细说明调整的理由。例如根据国家政策在年度中间较大幅度地调整职工工资或提高离退休费标准等情况时，可以对预算进行调整。医疗机构的预算经批准调整时，必须严格控制调整范围，防止盲目扩大范围，或借预算调整之机，随意更改预算项目，给本单位运营活动造成不良的影响。预算调整须经本单位预算管理决策机构、领导集体决策审查、职工代表大会（或职代会主席团会议）通过，报上级预算管理部门审批后下达执行。

四、预算调整的方式及审批

预算调整按照发起对象不同，分为自上而下和自下而上两种。

（一）自上而下的预算调整

自上而下的预算调整发起对象为高层管理人员，适合于当外部环境和内部条件等客观因素导致全局性重大变化的情况。其调整流程如下：

（1）由高层管理者提出预算调整意向。

（2）预算管理办公室编制预算调整申请表，提交预算执行情况分析报告，说明调整内容和原因。

（3）预算管理办公室上报预算管理委员会审议批准。

（4）预算管理委员会批准调整申请。

（5）预算管理办公室下达预算调整通知书。

（二）自下而上的预算调整

自下而上的预算调整发起对象为各责任中心，适合于当外部环境或内部条件等客观因素导致医院局部重大变化，且符合预算调整条件的情况。其调整流程如下：

（1）由预算调整申请部门填写预算调整申请表，并提交预算执行情况分析报告，说明调整内容和原因。

（2）预算调整申请部门交主管院领导审批。

（3）预算调整申请部门上报预算管理委员会审核。

（4）预算管理委员会审核后提出调整建议。

（5）预算管理委员会批准预算调整申请。

（6）由预算管理办公室下达预算调整通知书。

（三）具体调整方法

具体调整方法指经过批准的资金计划，在执行过程中因特殊情况需要增加或者减少收入支出的变更情况。计划调整的类别可区分为"超计划调整"、"计划外调整"和"其他调整"。

1. 超计划调整

为确保资金管理的刚性，原则上支出项目"可用额度"和"余额"不得为负数。如果某笔支出的发生将使该项目总支出突破年度计划额度，则审核不予通过。而应由开支部门提出申请、归口部门职能审核，并经医院相关部门审批同意后，补充资金计划后方可执行。

2. 计划外调整

当医院面临的外部环境发生变化，如发生应急医疗任务时，相关科室应及时增补工作计划及资金计划。

3. 其他调整

因特殊情况当年未执行完毕而需要下一年度继续完成的资金计划，按照规定程序审批后可直接转至下年度资金计划。

第六章　医院资产管理

第一节　医院资产购置

公立医院经重大经济事项决策后，应严格遵循相关制度、程序，按计划购置资产。举债购置需经过严格的报批手续。

一、公立医院资产范畴

根据公立医院资产负债表显示，公立医院资产分流动资产与非流动资产两类。其中：流动资产包括货币资金、短期投资、财政应返还额度、应收在院病人医疗款、应收医疗款、其他应收款、预付账款、存货、待摊费用、一年内到期的长期债权投资；非流动资产包括长期投资、固定资产、在建工程、固定资产清理、无形资产、长期待摊费用、待处理财产损益。

二、公立医院资产购置注意事项

公立医院实物资产购置必须遵循严格的采购制度与程序，有国家、地方统一招投标规定与流程的遵循相关规定与流程，其余需在相关规定与制度的指导下制定内部采购制度与流程。

固定资产、大宗物资必须按期制定采购计划，明确采购品名、规格、数量、采购理由等信息，报上级相关部门审批同意。

实物财产购置所需资金如需来源方式与数量，需经院内党政联席会议讨论决定，并报请上级相关部门审批同意。

三、公立医院资产购置筹资来源

当前，为进一步解决老百姓"看病贵、看病难"的问题，公立医院在硬件改造方面均加大了投入力度。为此，公立医院需要积极地筹措资金用于发展建设。目前，除自有资金外，公立医院发展建设资金筹资渠道主要有：财政补助、银行贷款、国外贷款、融资租赁、商业信用、职工集资、投资合作、慈善捐款等几种形式。

（一）筹资渠道的比较

公立医院现有筹资渠道各有利弊，具体比较如下：

1. 财政补助

财政补助是事业单位直接从财政部门取得的和通过主管部门从财政部门取得的各类事业经费，包括经常性补助和专项补助。财政补助属国家预算资金的一部分，申请资金有保障、申请方式较便捷、申请成本较低廉。但财政补助资金毕竟有限，虽然医疗卫生支出占中央财政支出比重在逐年增加，但我国医疗卫生投入占国内生产总值的比值仍需要提升。

2. 银行贷款

银行贷款是银行根据国家政策以一定的利率将资金贷放给资金需要者，并约定期限归还的一种经济行为。银行贷款方式比较普遍，政策流程普及、合作双方熟悉、院方申请程序相对简单。

但是，银行贷款方式也受到一系列内外环境的限制，主要有：一是存在一定的金融风险。受国内外金融形势的影响，国家宏观调控政策的限制，银行授信额度与利率会随着大环境的变化而变化，一度影响到公立医院的持续发展。二是贷款方式受限。我国法律规定学校、幼儿园、医院等以公益性为目的的事业单位、社会团体的教育设施、医疗卫生设施和其他社会公益设施不得设定抵押。为此公立医院只能寻求信用担保方式，这为公立医院筹资设置了一定的障碍。

3. 国外贷款

国外贷款主要是向世界银行、亚洲开发银行、国际农业发展基金会等国际金融组织贷款。这些国际金融组织资金雄厚、管理规范，本着协助会员国的复兴与开发、促进国际贸易的长期平衡发展的宗旨，有的甚至能提供利率较低、手续费较少的银行贷款。

但国外贷款的弊端在于：一是贷款比例有限。国外贷款比例往往限制在总投资的 20%～50%，主要仍需依靠国内配套资金。二是贷款期限不灵活。国外贷款期限一般在 20～30 年，不适合我国医院多变的贷款需求。三是申请手续烦琐。国外贷款要求严格、程序烦琐，一般需要一年以上甚至更长的时间才能获得贷款，资金作用发挥不够及时。

4. 融资租赁

融资租赁又称设备租赁或现代租赁，实质上是转移与资产所有权有关的全部或绝大部分风险和报酬的租赁。融资租赁信用审查手续简便，不需要抵押与担保，设备供应商掌握的医用设备产品和产商信息还可以协助公立医院科学决策。

但利用融资租赁存在弊端：一是融资成本较高。融资合同一般规定按国家银行利率计息，另外一次性加收租赁设备价款 5％的管理费，且签合同后需首付 10％的保证金。二是资金用途局限。融资租赁一般仅局限于设备购置的资金需求。三是资金数量有限。因为融资租赁往往局限于设备资金，大额的基本建设资金、人员工资还是依靠其他渠道解决。

5. 商业信用

商业信用是企业在正常的经营活动和商品交易中由于延期付款或预收账款所形成的企业常见的信贷关系。商业信用的形式主要有：赊购商品、预收货款和商业汇票，在公立医院中体现为延期付款、预收预交金和商业汇票。利用商业信用，最大的优点在于方便和及时，尤其是延期支付药品款、设备款，公立医院自主权相对较大，一定限度内不发生资金占用成本。

但商业信用也存在信用规模、信用放心、信用条款、授权兑现等方面的局限，集中体现在：一是无限期地延长支付期，将一定程度上影响公立医院的声誉。二是预收预交金应以病人为中心，根据病情需要、患者实际情况调整，不应一味强求。三是商业汇票局限在一定范围内流通，使用者接受意愿不强。

6. 慈善捐款

慈善捐赠是出于人道主义动机，捐赠或资助慈善事业的社会活动。这种筹资方式成本极低、获得手续简便。但目前企业或个人公益性捐赠积极性不高，资金额度有限。

（二）筹资渠道的思考

经过几种常见筹资渠道的比较，银行贷款方式比较普遍，政策流程普及、合作双方熟悉、院方申请程序相对简单、资金来源较大，公立医院在积极争取财政补助与慈善捐款的基础上，可以将银行贷款作为最主要的筹资渠道。

在采取银行贷款的筹资方式时，应注意把握两个方面：

1. 注重信用评价，把握贷款尺度

首先，应设计建立适应公立医院特性的医疗机构信用评价体系，完善公立医院自我评价工具。其次，公立医院应充分运用评价体系进行正确的自我评价，以指导公立医院确定正确的贷款结构与贷款额度，提高抗击金融风险的能力。最后，针对暴露出来的短板问题，公立医院应积极整改、努力克服。

2. 加强内部管理，降低资金成本

具体措施有：实行信贷银行招标、通过比较形成银行间的竞争机制、充分利用流动贷款额度、确定最经济的固定贷款期限、选择加息调整期较长的贷款产品、利用网上银行结算手段、及时办理通知存款、合理利用医院资金浮游量等。

针对其他筹资渠道存在的弊端，应主动找寻问题的根源，积极探索克服困难的途径，最大限度地加以利用，拓宽筹资渠道。在财政补助方面，财政补助不仅仅是要加大总额，更应注重结构与方式的调整，财政补偿应各取所需，不搞一刀切；财政补偿应充分鼓励社会效益的发挥；财政补偿应全面保障人员经费；财政补偿应以科研成果应用价值为衡量标准。在慈善捐赠方面，国家应适当调整捐赠政策，尤其是调整税收减免政策，鼓励社会捐赠的增长；公立医院也应主动出击，积极与企业及富有阶层沟通信息、与出院病人频繁联系，设置捐赠冠名制，透明捐赠账目，促进捐赠资金的增加；在健全医院信息管理能力的前提下，推行"医院就诊卡"，卡中预存的金额可以为公立医院提供大量的流动资金；借鉴其他民生工程成功经验，推行国有控股制医院，申请上市募资，可以筹措到大量发展资金。

四、公立医院债务化解策略

近年来，各地公立医院走上了跨越式发展的道路，以前所未有的速度实现了服务规模的扩张，经营规模的扩大造福了当地百姓，但也给各家公立医院带来了沉重的经济负担。公立医院仅靠有限的财政性补偿支撑已无法满足其发展的需要，收费标准的严格控制、基础成本的不断增长限制了公立医院资金的融资渠道，要尽快使公立医院扩大规模、改善医疗条件、提高公立医院综合实力，对外负债无疑是一条重要的筹资渠道，但是微薄的结余与高额的贷款成本已使各级公立医院面临前所未有的财务危机。

（一）基建债务形成原因

公立医院基本建设导致财务危机的成因主要有：

第一，投资速度过快。目前，各地各级公立医院基本建设项目正如火如荼地开展着，且呈"投资大、更新快"的现象，靠自有资金很难承担如此庞大的项目。

第二，公益性、建设性需求大。搞好卫生服务是造福一方百姓的大事，也是卫生主管部门及各级公立医院的责任，但目前公益性、建设性需求日益加大，有些已超过公立医院本身能达到的建设能力。

第三，配套资金缺口。近年来，国家财政对卫生系统支持力度大幅增长，但投入总额度仍不算高，国家财政补助占公立医院总收入的比例尚低于行政管理费、经济建设费等方面的开支，这与要求公立医院日益提高公共医疗卫生服务水准的目标不甚匹配。

第四，服务收费的非市场化。公立医院的服务性质决定着公立医院必须严格执行发改委的医疗服务及药品收费标准，即使这一收费标准是不甚合理的；但公立医院本身却又置身于市场经济之中，必须遵循市场经济规律与日益提高的基础成本，这使得公立医院的结余空间日益缩水乃至亏损。

第五，公有体制约束。公立医院的公益性，决定着公立医院非市场化的运作模式，也使公立医院很难依靠自有资金摆脱贷款包袱。

（二）基建债务化解策略

针对上述存在的问题，本书提出以下化解策略：

1. 严格控制投资规模与速度

首先，对大型基建项目与设备投资，必须经过严密的可行性论证。其次，建立债务风险防范和预警机制，以债务风险预警指标进行有效的监督，如对当前资产负债率已超过30%及预计最高资产负债率将超过50%的公立医院，不予批复大型新投资项目，具体监控指标体系有：偿债能力（流动比率、资产负债率、已获利息倍数、经营净现金流量比率）、盈利能力（结余率、净资产结余率、业务结余率）、资金周转能力（存货周转率、应收账款周转率）、发展能力（业务收入增长率）等。最后，实行目标分解、责任包干制，对已产生债务的公立医院下达可行的目标，配以考核措施，鼓励共同化解债务。

2. 实现资源共享

目前，各级公立医院为进一步提高医疗服务水准与档次，加大高、精、尖资产的投资，但往往利用效率不高，导致有限卫生资源相对浪费。为此，应与当地卫生主管部门或大型公立医院牵头，建立松散型的医疗服务集团化合作模式，实现卫生资源的合理共享，减少重复浪费。

3. 拓展资金来源渠道

首先，积极争取财政支持，在争取财政资金直接支持的同时，还应争取更多的政策支持，争取更多财政贴息。其次，争取社会捐赠资金，医疗卫生服务是一项社会公益性服务，不仅需要政府的支持，更需要社会公益热心力量的援助。

4. 争取政策扶持

政策扶持是公立医院基建债务能否有效化解的关键，具体方式有：一是盘活现有资产。在不违背主营业务方向的前提下，利用现有的卫生资源，适度创造其他合法收入，作为必要和有益的资金补充，例如建设期前后建设用地临街招租。同时，实现闲置资产的置换，尤其是土地的资产转换，盘活资金。二是允许适度吸收民间资本，吸引外资。民间资本进入基建项目的方式主要有建设转让模式、建设经营转让模式、购买建设经营模式和暂时民营化四种。三是允许注入社会资本。目前，公立医院主营业务性质的限制，使其具有有利的商业条件却无法发挥更大的经济价值，往往是其微薄的经济回报带动周边商圈的形成与巨大经济效益的产生。可以将公立医院具有商业价值的硬件环境作为社会资本，在建设期间提前获得丰厚、合法的资金支持。

5. 积极发挥财务管理作用

用足、用好有限的资金，可节约大量的资金成本。在降低信贷成本方面，可实行信贷银行招标；可选择 2～3 家银行，通过比较形成银行之间的竞争机制；可充分利用流动资金贷款额度，尽量利用流动信贷，节约贷款成本。在灵活运用现有信贷政策方面，可合理确定贷款期限，根据项目建设进度确定最经济的固定资产贷款期限，降低贷款期限档；可选择加息调整期较长的贷款产品。在充分应用各种金融手段方面，可办理网上银行业务，提高资金运作效率，缩短资金占用周期；可办理 1 天、7 天通知存款以提高利息收益；可采用承兑汇票的支付方式，减少 3～6 个月资金贷款。在用足自筹资金方面，在保证公立医院正常运转与基建项目进程前提下，推迟若干月应付款即为大量免息贷款；可充分利用游离资金，如利用应付款项支票开出到实际到账时间存在一定的时间差；可改进工资支付方式，估计职工每天取款情况后分期划款至账户；可合理安排资金进出时间，节约积累资金占用。

第二节　医院在用及库存资产管理

一、公立医院招标物资后续管理

（1）物资招标入院后，采购科室、使用科室、使用科室部门负责人（如医务部门、护理部门）及库房工作人员应按照合同中价格、付款方式等要求及质量证明文件等，对实物进行常规验收，特殊物资的验收要组织相关专家共同参加。入库后发现质量问题由验收人员负责的同时上报给招标办公室进行备案。

（2）验收合格者开具验收单，凡属质量不合格、技术资料不全、收据不齐等情况，应不予验收，并及时报告招标办公室。

（3）财务部门应建立价格拒付控制系统，所有招标物品采用先使用、后付款的原则，凡超过招标价格的物品，不予入账，不予付款。

（4）库房应建立物资预警系统，设置最高、最低库存量，加强物流管理，提高资金使用率。

（5）合同履行中，库房管理人员应与供应商保持联系，掌握供货进度，协调、解决存在问题。库房负责人在物资采购供货合同结束前及时报告招标办公室，做好下一轮招标的准备。

（6）库房相关人员及招标责任科室应收集物资使用信息，了解质量状况，出现质量问题时，及时向供应商反馈有关情况，对出现的严重质量问题，应及时报告招标办公室及有关领导。

（7）招标办公室建立采购供应信息数据库，并建立供应商黑名单登记制度。

二、公立医院在用及库存资产管理

公立医院应加强对固定资产、存货等资产的管理，建立管理制度，明确并严格执行资产管理内控要求。

公立医院抓住供应目录、招标程序、优先原则、合同签署、物资采购、物资使用、物资付款、物资领用等重要环节，加强对财产物资的采购及供应管理。

严格资产管理责任追究制，对由于管理不善，造成设备物资丢失或损坏的；或由于责任心不强，未按要求操作，造成设备物资损坏的；或故意损坏财产物资的；或各类物品发生损坏后，隐情不报的，应追究相关责任人经济、管理乃至刑事责任。

三、公立医院资产资源共享模式选择

为充分实现有限卫生资源共享，全面提高公立医院的影响力、综合实力和竞争能力，从博弈论角度考虑，组建医疗集团不失为提高有限卫生资源利用效率的方法之一，实现各方的优势互补、互惠互利。而选择合适的集团化发展模式决定着医院集团组建的成败。

（一）医院集团的概念与发展模式

医院集团是以具有技术、人才、管理、服务优势及良好社会基础的医院为中心，有多个具有法人资格的医院及多个投资、管理机构共同参与，采取资产重组、合并、兼并、合作、合资等形式，通过医疗技术的渗透、管理概念的推广、体制的改革等一系列措施，形成一个技术水平高、管理科学、功能齐全、服务完善、具有规模效益的医疗机构集合体。目前，美国、新加坡、韩国和我国的医院产业集团（医院投资管理公司）采用的经营管理模式大体有五种：第一种是医院集团（医院系统）所属的医院由集团直接经营管理的模式。第二种是合同经营管理模式。第三种是租赁经营模式。第四种是集团特许经营模式。第五种是合作联营模式。

（二）医院集团化发展各模式的共同优点

1. 医院集团化有利于实现规模经济

实现医院的集团化，可以使集团在短期内迅速扩大专业范围与经营规模，整体提高集团医疗服务的深度与广度，集团的综合实力与市场占有率将迅速提升。实现医院的集团化，可以对集团内各医院的床位功能、学科设置、病人双向转诊进行通盘规划，减少科室、人员、服务项目以及医疗仪器等硬件配备的重复设置，消除重复的低质量服务、提高卫生资源的有效利用率、降低单位直接成本与间接成本的分摊。

2. 医院集团化有利于实现协同效应

实现医院的集团化，其最高医疗水平代表了所有集团医院的医疗水准，其最高知名度将代表所有集团医院的品牌商誉，并且减弱了各医院间的技术壁垒，实现先进医疗技术的迅速渗透，进而迅速提高集团整体医疗水准。实现医院的集团化，通过规模经营降低单位成本后，可以充分缓解患者看病难、看病贵的问题，提高社会效益。实现医院的集团化，使不同医院的优势融合在一起，发挥各医院在市场、技术、管理、文化等方面的特长，实现优势互补。实现医院的集团化，可以减少各医院间的过度竞争，各医院间博弈经营、共同合作，增强了整体的市场控制力和抗风险能力，减少内耗。实现医院的集团化，可以实现营利性医院与非营利性医院在税收、会计处理上的财务协同效应。

（三）医院集团化发展各模式的选择

实现医院的集团化有着较多的积极作用，不失为我国公立医院发展的一个战略方向。但医院集团化发展中会遇到政策法规的不完善、医疗行业市场化程度低、政府行政干预较多、各医院本身规模的不经济、产权不明晰、医院价值评估易失真、缺乏对资本运营者的激励机制、人员身份置换难度较大、医院间文化差异较大等各方面的问题。不同时期、不同空间下，其发展模式的选择将最终决定着医院集团化最终的成功与否。

1. 集团直接经营管理的模式

这种模式是由集团直接投资开办、购买或兼并医院，然后由集团自己直接经营管理。这是最典型的集团化发展模式，具有提高资源利用率、扩大经营规模、提升综合实力与市场占有率等优点。但同时也带来了一些在短时间内难以克服的问题，如：政策法规的不完善，政府行政干预较多，医院产权不明晰，与大力扶植社区医疗服务政策相违背，集团直接投资难度高、效率低，各医院本身规模的不经济，医院价值评估易失真，各成员医院之间文化冲突明显等问题。

2. 合同经营管理模式

这种模式是由医院管理公司与医院的产权人签订经营管理合同，接受业主委托经营管理医院，管理公司无须对医院建设投资，只负责医院的经营管理工作，承担合同条款规定的经营亏损风险。该模式实现了医院集团化经营的形式，但仍存在一些问题，如：没有充分体现集团化的优势，易出现利益偏差、管理与业务脱节、原管理人员安置困难等问题。

3. 租赁经营模式

医院租赁经营是出租人即目标医院的所有者将整个医院出租给医院投资管理公司，非公资本公司按合同规定取得以企业法人资格对医院的经营权，并固定地向出租人支付租金的一种经济行为。该模式为医院集团化打下了良好的基础，多个医院在医院投资管理公司的统一租赁下，从形式上组成了医院集团公司，但仍存在一些问题，如：医疗行业市场化程度低，没有充分体现集团化的优势，医院的定位有所动摇，易出现短期管理行为等问题。

4. 集团特许经营模式

集团特许经营是医院集团向外让渡特许经营权，允许受让者医院使用集团的名称、标志、管理模式，加入该集团的营销网络，成为该集团成员。但受让者在产权上和财务上保持独立，不受集团控制，受让者向集团支付特许权使用费。同样，该模式实现了医院集团化经营的形式，但仍存在一些问题，如：医疗行业市场化程度低，没有充分体现集团化的优势，各医院医疗服务水准名实偏离等问题。

5. 合作联营模式

医院合法联营是由各个独立经营的医院自愿地联合起来，采用统一公认标志，执行统一的市场营销策略、统一的质量标准。这是一种松散的组织，它们之间保持财务独立。合作联营的主要目的是创造整体形象，增强营销宣传力度和互相间转送病人，联合行动所需费用由成员医院分摊。合作联营模式保持了集团化固有的优势，而且克服了其他集团模式的缺点。主要表现在：一是适应现有的医疗环境。目前，我国公立医院的管理仍是"条块分割"，政府干预相对较多，医院自主经营权利有限，合作联营模式仍然尊重现有的各医院管理与经营模式，只是在现有状况基础上，本着自愿的原则形成的联合体。各医院受地域限制较明显，合作联营模式没有强制性打破地域限制而盲目重组或兼并。二是各医院仍保持原有的经营特色。合作联营模式下，各医院之间保持财务独立、文化差异，医院有自主选择进出集团的自由，使医院有充分发展的选择空间。三是提高了各个医院的综合实力。各医院在充分衡量得失后加入集团，加入者形成了统一的品牌，创造了整体形象，提升了各自的商誉；联合行动所需费用由成员医院分摊，降低了各医院的间接成本，实现了各自的成本领先战略；在协商一致的前提下，各医院间的设备等硬件得到了共享，医疗资源得到充分利用。四是提高医疗服务水平。各医院仍保持其独立，老百姓仍可以享受"小病进社区、大病进医院"方便快捷的医疗服务；医院之间建立完善的双向转诊制度，老百姓能够及时、有效地获得适度的医疗救助，既缓解了大医院拥挤而较低质量的诊疗，又彻底改变了社区医疗点资源限制的现象。

在现有的医疗市场环境、医疗体制下，运用完全市场化的集团运作模式，会带来体制、产权、价值、文化等各方面的差异，而国家以及医院在短时间内均较难克服这些问题。因此，当前各医院只有采用合作联营模式才可以充分发挥医院集团的优势，实现集团内规模经济与协同效应，并避免了体制、产权、价值、文化等各方面的差异上的矛盾，实现有限卫生资源共享的最大效用。

四、公立医院资产减值管理

资产减值是指受社会原因和企业内部原因的影响而导致资产的可收回价值低于账面价值。因此，资产减值准备是指企业对可能发生的资产损失，按其估计金额预先确认损失并计提准备。企业计提资产减值准备对于更加真实客观地反映企业的财务状况和经营成果，提高企业的风险防范能力，规范证券市场的信息披露行为，保护广大投资者的切身利益及提高会计人员的职业判断等具有积极的作用，因此，在企业中广泛计提资产减值准备。同样，公立医院的资产也存在因受社会原因和企业内部原因的影响导致可收回价值低于账面价值的现象，为了更真实客观地反映公立医院的资产状况，也需考虑计提资产减值准备这一问题。

（一）医疗机构的特殊性

医疗机构是指从事疾病诊断、治疗活动的医院、卫生院、疗养院、门诊部、卫生所（室）以及急救站等。公立医院有着与一般企业很多的不同之处：公立医院在注重当前利益的同时，更注重长远的发展前途与潜质；公立医院在解决当前急救工作的同时，更应注重人类康健的深远探索；公立医院在注重卫生资源的投入同时，更应注重有限资源的合理利用；公立医院在注重数量上的覆盖面的同时，更应注重医疗质量的改进；公立医院在注重经济效益的同时，更应注重社会效益；公立医院在发挥两个基本效益的同时，也需注重内部的经营管理。

所以，公立医院的会计核算基础、内容及方法、会计要素、等式均不同于一般企业单位。一般企业执行《企业会计制度》，符合小企业条件的可执行《小企业会计制度》。但凡中华人民共和国境内各级各类独立核算的公立医院

（以下简称医院），包括综合医院、中医院、专科医院、门诊部（所）、疗养院等均适用于执行《医院财务制度》与《医院会计制度》，医院会计要素为资产、负债、净资产、收入和费用；会计平衡公式是"资产＝负债十净资产"；医院的净资产包括事业基金、专用基金、待冲基金、财政补助结转（余）、科教项目结转（余）、本期结余、结余分配；根据《事业单位财务规则》，非营利性的收支不进行成本核算，但医院进行成本核算。这些均不同于一般的企业，相应的会计核算上也就存在一定的差异。

（二）公立医院与一般企业的共性

随着公立医院改革逐步步入"深水区"，公立医院经营管理意识不断增强，社会资本逐渐尝试加入医疗卫生行业，公立医院内部运营也开始部分取经于企业的一些管理，引导出公立医院内部资产管理与企业的部分协同性；公立医院会计核算基础采用权责发生制，并进行成本核算，体现了公立医院执行的会计制度有不同于事业单位会计制度而趋向于企业会计制度的表现；按《医院财务制度》与《医院会计制度》的规定，公立医院也存在应收医疗款、对外投资（短期投资、长期投资）、药品、库存物资等存货、固定资产、无形资产、在建工程等会计科目，为提取资产减值提供了平台；公立医院在追求社会效益的前提下，也讲究医院的合理经济收益，以利于公立医院的长远发展，也会出现因社会或公立医院本身的原因而导致资产价值不实的可能。这些均要求对资产的实际价值作一个合理的评估。

（三）公立医院需要计提资产减值准备

公立医院的资产，是指公立医院占有或者使用的，能以货币计量的经济资源，包括各种财产、债权和其他权利，是指公立医院过去的交易、事项形成并由公立医院拥有或者控制的资源，该资源预期会给公立医院带来经济利益。假如说预计一项资产能够流入公立医院的经济利益要发生减损，则该减损部分不符合资产定义。因此，计提资产减值准备有利于防止夸大公立医院净资产，避免由于资产虚增造成公立医院账面资产和财务实力背离；同时，还防止了公立医院会计信息失真的现象，有利于主管部门正确地考核该公立医院的经营业绩；公立医院计提资产减值准备还充分体现了我国行业会计准则与国际会计准则的进一步接轨，提高了在国际上公立医院之间的相互可比性；并且还有利于提高公立医院会计人员的专业判断能力与实际操作水准，缩短与企业会计人员业务水平上的差异。因此，公立医院有必要计提资产减值准备。

1. 坏账准备

公立医院仅计提一项准备，即按年末应收医疗款和其他应收款科目余额的2%～4%比例提取坏账准备。根据《医院财务制度》规定，年度终了，医院可采用余额百分比法、账龄分析法、个别认定法等方法计提坏账准备。对账龄超过三年、确认无法收回的应收医疗款和其他应收款可作为坏账损失处理。坏账损失经过清查，按照国有资产管理的有关规定报批后，在坏账准备中冲销。收回已经核销的坏账，增加坏账准备。

公立医院按比例提取的坏账准备，计入"管理费用"。

2. 短期投资跌价准备、长期投资减值准备以及委托贷款减值准备

根据《医院财务制度》规定，公立医院对外投资是指以货币资金购买国家债券或以实物、无形资产等开展的投资活动。对外投资按照投资回收期的长短分为长期投资和短期投资。投资回收期一年以上（不含一年）的为长期投资。医院应在保证正常运转和事业发展的前提下严格控制对外投资，投资范围仅限于医疗服务相关领域。经过充分的可行性论证，并报主管部门（或举办单位）和财政部门批准，公立医院可进行对外投资。由于社会劳动生产率总体提高、新技术新发明的涌现和应用使被投资者经济效益受影响、被投资者破产或环保等其他原因，会导致被投资者经营业绩已经或将要达不到预期水平。这时，公立医院的投资成本或红利会大打折扣，对短期投资而言市价低于成本、对长期投资而言其账面价值大于可收回金额，公立医院的初始投资额已不实，有必要通过计提跌价准备或减值准备来合理地计量对外投资的真实价值。除短期投资、长期投资以外，公立医院如有委托贷款，也应定期或至少于年度终了时对委托贷款进行全面检查，如果委托贷款本金的可收回金额低于其贷款本金的，应按其差额计提委托贷款减值准备。

公立医院可以根据自身的情况，分别采用按投资总体、投资类别或单项投资计算并计提短期投资跌价准备；但长期投资发生减值时，应当按照个别项目确定减值金额，计提长期投资减值准备。短期投资跌价准备、长期投资减值准备以及委托贷款减值准备计提金额计入"其他收入—投资收益"。

3. 存货跌价准备

公立医院为开展医疗服务及其他活动而储存的低值易耗品、卫生材料、药品、其他材料等物资均属于存货范畴。在医用材料价格尚未完全理清以及药品价格经常调整的现有医疗价格市场上，经常会出现库存药品市价持续下跌，并且在可预见的未来没有回升的希望，公立医院自制制剂产品的成本远大于成品销售价格的现象；随着医疗科技水平的不断发展，新的医疗技术、产品不断推陈出新，原有库存卫生材料可能已不适应新技术的需要或因被新技术替代使原有医用原材料使用量明显降低，市场价格逐步下跌甚至已经低于库存账面价值。这些因素均会导致公立医院的低值易耗品、卫生材料、药品、其他材料等物资的成本低于可变现净值，有必要提取存货跌价准备以真实地反映公立医院

存货的实际价值。

公立医院一般按照低值易耗品、卫生材料、药品、其他材料等物资的单个项目的成本与可变现净值比较来计提存货跌价准备；如果某些药品、库存物资或在加工材料具有类似用途并与在同一地区生产和销售的产品系列相关，且实际上难以将其与该产品系列的其他项目区别开来进行估价的，可以合并计量；对于数量繁多、单价较低的，可以按类别计量比较。计提的存货跌价准备计入"管理费用"。

4. 固定资产减值准备与在建工程减值准备

随着医疗科学的不断进步，公立医院诊疗活动也非常注重于对医疗仪器检查结果的参考，公立医院的固定资产所占的比例越来越高，有的大型综合性医院甚至占资产总额的80％以上。因此对公立医院固定资产进行合理有效的管理直接关系着公立医院的等级规模与经营业绩。在公立医院的实际运营中，固定资产的实际价值是随着不断使用而逐渐转移到医疗服务中去的，有些传统技术的淘汰会导致原有医疗设备市价大幅度下跌，其跌幅大大高于因时间推移或正常使用而预计的下跌，且预计在近期内不可能恢复；同期市场利率等大幅度提高，进而很可能影响公立医院计算固定资产可收回金额的折现率，并导致固定资产可收回金额大幅度降低；固定资产陈旧过时或发生实体损坏等因素，均可能使公立医院固定资产的可收回金额低于账面价值，因此有必要提取固定资产减值准备以真实地反映公立医院固定资产的实际价值。除固定资产外，公立医院如有在建工程，也应定期或至少于年度终了时对在建工程进行全面检查，如果在建工程本金的可收回金额低于其账面价值的，应按其差额计提在建工程减值准备。

公立医院的固定资产减值准备应按单项资产计提，计提金额计入"其他支出—其他"。

5. 无形资产减值准备

根据《医院财务制度》规定，公立医院无形资产是指不具有实物形态而能为医院提供某种权利的资产，包括专利权、著作权、版权、土地使用权、非专利技术、商誉、医院购入的不构成相关硬件不可缺少组成部分的应用软件及其他财产权利等。公立医院对科学的探索是无止境的，医疗新技术的研究与科研成果的临床运用关系着一个公立医院的兴旺与持续发展潜力、关系着整个医疗行业科技发展水平、关系着整个人类的生存能力与战胜、利用大自然的能力。医疗新技术新项目申请专利后就形成了公立医院主要的无形资产；同时，一个公立医院既有的美誉度是其不可或缺的商誉，是公立医院重要的无形资产。但是，如某项技术被其他新技术替代，使其为公立医院创造经济利益的能力受到

177

重大不利影响；某项无形资产的市价在当期大幅度下跌，并在预期内不会恢复；某项无形资产已超过法律保护期限，但仍然具有部分使用价值等情况出现时，均可能使公立医院无形资产的可收回金额低于其账面价值，这就有必要提取无形资产减值准备以真实地反映公立医院无形资产的实际价值。

公立医院的无形资产减值准备应按单项计提，计提金额计入"其他支出—其他"。

综上所述，公立医院会计核算上与一般企业有着许多相通之处，完全可以并有必要计提资产减值准备，以真实地反映公立医院资产价值。

五、公立医院清产核资管理

（一）公立医院清产核资的意义

公立医院应当定期对在用及库存资产进行实地盘点，以清产核资，摸清家底。公立医院清产核资，有利于降低政府成本，促进节约型社会建设；有利于规范收入分配秩序，促进社会和谐；有利于推进预算管理改革，完善公共财政体制；有利于实现资产管理与预算管理相结合。公立医院开展清产核资，也是加强公立医院国有资产管理的基础性工作。

（二）公立医院清产核资的要求

开展公立医院清产核资，应统一思想、提高认识，加强领导、分工合作，严格要求、确保质量。

（三）公立医院清产核资的步骤

（1）成立清产核资组织机构，确保所需经费。

（2）明确清查基准日、清查资产范围。

（3）拟定清产核资方案，明确所需人、财、物、时间等要求。

（4）批准清产核资方案，配以必需条件并开始实施。

（5）及时记录清产核资存在的问题，定期召开阶段性小结会议，解决阶段性问题。

（6）完成实地盘点，汇总问题，提出改进意见与建议。

（7）总结上报公立医院决策层，采纳建议并实施。

（8）报损、调账、归档。

六、例举（以某医院制定制度为例）

为加强医院固定资产管理，规范固定资产的采购、入库、领用、报损等环节的手续，保证国家财产的安全和完整，特制定本制度。

（一）固定资产的确认标准、分类和计价

1. 确认标准

固定资产是指单位价值在 1000 元及以上（其中：专业设备单位价值在 1500 元及以上），使用期限在一年以上（不含一年），并在使用过程中基本保持原有物质形态的资产。单位价值虽未达到规定标准，但耐用时间在一年以上（不含一年）的大批同类物资，应作为固定资产管理。

2. 分类

医院固定资产分四类：房屋及建筑物、专业设备、一般设备、其他固定资产。

3. 固定资产的计价

固定资产按实际成本计量。

（1）外购的固定资产，按照实际支付的购买价款、相关税费、使固定资产达到预定可使用状态前所发生的可归属于该项资产的运输费、装卸费、安装费和专业人员服务费等相关支出作为成本。

以一笔款项购入多项没有单独标价的固定资产，按照同类或类似资产价格的比例对购置成本进行分配，分别确定各项固定资产的成本。

（2）自行建造的固定资产，按照国家有关规定计算成本。

（3）融资租入的固定资产，按照租赁协议或者合同确定的价款、运输费、运输保险费、安装调试费等作为成本。

（4）无偿取得（如无偿调入或接受捐赠）的固定资产，其成本比照同类资产的市场价格或有关凭据注明的金额加上相关税费确定。

大型医疗设备等固定资产的购建和租赁，要符合区域卫生规划，经过科学论证，并按国家有关规定报经主管部门会同有关部门批准。

（二）固定资产管理原则

1. 设置专门管理机构或专人

医院应设置专门管理机构或专人，使用单位应指定人员对固定资产实施管理，并建立健全各项管理制度。

2. 建立健全三账一卡制度

财务科负责固定资产总账和一级明细分类账，进行金额核算；财产管理部门负责二级明细分类账，按类别、品名、规格、型号，进行数量金额核算；使用部门负责建卡（台账），进行数量管理。做到财会部门有账，财产管理部门有账有卡，使用科室有卡，便于清查核对，互相制约。

3. 财产管理部门职责

按照固定资产的类型分别由有关职能科室归口管理，负责计划、采购、验收、编号、调配、维修、清查盘点、报废、明细账核算、资料档案管理以及办理调拨、变价、报损、报废等有关报批手续，并组织实施。

4. 使用部门的职责

负责本科室房屋、设备及其他财产的管理保养、登记账卡、清理盘点工作，做好设备使用、维修、故障、事故等情况记录。遇有丢失、损坏或故障需修理应及时向有关管理部门反映。按照"谁使用、谁负责"的原则，科室财产要指定专人管理，做到定期清点实物，账（卡）实相符。

（三）固定资产购置、领用的管理

1. 购置的管理

应本着勤俭节约的精神，在充分考虑工作需要与实际可能的基础上，按批准的计划和预算办理。

购置设备要按规定申报，大型仪器设备需进行可行性论证，申报中需详细说明仪器设备的价格、性能、适用范围，预测产生的社会效益和经济效益等，并通过组织专家咨询等方法，对安装条件、配装能力、资金来源、技术力量和利用率情况进行综合论证。

对列入社会资本购买力控制范围的固定资产，需报经有关部门批准后方能购买。

固定资产采购的常规程序为：由使用科室根据需要提出申请报相应的采购部门（总务科、设备科），由采购部门组织人员论证审核，统一汇总后，报请主管领导审批同意方可购买。

对于购入、调入或自制设备，必须按发票、调拨单、完工单合同等组织验收，验收必须认真及时，根据订货合同和发票内容验质验量。如发现型号规格不符，性能不良，数量短少，质量不符要求或残缺损坏，短少附件、资料等情况，应立即与供货单位联系解决。

及时办理财产编号、建账、入库、分配等有关手续。对验收合格的固定资产，要按财产类别填写"购入（或调入）财产验收入库单"，财务和财产管理部门根据发票（调拨单）、入库验收单，登记固定资产总账、明细账和保管实物明细账。

2. 领用的管理

固定资产入库后应由使用科室及时领用。领用固定资产必须严格手续，由使用部门填写"财产物资出库单"一式三份，一联库房保管留底，一联交财产会计登账，一联交领用部门存查。

加强使用科室之间相互调换固定资产设备的管理，建立健全相应的调拨制度。设立专（兼）职固定资产调拨管理人员，负责办理固定资产调拨手续。调拨时填写调拨单，经使用科室双方负责人及管理员签字认可后，方予以调拨。固定资产管理人员应调整相应的账户以确保账实相符。

（四）固定资产处置的管理

固定资产的报废、报损、出借、出租和调拨应有报告制度和审批手续。凡申请报损、报废的，使用科室必须详细说明情况和原因，提出书面申请，单位应组织有关人员检查鉴定，按审批权限批准后方可销账，其残值收入、变价收入应全额上交财务。

（五）固定资产的清查盘点

医院应定期或不定期地对固定资产进行清查盘点，年度终了前应当进行一次全面清查盘点。固定资产的清查盘点工作，由财产管理部门统一组织并实施，使用科室共同清理，财会部门负责指导和监督。清查工作人员应深入使用科室逐一盘点核对，发现余缺应及时记录，查明原因，按规定程序办理报批手续，待批准后调整账卡，保证账账、账物、账卡三相符。

固定资产如有缺少或损失，应查明原因，属于自然灾害等特殊情况造成的，可按规定程序报批后销账；属于责任事故造成的，应给予责任人以必要的经济、行政处罚；属于违法的，应当依法严肃处理。

盘盈的固定资产，应按重置完全价值入账。

（六）固定资产管理工作考核

固定资产管理工作纳入单位和科室的考核范围，定期检查、考核、评比。

对各类财产分别规定使用年限，制定仪器设备利用率、完好率等指标，作为考核管理成效的重要依据。对管理制度健全、使用合理、注意保养、保证安全、延长使用年限、提高使用效益、取得较好社会效益和经济效益的科室和个人，应给予表扬、奖励；对管理不善、玩忽职守或违反操作规程造成损失的，应视情节给予批评教育，按有关规定进行经济赔偿，直至行政处分。

第三节　医院资产处置

一、公立医院资产处置范畴

公立医院资产处置，是指公立医院对其占有、使用的资产进行产权转让或者注销产权的行为。处置方式包括出售、出让、转让、对外捐赠、报废、报损以及货币性资产损失核销等。

二、公立医院资产处置要求

公立医院处置国有资产，应当严格履行审批手续。

需报损的资产应由医院内部科室申请、相关职能部门审核、医院党政联席会议讨论通过，经主管部门审核后报同级财政部门审批；规定限额以下的资产的处置报主管部门审批，主管部门将审批结果定期报同级财政部门备案。法律、行政法规另有规定的，依照其规定。

经批准报损的资产可按相关程序处置。公立医院不得擅自处置已报损的资产，需经一定的审批程序报请上级有关部门按程序移交处置，处置残值应聘请有一定资质的社会中介机构进行残值评估，其处置收入收归国有。

三、公立医院废旧物资再利用

公立医院各科室中部分在用资产由于项目停止使用、先进资产替代使用等原因，原有在用资产已不需要，各科室往往申请报损，造成医院卫生资源的相对浪费。

目前，部分医院正尝试建立废旧物资再利用机制，对各科室已淘汰但性能良好、尚可使用的财产物资建立中转库，经权威技术部门鉴定认可后，实现院内或院际的再利用，提高有限卫生资源的利用效率。

四、例举

（一）以某医院制定的资产处置制度为例

为加强医院资产管理，规范处置行为，根据《关于印发〈××市本级行政事业单位国有资产处置管理暂行办法〉的通知》（×市财行〔2008〕19号）、《××市人民政府办公室关于转发市财政局××市本级行政事业单位国有资产处置管理暂行办法和××市本级行政事业单位房产出租出借管理实施细则（试行）的通知》精神，结合我院实际，特制定本办法。

第一条 本办法资产处置范围包括闲置资产，报废、淘汰资产，不符合环保节能要求的资产，产权或使用权转移的资产，盘亏、呆账及非正常损失的资产，以及依照国家有关规定需要处置的其他资产。本办法处置方式包括无偿调拨（划转）、对外捐赠、出售、出让、转让、置换、报废报损、货币性资产损失核销等。

第二条 对医院待处置的资产，由科室提出、医院职能部门审核、医院决策层审批同意后，按相关规定上报处置，未经批准不得擅自处置。房屋建筑物、土地、场地等不动产；汽车和船舶；单位价值3万元以上的仪器设备或价值 5 万元以上的成套设备、成批合计 8 万元以上其他资产［以下简称"规定标准（限额）以上的资产"］；货币资金、应收款、有价证券、对外投资、无形资产等其他资产处置，经主管部门审核后，报市财政局审批。规定标准（限额）以下的资产处置，由主管部门审批，报市财政局备案。分类资产价值 500 万元以下由市财政局审批；分类资产价值 500 万元（含 500 万元）以上经主管部门同意，报市财政局审核后，由市政府审批。

　　第三条　无偿调拨（划转）或捐赠资产给其他单位，须正式行文向主管部门申报。主管部门对单位申报处置的材料进行完整性、真实性、合法性等审核同意后，规定标准（限额）以下的资产处置，由主管部门审批，并报市财政局备案；规定标准（限额）以上的资产处置，报市财政局审批。规定标准（限额）以上无偿调拨（划转）或捐赠资产的，需经市财政局审核同意后，与接收方办理资产移交手续，并将移交接收材料报送市财政局。市财政局据此下达资产处置批复文件。

　　第四条　出售、出让、转让和置换国有资产的，须正式行文向主管部门申报。主管部门对单位申报材料进行完整性、真实性、合法性等审核同意后，规定标准（限额）以下的资产处置，由主管部门审批，报市财政局备案；规定标准（限额）以上的，报市财政局审批。出售、出让、转让和置换资产经主管部门或市财政局审核同意后，需要评估的，必须委托具有资产评估资质的评估机构对国有资产进行评估。评估结果报市财政局备案或核准，并通过依法设立的产权交易机构，采取拍卖、招投标、协议转让以及国家法律、法规规定的其他方式进行。以市财政局备案或核准的资产评估报告所确认的评估价值作为市场竞价的参考依据。意向交易价格低于评估结果 90％的，应报市财政局同意后方可交易。出售、出让、转让和置换资产结束后必须将相关合同、协议等能证明交易结果的材料报送市财政局，市财政局据此下达资产处置批复文件。

　　第五条　申请国有资产报废须正式行文向主管部门申报。主管部门对单位申报材料进行完整性、真实性、合法性等审核同意后，规定标准（限额）以下的资产处置，由主管部门审批，报市财政局备案；规定标准（限额）以上的，报市财政局审批。核销单价 5000 元以上的固定资产时，原则上应移交资产管理中心统一处置。核销单价 5000 元以上的报废固定资产时，经市财政局审核同意后，申请处置单位和资产管理中心根据市财政局意见，核对需移交资产的账册和凭证，确保账实相符，并列出移交资产清单，办理资产移交手续。

　　第六条　资产报损和核销须正式行文向主管部门申报。主管部门对单位申报材料进行完整性、真实性、合法性等审核同意后，规定标准（限额）以下的资产处置，由主管部门审批，报市财政局备案；规定标准（限额）以上的，报市财政局审批。

第七条　处置收入按照政府非税收入管理的规定上缴市财政，实行"收支两条线"管理。

（二）××医院勘用品管理使用规定

第一条　为进一步加强医院物资管理，提高废旧物资的再利用，规范资产报损行为，建设节约型医院，根据《××医院资产管理办法》，制定本规定。

第二条　医院废旧的固定资产和部分消耗物资尚可利用的勘用品管理范围，适用于本规定。

第三条　勘用品使用坚持效益、效率、效能相结合的原则，以合理有效地调配、管理废旧物资。

第四条　各科室报损或交回仓库的废旧资产均需纳入勘用品管理程序，任何部门和个人未经同意不得随意遗弃或有意损坏。

第五条　勘用品按以下程序进行回收：

（1）使用科室对科室报废资产向设备处或后勤部提出院内报损申请。

（2）价值在2000元以下的物资，由设备处或后勤部报请院领导同意院内报损；价值在2000元以上5000元以下的物资，由相关职能部门按月汇总报财务处，财务处定期报请院领导同意院内报损；5000元以上的需经党政联席会议讨论决定院内报损。

（3）科室将待院内报损资产报设备处或后勤部审核、评估后，由设备处或后勤部将可用物资归入勘用品仓库，并将该物资的财产账从科室转移至勘用品专用财产账。

（4）科室可以将闲置资产报仓库勘用品账备案，待另有科室需要领用时，实物和财务账面同时按价调拨。

第六条　勘用品按折价再重新领用的办法，折价由相关职能部门具体实施。固定资产的折价根据物资的折旧年限按年平均分摊，使用年限在该物资的折旧年限内的，剩余的即为该物资重新领用的价格；使用年限超过其折旧年限的，无偿领用。消耗物资再领用的折价统一按全价的对半折价。特殊情况由设备处、后勤部，会同财务处商议确定折价。

第七条　勘用品的重新领用、发放由设备处或后勤部根据实际情况统一调配，具体按以下程序进行：

（1）审核使用科室物资领用申请，决定使用勘用品。

（2）仓库对需领用的勘用品进行折价，由使用科室折价领用，并将领用的物资财产账从勘用品专用财产账中划出，重新记入使用科室财产账。

（3）仓库发放物资按首先使用勘用品的原则，各科室本着节约精神，应当服从仓库安排，无特殊原因不得拒绝领用。

第八条　勘用品的回收、领用必须坚持账账相符、账实相符，并由财务处负责监督。

第九条　内部成本核算时，领用的勘用品按作价后价格计算。

第十条　本《规定》未尽事宜由财务处负责解释。

第七章　医院资源配置管理与使用

第一节　医疗设备利用效果分析

医疗设备在医院医疗、科研、教学过程中发挥重要作用，它有助于医院提高效率、提升医疗质量、有效控制医疗成本。因此，合理布局和购置大型医用设备，科学客观地分析大型医疗设备的运营绩效，对医疗机构自身发展而言是至关重要的。同时，医院对于投入使用后的大型医疗设备进行追踪效益分析与评价，有助于提高设备使用效率，降低运行成本。

一、医疗设备的特点

（一）技术上综合化程度提高

科学的高度分化与综合，在医疗设备中也有明显的反映。"专项测定""一次性使用""无维修设计"等中、小型医疗器械的出现，是科技分化的体现。而光、机、电、计算机、新材料等高新科技成果，多学科综合应用的大型医疗设备，如 CT、MRI、伽马刀、PET 等，是科技综合的产物，它们有精密的设计、复杂的结构、智能化的计算机控制，全自动的数据、图像处理系统，使医疗装备具有技术精度高、运转速度快、操作程序化、数据处理自动化、稳定性和重复性好的特点。

（二）技术更新周期缩短

科技的发展使知识更新周期大大缩短，从而使医疗设备的技术寿命也相应缩短。技术知识的更新，带来的是新技术、新型号、新品种的医疗设备不断出现，产品陈旧化的速度加快。以 CT 为例，从第一台样机临床试用至今，不断进行产品的改进，新产品的图像扫描时间已大大缩短，甚至可用于心脏的动态扫描。

（三）结构一体化，操作自动化

随着大规模集成电路成本的下降，医疗设备中大量的电子线路结构已由一体化组件构成，使设备的稳定性、可靠性大大提高，维修简便易行。又由于计算机技术的广泛应用，大量使用计算机，使医疗设备的智能化程度有所提高，操作实现自动化。如自动生化分析仪，把样品按规定输入，仪器能根据设定的程序进行自动检测，并把处理好的数据打印在记录纸上。因此，医疗设备操作自动化是当今医疗设备的一个显著特点。

（四）性价比提高

科技进步、市场竞争及大规模的自动化生产，使医疗设备的性能、质量有了较大的提高，而制造成本及使用维护费用有所降低，使医疗设备总体的性价比有所提高。这不仅对提高医院的医技水平有益，而且也对减轻病人的负担有利。

医疗设备的以上特点决定了医疗设备是医院建设和发展的物质基础，是提高医疗教研水平的重要条件。如何科学地使用和管理好医疗设备是当前医院管理工作的突出问题。医疗设备绩效评价是了解医疗设备使用情况和效益的重要手段，准确掌握医疗设备使用率的考核方法是关键。

二、医疗设备绩效评价

医院大型医疗设备绩效评价是从购置开始，定期对大型医疗设备进行成本效益分析，建立设备的经济效益和社会效益的绩效考核指标体系，将设备的利用率高低作为经济效益的考核指标，将设备的社会影响力作为社会效益的考核指标，把定性分析转化为定量分析，为大型医疗设备绩效管理提供更准确的量化信息和依据。

（一）医疗设备绩效评价范围

根据各家医院的管理能力，如暂时不能做到对全部大型医用设备进行绩效评价，可以先对国家控制的甲、乙类设备，医院高投入的设备进行绩效评价。如对单价或成套价格在 200 万元及以上的仪器设备，且已安装验收超过一年的设备进行绩效评价；限额以下的设备，抽样做绩效考评。抽取原则：批量价格大，科室分布广，如监护仪、内窥镜、腹腔镜、超声刀；特殊用途的仪器设备可进行单项或选项评价。急救类、生命支持类设备的考评，包括呼吸机、麻醉机、心电监护仪，急救类设备只评价设备完好率，对 24 小时使用的监护仪类设备着重评价使用率，使用率＝（总使用小时/24/应使用天数）×100％。

（二）医疗设备绩效评价体系

1. 评价指标选择原则

在绩效评估中，评估指标的建立至关重要，其关系到评估的最终结果和评价目标的实现。在构建公立医院大型医疗设备绩效评估指标体系时，要遵从一定的原则，从不同方面筛选出具有代表意义的指标，并将其有机结合，通过指标的量化和科学的评估程序，对公立医院大型医疗设备的总体绩效做出公正合理的评估。选取绩效评估指标要遵从以下原则：

（1）系统性

根据医院大型医疗设备绩效评估目的，选择大型医疗设备管理绩效评估"属性指标"——技术状态、社会效益、经济效益三个层次，同时采取模糊综合评估方法排除无关或与目标相关不大的指标。

（2）独立性

独立性即严格界定指标含义，避免指标之间在含义上混淆和交叉，所构建的技术状态、社会效益、经济效益分属三个层次，均具有相对独立性。

（3）可比性

可比性应是被评对象的"属性"反映，因此，"质"的一致性是指标可比性的前提，遵循指标可比性原则。在建立绩效评估指标体系时，从所评估对象——大型医疗设备中科学提取其共同"属性"要素，确定评估指标。

（4）可测性

指标的可测性是决定评估结果可靠性的关键。在建立技术状态、社会效益、经济效益指标的下一级指标时，充分考虑指标的可测性，均给予定量描述。

（5）可操作性

指标的可操作性是评估指标建立的基础。在建立评估指标时，充分考虑指标数据的可采集性，使体系的实践应用成为可能。

（6）灵活性

不同绩效评估指标之间存在较少矛盾或冲突，既能整合测定总体绩效，又能分开以测定不同方面的绩效状况。

2．评价指标体系

根据上述原则，在对医院主要大型医疗设备投资、使用、维修情况调研基础上，使用系统分析的方法，运用投入—产出原理，确立三大类构建大型医疗设备管理绩效评估指标体系。

（1）设备管理状态

①具有设备使用管理制度

临床使用科室需要具备以下四项制度：《医疗设备临床使用安全管理制度》和《急救、生命支持类设备应急管理制度》（如果没有此类设备，则不需要）以及《医疗设备不良事件管理制度》《医疗设备使用人员培训和考核制度》。

②各项记录翔实

各临床使用科室需要提供以下记录：《医疗设备使用记录》《医疗设备维护

记录》《医疗设备使用人员培训记录》《医疗设备报废报损记录》《医疗设备不良事件记录》。

（2）工作效率

①使用率

$$使用率＝实际工作量÷额定工作量×100\% \qquad (7-1)$$

实际工作量指既定时间内，大型医用设备检查或治疗的实际病例数。以仪器设备的信息系统导出为主，辅助科室使用记录，能够收费的项目则从 HIS 或财务收费系统中读取。

额定工作量指既定时间内，按记录核定的标准工作量。

②机时利用率

$$机时利用率＝有效机时÷额定机时×100\% \qquad (7-2)$$

有效机时指既定时间内，大型医用设备检查或治疗活动的实际时间，包括必要的开机准备时间、必需的后处理时间、机器保养及质控的时间。以仪器设备的信息系统导出为主，辅助科室使用记录。

额定机时指既定时间内，大型医用设备检查或治疗活动规定的时间。一般以工作日（一周 5 天）及工作时间（一天 8 小时工作时间）来计算。

③设备完好率

$$设备完好率＝正常使用时间÷额定使用时间×100\% \qquad (7-3)$$

正常使用时间指既定时间内，大型医用设备可以正常使用的时间。以仪器设备的信息系统导出为主，辅助科室使用记录。

额定使用时间指既定时间内，大型医用设备应该正常使用的时间。一般以工作日（一周 5 天）及工作时间（一天 8 小时工作时间）来计算。

（3）配置效率

①功能利用率

$$功能利用率＝使用功能数÷既有功能数×100\% \qquad (7-4)$$

使用功能数指大型医用设备所具备的全部功能中已经开发利用的功能数。以科室自述为依据。

既有功能数指大型医用设备所具备的全部功能数。以设备购入时的配置文件或系统导出为依据。

②功能完好率

$$功能完好率＝功能完好数÷既有功能数×100\% \qquad (7-5)$$

功能完好数指既定时间内，设备能正常运行的功能数。以科室自述为依据。

既有功能数指大型医用设备所具备的全部功能数。以设备购入时的配置文件或系统导出为依据。

③预测符合率

临床工作量预测符合率＝实际临床工作量÷预测临床工作量×100%

(7-6)

实际临床工作量指既定时间内，大型医用设备检查或治疗的实际病例数。预测临床工作量指大型医用设备配置论证时预测的检查或治疗病例数。

科研工作量预测符合率＝实际科研工作量÷预测科研工作量×100%

(7-7)

实际科研工作量指既定时间内，利用大型医用设备开展的科研项目数。预测科研工作量指大型医用设备配置论证时预测用于开展科研活动的项目数。

（4）社会效益

①诊断符合率（治疗有效率）

检查符合率（治疗有效率）＝诊断符合（治疗有效的总人数）÷检查（治疗的总人数）

(7-8)

②科研成果

国家级的科研项目、奖项，国家或者行业标准，实现新的诊疗手段，已经录用或者发表的论文（医院承认的期刊目录内），已经授予的专利，国际合作交流项目，省市级的科研项目、奖项，科室在原有功能基础上自行开发出来的功能（包括技术改造、软件升级）。

③不良事件发生数

根据医务处、感染办、设备处的记录，确认是使用科室责任引发的不良事件。

（5）大型医用设备经济效益评价指标

①投资回收期

投资回收期＝设备投入总额÷设备年净收入 (7-9)

②每百元固定资产的业务收入

每百元固定资产的业务收入＝业务收入÷设备投入总额×100%

(7-10)

③维保占比

维保占比＝当年维保费用总额÷设备投入总额×100% (7-11)

④维保费用控制率

维保费用控制率＝当年维保费用总额÷当年收入×100% (7-12)

⑤收入增长率

收入增长率＝（当年收入－上年收入）÷上年收入×100% (7-13)

⑥科室同类设备的收入增长率

科室同类设备的收入增长率＝科室同类设备收入增长率之和÷同类设备的
台数　　　　　　　　　　　　　　　　　　　　　　　　　　　　（7－14）

（三）设备的成本核算

1. 设备成本核算的原则

（1）合法性原则

大型医用设备的成本核算必须遵循《医院财务制度》的有关规定和医院自
身的财务制度。

（2）一致性原则

设备成本核算的原则、程序和方法一经确定后，不得随意变更或调整，从
而使成本核算数据具有连续性和可比性。

（3）权责发生制原则

设备本期实际发生的各类耗费成本，不论是否已经支付款项和办理相关手
续，都应计入本期设备成本。

（4）重要性原则

设备成本核算必须考虑成本效益，根据医院对设备成本核算要求，对于重
要且金额比重较大的成本项目应单独进行成本核算。

2. 设备成本的内容

从全成本的角度考虑，设备的成本包括人力成本、设备折旧、房屋及配套
设备折旧、耗材成本、维保费用、水电费等运行成本和间接费用等。如果耗材
单独收费，在核算中不予考虑。

（1）人力成本：按照配置人员核算。如果是兼职人员，按照单次使用设备
时间占用满负荷工作时间的比例核算人力成本。

（2）设备折旧：年设备折旧＝购置成本÷设备折旧年限。

（3）房屋及配套设备折旧：根据设备占用面积估算。

（4）耗材成本：按照平均水平估算。

（5）维保费用：每年设备的维保费用。

（6）水电费等运行成本：如无单独计量，可根据设备功率进行估算。

（7）间接成本：间接成本是分摊行政后勤、医疗辅助科室服务的成本。

3. 设备成本效益分析的方法

医疗设备成本效益分析方法很多，最常用的有两种方法：

（1）成本回收期法

成本回收期法是根据收回医疗设备投资成本所需要的时间来判断经济效益
的方法。计算公式为：

成本回收期＝医疗设备投资总额÷（该医疗设备年收益＋折旧）

$$(7-15)$$

医疗设备年收益是指该医疗设备全年医疗总收入扣除一切相关运行成本（主要包括人力成本、设备折旧、房屋及配套设备折旧、耗材成本、维保费用、水电费等运行成本、间接成本）。投资回收期越短的医疗设备，其经济效益越好。

（2）投资收益率法

投资收益率法是指医疗设备每年获得的收益与投资总额的比率。计算公式为：

年投资收益率＝（医疗设备年收益÷该医疗设备投资总额）×100%

$$(7-16)$$

投资收益率越高，其经济效益越好。

实际运算中，成本回收期越短的医疗设备，其年投资收益率越高。两种算法计算角度不同，实际效果一致。

第二节　药品、耗材与病床利用效果分析

一、药品利用效果分析

药品利用效果分析主要是从经济运行上对库存管理进行分析。随着国家强制执行 GSP《药品经营质量管理规范》的力度加大，对储存药品的硬件条件要求越来越高，进而药品的储存成本也随之提高了很多，作为药品存储的主体，医院怎样更加合理地进行备药，以便既可以满足临床用药，又能使药品使用的相关成本最低，是一个亟须解决的问题。医院药品种类极其繁多，每个品种的价格不同，且需求的特异性导致药品的库存数量也相差很大，这给库存管理带来了很大的困难。目前很多医院的做法是根据经验设定药品库存的临界报警线，一旦库存降到警戒线，便开始进行药品订购。这种做法缺乏具体的数据支持，而且主观因素很大，无法真正达到最优库存。

（一）ABC 管理法

从药品使用的结构来看，有的药品品种不多但需求量多、价值大，而有的药品品种很多价值不高。由于医院的资源有限，对所有库存品种给予相同程度的重视和管理是不可能的，也是不切实际的。为了使有限的时间、资金、人力、物力等医院资源能得到更有效的利用，我们采用 ABC 分类管理法对其进行分类，将管理的重点放在重要的库存药品上，进行分类管理和控制。

　　ABC 分类法又称帕累托分类法，最早由意大利经济学家帕累托于 1906 年首次使用。ABC 分类法的核心思想是在决定一个事物的众多因素中分清主次，识别出少数的但对事物起决定作用的关键因素和种类繁多的但对事物影响极小的次要因素，运用数理统计的方法，对种类繁多的各种事物属性或所占权重不同要求，进行统计、排列和分类，划分为 A、B、C 三部分分别给予重点、一般、次要等不同程度的相应管理。对应到库存管理中，ABC 分类管理就是将库存药品按品种和占用资金的多少分为重要的 A 类、一般重要的 B 类和不重要 C 类三个等级，针对不同等级分别进行管理和控制的一种方法。其具体分类方法为：A 类药品所占品种少和占用资金大；B 类药品占用品种比 A 类药品多一些，占用的资金比 A 类药品少一点；C 类药品所占品种多，占用的资金少。ABC 三类药品所占的品种和金额的比例大致是：A 类，品种 5%～15%，金额 60%～80%；B 类，品种 20%～30%，金额 20%～30%；C 类，品种 60%～80%，金额 5%～15%。

　　然而，应用 ABC 管理方法对药品进行分类存在着不足之处。因为药品是一种特殊的物资，某些特殊的药品（急救药品、麻醉药品等）的库存量需要特别地控制，一旦缺货，后果不堪设想。而这类药品按照 ABC 分类时，因其数量少、占用的总金额小，往往被归属于 B 类或 C 类中，而 B 和 C 类药品库存控制一般相对较弱，这样就存在缺货的可能。因此，在使用 ABC 管理方法管理药品库存时，只考虑药品消耗金额的多少是不够的，还必须考虑到药品的重要性。

（二）药品经济订货量

　　经济订货量，又称经济批量、经济订货批量，是指医院在保证医疗服务活动开展的前提下，从耗费成本最小这一目标出发，确定每批材料采购数量或产品投产数量。在确定药品采购批量时，既要考虑药品采购费用，又要考虑药品保管费用。批量越大，药品采购次数越少，分摊到单位药品上的采购费用就相应地较少，反之，就越多。但批量大，仓库储存的药品就多，单位药品分摊的保管费用要相应增加。当采购费用和库存费用相加之和为最小时的批量，即为经济订货批量。

　　医院药品经济批量的确定须满足以下假设条件：

（1）医院能够及时补充存货，即需要订货时可立即取得存货；

（2）能集中到货，而不是陆续入库；

（3）不允许缺货，即无缺货成本，TCS 为零，这是因为医院良好的存货管理本来就不应该出现缺货成本；

（4）需求量稳定，而且能预测，即为已知常量；

（5）存货单位价格不变，不考虑现金折让，即为已知常量；

（6）单位变动订货成本不变；

（7）单位变动储存成本不变；

（8）医院现金充足，不会因现金短缺而影响进货；

（9）所需药品供应充足，不会因买不到需要的药品而影响进货。

经济订货批量的基本模式只涉及两项相关成本，订货的变动成本 TC_1 和变动性的储存成本 TC_2。假设存货年耗用量为 D，每次订货的变动成本为 K，全年订货次数 N，每次订货量为 Q，则 $TC_1 = K \times N = K \times D/Q$。假设存货的年平均单位变动储存成本为 K_2，年平均储存量为 Q_2，则 $TC_2 = K_2 \times Q_2 = K_2 \times Q/2$。存货的年相关总成本是变动成本与变动储存成本之和，$TC = K \times D/Q + K_2 \times Q/2$。

（三）虚拟药品单元最佳经济订货法

在对多品种药品库存管理时，一般的做法是采用联合订购的批量模型，进行药品订购次数和批量的计算，不但计算烦琐，而且还有诸多限制条件，给实际运用带来许多麻烦与不便。可以采用虚拟药品单元最佳经济订货法进行库存控制。因为某些药品的使用具有相关性，那些使用频率相近的一类药品，虽然它们每种产品的需求总数不同，但每个品种的药品都具有非常相近的使用频率，即在相同的时间段里，每个品种药品的使用量占各自总的使用量的比例是接近相等的，这样就形成了虚拟药品单元最佳经济订货法。具体的操作是：将使用频率相近的药品在某段时间的需求总量进行等分（如按时间），具体等分的份数根据该类药品的使用频率来定，每个等份包含不同品种的药品，将这个等分看成一个虚拟药品单元，这样就可以运用单一品种的经济订货批量模型确定每次采购的虚拟药品单元的数量和订购次数。

（四）ABC 虚拟药品单元最佳经济订货法

将 ABC 分类管理法与虚拟药品单元最佳经济订货法结合。由于医院药品本身的特性，首先对其进行分类。

第一类：急救药品。急救药品的需求是非常紧迫的。这类药品的物流需求是不计服务成本地保证一个储备量。这种需要，如果按空间分解到具体的某个临床科室，变异是很大的。而对于整个医院而言，总的需求量是较为稳定的。利用这些急救药品多数是价格低、数量品种少的常用药品的特点，我们管理的方针是多储备、少报警，以便将缺货的可能降到最低点。

第二类：非急救药品。对于该类药品，首先，对其进行 ABC 管理法分类。其次，对 A、B、C 三类药品采用虚拟药品单元最佳经济订货法进行计算，确定每种药品的每次订购量、订购次数。

具体的计算过程为：

经过 ABC 管理法分类后，为了方便运算，现做如下假设：

（1）A 类药品有 $A_i(i=1，2，3\cdots n)$ 个品种，该年每种药品的需求量为 D_{Ai}；

（2）B 类药品有 $B_j(j=1，2，3\cdots m)$ 个品种，该年每个品种的需求量为 D_{Bj}；

（3）C 类药品有 $C_k(k=1，2，3\cdots q)$ 个品种，该年每个品种的需求量为 D_{CK}；

（4）时间因子是 T_A 天；

（5）每次订购的成本是 S；

（6）每次订购的时间为零，或者足够小。

对于 A 类药品，每种药品的等分数量就是：

$D_{A1} \cdot T_A/365，D_{A2} \cdot T_A/365 \cdots D_{An} \cdot T_A/365$，那么 A 类药品的虚拟单元由 $D_{A1} \cdot T_A/365$ 个 A1 药品，$D_{A2} \cdot T_A/365$ 个 A2 药品，$D_{A3} \cdot T_A/365$ 个 A3 药品 $\cdots D_{An} \cdot T_A/365$ 个 An 药品组成。

虚拟药品单元的单位储存成本是 C 为：

$$C_{UA} = C_{A1} \frac{D_A T_A}{365} + C_{A2} \frac{D_{A2} T_A}{365} + C_{A3} \frac{D_{A3} T_A}{365} + \cdots + C_{An} \frac{D_{An} T_A}{365} \quad (7-17)$$

其中 C_{Ai} 是药品 A_i 的单位储存成本。

该年医院使用药品的虚拟单元的数量 D_{UA} 是 $D_{UA} = \dfrac{365}{T_A}$。

每次订购的虚拟单元数量用 Q_{UA} 来表示，那么总成本 $T_{CA} = \dfrac{Q_{UA}}{2} C_{UA} + \dfrac{D_{UA}}{Q_{UA}} S$。

运用微积分可得最优订货批量 Q_{UA} 为 $Q_{UA} = \sqrt{\dfrac{2D_{UA}S}{C_{UA}}}$。

从而，可以得出每种药品的订购数量和订购周期 P_A 为：

$$Q_{Ai} = Q_{UA} \cdot \frac{D_{Ai}T_A}{365}，\quad P_A = \frac{D_{Ai}}{Q_{Ai}} \quad\quad\quad (7-18)$$

同理，可以得出 B 类和 C 类药的最佳订购数量和周期为：

$$Q_{Bj} = Q_{CB} \cdot \frac{D_{Bj}T_B}{365}，\quad P_B = \frac{D_{Bj}}{Q_{Bj}}，\quad 其中\ Q_{UB} = \sqrt{\frac{2D_{UB}S}{C_{UB}}} \quad (7-19)$$

$$Q_{Ck} = Q_{UC} \cdot \frac{D_{Ck}T_C}{365}，\quad P_C = \frac{D_{Ck}}{Q_{Ck}}，\quad 其中\ Q_{uc} = \sqrt{\frac{2D_{uc}S}{C_{uc}}} \quad (7-20)$$

二、耗材利用效果分析

随着临床医学、材料科学、工程学的不断发展，医疗技术的不断创新，现代科学技术在医疗领域中的应用越来越广泛，医疗服务也随之不断进步和完善，医用耗材的品种规格越来越多，随着新材料的不断产生，应用范围也越来越广。医疗耗材根据其价值的高低，

分为高值耗材和低值耗材。低值耗材，品种多、用量大、规格多、临床需求量大而且必要性高，并需要一定的库存；高值耗材，虽然用量少、品种、规格相对单一，但由于其质量、功效及强专业性直接关系到病人的生命健康，所以管理上尤为重要。尤其以介入技术、人工器官等为代表的高值医用耗材用量急剧增加，使得医用耗材的用量以惊人的速度逐年递增，在医院医疗成本中所占的比重也逐年加大。

随着公立医院改革逐步深化，"以药补医"机制被取消，医用耗材对病人负担的影响将凸显，新项目规范出台后，大部分医用耗材将不能单独收费而成为医院的成本，而收费耗材使用也因费用控制政策的压力，使医院在控制成本和费用方面将面临前所未有的困难和挑战。

医用耗材安全性要求高、需求及时性强、种类多、型号复杂、耗材成本占医疗成本比重大的特点，使得对医用耗材的管理也成为医疗机构的重点和难点。随着医院医用耗材种类、规格、数量、用途的不断增加，给医院医用耗材管理带来了许多困难。如何在医用耗材采购、库存、配送和使用等环节上，通过物流、资金流、信息流将医用耗材供应商、医院、病人和职工串联成一条精细化的管理链，是现代医院管理的重要环节。医院管理必须从过去偏重数量和规模的粗放型管理模式，向注重社会效益和经济效益双丰收的集约型管理模式转变。

（一）医用耗材分类管理（ABC 分类法）

医院将医用耗材分为高值耗材和低值耗材、"三统一"目录内医用耗材和自行采购医用耗材（"三统一"目录外医用耗材）分别管理，但分类比较粗糙，为了有效保障医用耗材的供应，同时降低管理成本，可用分类法将医用耗材分为三类：首先计算每种医用耗材的金额，并按照金额由大到小排序并列成表格；其次计算每种医用耗材金额占库存总金额的比率；再次计算累计比率；最后对医用耗材进行分类。一般情况下累计比率在 0～80％的，为 A 类医用耗材；累计比率在 80％～90％的，为 B 类医用耗材；累计比率在 90％～100％的，为 C 类医用耗材。

A 类医用耗材为重点监控管理的医用耗材，主要是高值耗材和专科医用耗

材。对这类耗材的管理原则是在保障耗材供应的基础上，尽量减少库存量，减少资金占用；B类医用耗材的库存量可适当放宽；C类医用耗材可增加库存量，如一次性输液贴、纱布等价值较低、用量较大、应用范围较广的低值易耗的医用耗材；从而在对医用耗材库存总量和管理影响不大的情况下，减少库存管理人员的工作量。

（二）医用耗材编码管理

医院医用耗材库存管理系统与医院信息系统有效连接在一起，必须有一套标准的医用耗材编码系统，对医用耗材进行统一编码，严格执行"一物一码"的原则，确保信息的准确性和可靠性。医用耗材编码管理实现信息的规范化和一致性，规定统一的名称、分类和格式化字段，有利于医院各部门之间信息共享和信息的高度集成。作为医用耗材管理系统的基础和支撑，医用耗材编码的规定和统一是医用耗材管理系统成功运行的标志之一，它为日后医用耗材数据的传递、分类统计的准确性和唯一性提供了有力的保障。医用耗材管理通过标准化的流程定制，选择规范的流程对医用耗材的采购、保管、配送、使用等实际业务进行操作。依托信息管理系统，医用耗材建立了从供应商到医院采购、保管、配送、使用等一系列环节的完整系统。这一系列环节都通过条形码扫描实行全程监控，实现一体化管理。

在库存管理方面，当医用耗材入库时，扫描医用耗材条形码，根据信息管理系统数据的预先定义，自动生成该耗材的名称、规格型号、单价、供货单位、生产厂家等信息，并同时手工录入入库数量、有效期限等其他相关信息。使用科室申领医用耗材时，必须严格按照规范的医用耗材名称规格填写，否则不予领用。当医用耗材出库时，扫描医用耗材条形码，更新库存信息，填写领用科室，使每批次医用耗材都有迹可寻，如果出现问题就能够依据信息准确定位。

在医用耗材使用方面，对医用耗材进行条形码扫描，使病人信息与产品信息进行对应，既可以限制医用耗材的滥用和浪费，也可以更加方便准确地对医用耗材出现的问题进行跟踪反馈。医用耗材管理部门与财务部门紧密合作，实现耗材编码的实时动态维护；加强临床使用部门风险意识，提高规范化程度；积极配合医务部门，参与耗材相关不良事件的处理和跟踪，并充分利用这些信息。

（三）医用耗材监控管理

医用耗材库存管理的重点是可靠性和安全性，为了保障医用耗材的质量和安全性，不仅要严格执行相关的法律法规，引入科学化管理的理念，建立严谨规范的医用耗材库存管理方案，还要加强医用耗材管理人员培训，将监督管理流程落到实处，促进医用耗材库存精细化管理。要平衡医用耗材采购、库存量和使用量之间的关系，实时掌握医用耗材的库存情况，必须对医用耗材库存进行科学管理。医用耗材库存管理主要包含入库管理、出库管理、数据管理等。数据管理主要是为了方便管理人员对各种医用耗材进行核对、查询、统计、效益分析等。医用耗材库存管理可以规范医用耗材出入库程序，实现医用耗材管理数据统计功能，建立科学的量化管理体系，为科学管理提供有效的数据和决策依据。

1. 设置库存量限额

对各种医用耗材使用量进行分析计算，掌握使用科室申领医用耗材的总额及明细、供货商供应的医用耗材总额及明细，通过这些数据的统计和分析，结合医用耗材采购途径、运输时间等因素，设定医用耗材库存的最低限额及最高限额。当库存量低于最低限额及时采购，同时防止库存量超出最高限额，造成耗材积压。

2. 定期盘点

对于医用耗材库存，必须定期进行盘点：

（1）盘点医用耗材库存的数量，保证账物相符。

（2）检查医用耗材包装等完好情况。

（3）检查医用耗材的质保期限，通过库存管理软件对需要进行保质监控的医用耗材设定保质期预警，确保医用耗材的有效性和安全性。

3. 效益分析

（1）监督医用耗材出入库流量，出现流量异常的情况要查明原因。

（2）对由于管理原因造成的医用耗材闲置，要查明原因并做出处理。

（3）对医用耗材出库量和实际使用量进行分析。

（4）对医用耗材特别是高值耗材的使用效果、效益进行监督检查。

4. 成本构成分析

做好医用耗材成本构成相关数据的收集与整理，确保数据的准确性。将各时间段本期实际成本构成同上期实际成本构成、本期计划成本构成进行对比，了解成本构成的变动情况，计算变动额和变动率。同时，结合其他相关资料如医用耗材类别、消耗定额、使用情况的可替代性、新技术的发展情况等，进一步分析成本构成发生变化的原因，研究如何降低医用耗材各项成本，从而加强医院医用耗材成本管理。

第三节　医院能源利用效果分析

现代医院建筑是科学、技术、信息的载体，是社会发展、技术进步、人民生活水平和生活质量提高的重要标志。随着人们生活水平的提高，对改善医疗条件的要求愈加迫切。随着医疗改革的推进，医院将面临激烈的市场竞争，从改善病人就诊环境、提高医院内部管理技术手段考虑，许多新建的医院建筑对空调、供热设备的自控管理、安保及计算机网络等诸多方面都提出了要求，医院设计有宾馆化的趋势。医院建筑是所有建筑中使用功能最为复杂的。随着医疗技术的不断进步、诊疗设备的不断完善，医院功能还将进一步增多。尤其是随着人民生活水平的不断提高，医院提供的已经不仅是单纯的治疗服务。病人对医院的就医环境和医护人员对工作环境舒适程度的要求也越来越高，因此医院的能耗也不断上升。以一家传统型综合医院为例，其日常能耗中，电力消耗最大，主要用于照明、电梯、空调和通风等设备。其次，医院还以燃气、重油等为主要能源，用于供应蒸汽、热水、消毒、洗涤、厨房及冬季供暖等。

一、照明系统节能

（一）产品和技术

目前市场上的照明节电产品主要分为两种：传统的发光效率低的光源（如T8荧光灯、白炽灯、石英灯等）；发光效率更高的光源（如T5荧光灯、紧凑型荧光灯、冷阴极灯或发光二极管）。

（二）效用分析

使用高效发光光源代替原有的低效光源，在节电的同时提高照度、显色度，改善照明环境，从而给人们提供一个舒适、稳定的照明环境，既提高了工作效率，也保护了人体健康。用T5（高效荧光灯＋电子镇流器）替换T8（荧光灯＋电感镇流器），节电25％以上，照度提高15％以上，显色指数由原来的70提高到85，消除了频闪，T5荧光灯的寿命是T8的两倍。磨砂灯泡或白炽灯泡选用色温相当的节能灯替换，在照度不降低的前提下，节电60％以上，且寿命提高6～8倍。其余部分可根据各科室的不同要求来替换更高效的节能环保光源。

二、空调系统节能

空调能耗是建筑能耗的主要部分，因此，医院节能的主要任务是降低其空调系统能耗。一个良好、舒适、清洁的环境不仅是使用空调的目的，也是现代医疗的一个不可缺少的组成部分。医院建筑的现代化，必将使医院空调担负起更重的责任、更新的使命，空调也一定会为医疗事业做出更大的贡献。

医院空调的设计参数主要是指空气温度、相对湿度、气流速度、洁净度及室内空气品质。医院空调不仅仅是一种环境的控制，也是一种确保诊断、治疗疾病、减少污染、降低死亡率的技术措施。但是医院各室功能差异很大，所要求的室内设计参数也不同。为了防止污染、降低室内细菌和尘埃浓度，还对室内新风量、换气次数、室内外压差及末级空气过滤器等有一定要求。一般来说，凡是清洁、无菌、无尘、无臭及怕污染的场所，应保持正压；凡是有污染发生、有害气体散发及极大热湿产生的室内，应保持负压。无明显的污染、热湿及有害气体发生，又无特殊要求的室内可与室外保持同压，人员进出不会造成较大的影响。由于科室不同，设备繁多，要求各不相同。在确定室内设计参数时还要充分听取医护人员及技术人员的意见。

根据国家的相关标准与规范，如《综合医院建筑设计规范》《医院洁净手术部建筑技术规范》《公共场所集中空调通风系统卫生规范》《空调通风系统运行管理规范》《医院消毒卫生标准》，严格控制中央空调的卫生条件，杜绝由中央空调末端设备引起的二次污染。

空调节能的技术措施可归纳为八方面：减少冷负荷、提高制冷机组效率、利用自然冷源、减少水系统泵机的电耗、减少风机电耗、采用自然通风、使用智能控制系统、中央空调余热回收。

（一）减少冷负荷

冷负荷是空调系统最基础的数据，制冷机、水循环泵及给房间送冷的空调箱、风机盘管等规格型号的选择都是以冷负荷为依据的。如果能减少建筑的冷负荷，不仅可以减小制冷机、水循环泵、空调箱、风机盘管等的型号，降低空调系统的初投资，而且这些设备型号减小后，所需的配电功率也会减少，运行费用降低，所以减少冷负荷是空调节能最根本的措施。减少冷负荷有以下一些具体措施：

1. 改善建筑的隔热性能

房间内冷量通过房间的墙体、门窗等传递出去的。改善建筑的隔热性能可以直接有效地减少建筑物的冷负荷，某市有一大型超市，玻璃采用贴膜后，主机系统能耗下降了30%～40%。改善建筑的隔热性能可以从以下几方面着手：确定合适的窗墙面积比例、合理设计窗户遮阳、充分利用保温隔热性能好的玻璃窗、单层玻璃采用贴膜技术。

2. 选择合理的室内参数

人体感觉舒适的室内空气参数区域，是空气温度13～23℃、上空气相对湿度 20％～80％。如果设计温度太低，会增加建筑的冷负荷。在满足舒适要求的条件下，要尽量提高室内设计温度和相对湿度。

3. 局部热源就地排除

在发热量比较大的局部热源附近设置局部排风机，将设备散热量直接排出室外，以减少夏季的冷负荷。

4. 合理使用室外新风量

由于新风负荷占建筑物总负荷的 20％～30％，控制和正确使用新风量是空调系统最有效的节能措施之一。除了严格控制新风量的大小之外，还要合理利用新风，新风阀门采用焓差法自动控制，根据室内外空气的焓差值自动调节新风阀门的开度。

5. 防止冷量的流失

厅门、走廊门安装风幕，可有效减少冷量的流失。

（二）提高制冷机组的效率

评价冷源制冷效率的性能指标是制冷系数（Coefficient of Performance, COP），是指单位功耗所能获得的冷量。根据卡诺循环理论，制冷系数 $\varepsilon_1 = T_o / T_k - T_o$ ，T_o 为低温热源温度，即蒸发温度；T_k 为高温热源温度，即冷凝温度。所以空调系统冷机的实际运行过程中不要使冷冻水温度太低、冷却水温度太高，否则制冷系数就会较低，产生单位冷量所须消耗的功量多，耗电量高，增加建筑的能耗。提高冷源效率可采取以下一些措施：

1. 降低冷凝温度

由于冷却水温度越低，冷凝温度越低，冷机的制冷系数越高。降低冷却水温度需要加强运行管理，停止的冷却塔的进出水管的阀门应该关闭，否则，来自停开的冷却塔的温度较高的水使混合后的水温提高，冷机的制冷系数就减低了。冷却塔、冷凝器使用一段时间后，应及时检修清洗。目前某市节能协会正在积极推广一种冷凝器自动在线清洗装置，能使冷却水出水和冷凝温差控制在1℃左右（相当于新机的效果），使冷凝器始终保持最佳热转换效率，主机节能10％左右。对于风冷主机，主机应尽量安装在通风性能良好的场所，或增加排风机将冷凝废热抽到室外，或增加喷淋装置实现部分水冷效果。

2. 提高蒸发温度

由于冷冻水温度越高，蒸发温度越高，冷机的制冷效率越高，所以在日常运行中不要盲目降低冷冻水温度。例如，不要设置过低的冷机冷冻水设定温度；关闭停止运行的冷机的水阀，防止部分冷冻水走旁通管路，经过运行中的冷机的水量较少，冷冻水温度被冷机降低到过低的水平。蒸发器注意清洗，保持高的热转换系数。

3. 制冷设备优选

要选用能效比高的制冷设备，不但要注意设计工况下制冷设备能量特性，还要注意部分负荷工况下的能量特性，选用时要统筹考虑。

（三）利用自然冷源

比较常见的自然冷源主要有两种：一种是地下水源及土壤源，另一种是春冬季的室外冷空气。地下水及地下土壤常年保持在 20℃左右的温度，所以地下水可以在夏季作为冷却水为空调系统提供冷量，也就是地温式空调的使用。第二种较好的自然冷源是春冬季的室外冷空气，当室外空气温度较低时，可以直接将室外低温空气送至室内，为室内降温。对于全新风系统而言，排风的温度、湿度参数是室内的空调设计参数，通过全热交换器，将排风的冷量传递给新风，可以回收排风冷量的 70%～80%，有明显的节能作用。

（四）减少水系统泵机的电耗

空调系统中的水泵耗电量非常大。空调水泵耗电量占建筑总耗电量的 8%～16%，占空调系统耗电量的 15%～30%，所以水泵节能非常重要，节能潜力也比较大。减少空调水泵电耗可从以下几方面着手：

1. 减小阀门、过滤网阻力

阀门和过滤器是空调水管路系统中主要的阻力部件。在空调系统的运行管理过程中，要定期清洗过滤器，如果过滤器被沉淀物堵塞，空调循环水流经过滤器的阻力会增加数倍。

阀门是调节管路阻力特性的主要部件，不同支路阻力不平衡时主要靠调节阀门开度来使各支路阻力平衡，以保证各个支路的水流量满足需要。由于阀门的阻力会增加水泵的扬程和电耗，所以应尽量避免使用阀门调节阻力的方法。

2. 提高水泵效率

水泵效率是指由原动机传到泵轴上的功率被流体利用的程度。水泵的效率随水泵工作状态点的不同从零至最大效率（一般 80%左右）变化。在输送流体的要求相同下，如果水泵的效率较低，那么就需要较大的输入功率，水泵的能耗就会较大。因此，空调系统设计时要选择型号规格合适的水泵，使其工作在高效率状态点。空调系统运行管理时，也要注意让水泵工作在高效率状态点。

3. 设定合适的空调系统水流量

空调系统的水流量是由空调冷负荷和空调水供回水温差决定的，空调水供回水温差越大，空调水流量越小，从而水泵的耗电量越小。但是空调水流量减少，流经制冷机的蒸发器时流速降低，引起换热系数降低，需要的换热面积增大，金属耗量增大。所以经过技术经济比较，空调冷冻水的供回水温差 4～

6℃较经济合理，大多数空调系统都按照5℃的冷冻冷却供回水温差工况设计。

空调循环水泵的耗电量跟流量的3次方成正比，实际工程中有很多空调系统的供回水温差只有2~3℃，如果将供回水温差提高到5℃，水流量将减少到原来的50%左右，所以如果水流量减少50%，水泵耗电量将减少87.5%，节能效果非常明显。

在中央空调系统中，冷冻水泵、冷却水泵和冷却塔风机的容量是按照建筑物最大设计热负荷选定的，且留有10%~15%的余量，在一年四季中，系统长期在固定的最大水流量下工作。由于季节、昼夜和用户负荷的变化，空调实际的热负荷在绝大部分时间内远比设计负载低。一年中负载率在50%以下的运行小时数约占全部运行时间的50%以上。当空调冷负荷发生变化时，所需空调循环水量也应随负荷相应变化。所以采用变频调速技术调节水泵的流量，可大幅度降低水系统能耗。由于中央空调系统是一种多参量非常复杂的系统，即当气温、末端负荷发生改变时，水系统温度、温差、压力、压差、流量等均会发生改变，单纯的PID调节根本满足不了要求，只有采用模糊控制技术才能实现最佳节能控制。

由于建筑全年平均冷热负荷只有最大冷热负荷的50%以下，通过使用变频调速水泵使水量随冷热负荷变化，那么全年平均的水量只有最大水流量的50%左右，水泵能耗只有定水量系统水泵能耗的12.5%，节能效果是非常明显的。

（五）减少风机电耗

空调系统中风机包括空调风机及送风机、排风机，这些设备的电耗占空调系统耗电量的比例是最大的，风机节能的潜力也是最大的，风机的节能应引起最大的重视。减少风机能耗主要从以下几方面着手：定期清洗过滤网，定期检修、检查皮带是否太松、工作点是否偏移、送风状态是否合适。使用变频风机将定风量控制改为变风量控制，降低送风的风速，减小噪声。末端风机改为变风量控制系统，可根据空调负荷的变化及室内要求参数的改变，自动调节空调送风量（达到最小送风量时调节送风温度），最大限度地减少风机动力以节约能量。室内无过冷过热现象，由此可减少空调负荷15%~30%。

（六）采用自然通风

室内环境污染已经成为危害人类健康的"隐形杀手"，为了有效地解决空气问题，杜绝室内空气的污染，可采用双向换气装置，这样，送入的新风温度基本相近于室内温度，既可用于北方冬季室内保湿，又可用于南方夏季隔潮。而且在供热和制冷时还可回收热量，节约制冷供暖用能源可达30%以上。

（七）使用智能控制系统

目前部分医院的空调系统未设自控系统，空调设备的控制均由人工完成，面积较大的医院，可能有上百台空调箱、新风机组，运行管理人员连每天启停空调箱都没有足够的精力和时间，更不用说适时地调整空调箱的运行参数，让其节能运行。因此空调箱、新风机在空调季节只得让它们全天 24 小时运行。如果为空调系统加装楼宇自控系统，即使是最简单的启停控制，也可以极大节省空调能耗。另外也容易实现末端温度的灵活设置。

（八）中央空调余热回收

压缩机工作过程中会排放大量的废热，热量等于空调系统从空间吸收的总热量加压缩机电机的发热量。水冷机组通过冷却水塔、风冷机组通过冷凝器风扇将这部分热量排放到大气环境中去。热回收技术利用这部分热量来获取热水，达到废热利用的目的。热回收技术应用于水冷机组，减少原冷凝器的热负荷，使其热交换效率更高；应用风冷机组，使其部分实现水冷化，兼具水冷机组高效率的特性；所以无论是水冷、风冷机组，经过热回收改造后，其工作效率都会显著提高。根据实际检测，进行热回收改造后机组效率一般提高 5％～15％。由于技术改造后负载减少，机组故障减少，寿命延长。目前该项技术广泛应用于活塞式、螺杆式冷水机组。

另外，采用冰蓄冷技术也可大幅降低医院空调能耗。

冰蓄冷技术是在用电低峰时蓄存冷量，而在用电高峰时放出所蓄存的冷量，可以实现对电网的"削峰填谷"。目前我国的许多地方都实行了分时电价、冰蓄冷电价等措施。

蓄冷空调系统可以降低冷冻水的温度，降低送风温度，增加送回风温差，减少送风量，从而大大减少风管截面积，减少了其占用空间，减少风机、水泵的功耗，因此虽然其初投资可能比常规空调系统稍高一些，但运行费用的降低将使得蓄冷系统很快收回增加的初投资，改善空调系统整体的经济性。

有源能量回馈器的作用就是能有效地将电容中储存的电能回送给交流电网供周边其他用电设备使用，节电效果十分明显，一般节电率可达 15％～50％。此外，由于无电阻发热元件，机房温度下降，可以节省机房空调的耗电量，在许多场合，节约空调耗电量往往带来更好的节电效果。

三、电梯节能

（一）产品和技术

采用变频调速的电梯启动运行达到最高运行速度后具有最大的机械功能，电梯到达目标层前要逐步减速直到电梯停止运动为止，这一过程是电梯曳引机释放机械功能量的过程。此外，升降电梯还是一个位能性负载，为了均匀拖动负荷，电梯由曳引机拖动的负载由载客轿厢和对重平衡块组成，只有当轿厢载重量约为 50％（1 吨载客电梯乘客为 7 人左右）时，轿厢和对重平衡块才相互平衡，否则，轿厢和对重平衡块就会有质量差，使电梯运行时产生机械位能。

电梯运行中多余的机械能（含位能和动能）通过电动机和变频器转换成直流电能储存在变频器直流回路中的电容中，目前国内绝大多数变频调速电梯采用电阻消耗电容中储存电能的方法来防止电容过电压，但电阻耗能不仅降低了系统的效率，电阻产生的大量热量还恶化了电梯控制柜周边的环境。

（二）效用分析

VVVF 电梯采用全可控有源能量回馈器进行节能，单台回馈器的价格为 15000 元，投资回收在 2.5 年左右，如计算节省的空调费用，投资回收期在两年以内。

四、燃油锅炉节能

（一）产品和技术

采用水源热泵型热水机组或风冷热泵代替燃油锅炉制热水，除用于生活热水外，也可用作燃油锅炉的补充用水。

相比传统的燃油锅炉，热泵型热水机组具有以下优点：

（1）效率高，节能显著。如某市年均气温在 20～25℃，使用热泵机组制热效率高。设备除生产 50～55℃ 热水相对于原有锅炉制热水节省能耗量费用 70％，还可以用与制冷。如建筑物需制冷量大时可以将机组制热时的副产物——冷冻水接入原有中央空调冷冻系统中加以利用则相对于原有锅炉节省能耗 100％。

（2）体积小，重量轻，可直接附设在中央空调机房内或附近，占用建筑面积小。

（3）环保性能好，无污染物排放。

（4）电脑自控，无须人工管理。

（5）具有防止结垢和软化水质处理功能。

为调节热水在高峰期的使用需求，须加装一储热水箱。技改后，该热水管网并入原热水管网、冷水管网并入中央空调冷冻水管网，使两个系统既可独立运行，互为备用，又可以同时运行、互相补充。

另外，平常还可采用太阳能热水器供应热水，进一步达到节电节能的目的。

（二）效用分析

如果一医院年用热水量约 3.6 万吨。则锅炉年用柴油 20 多万升，年油费约 80 万元，除了可回收的冷凝水部分，锅炉每天需要补充 25℃的常温水 4 吨，用来产生蒸汽。

采用热泵机组制热水，投资约为 75 万元，每月可节约能耗费用约 4 万元；按每年使用 8 个月计，投资回收期在 2.4 年左右。在设备使用寿命的 15 年内产生的总效益约为 465 万元（冷冻水接入原中央空调冷冻系统中加以利用，节省的能耗未计算在内）。

第四节　医院核心竞争力分析

我国公立医院体制改革未来的发展方向有可能是：一方面公立医院向企业化管理方式迈进，公立医院享有经营管理的充分自主权；另一方面需要大力加强政府和民间组织的监管力度，使公立医院能够满足病人和社会的需要。但外部管理体制变化和改革及社会监督都只能作为外因，而医院内部的管理才是内因，外因要通过内因才能起作用。如何管理医院，用什么样的策略和措施才能实现医院的价值最大化，在各种公立、私立、股份制、外资及合资医院并存，以及政府投入不足的情况下保持医院的竞争优势；如何管理才能维护和确保服务对象的利益；医院应如何履行自身的社会责任，如何管理才能体现我国医疗卫生服务事业的公益性质，使服务对象满意又能使医院获得持续发展，实现社会、医院、服务对象的三方共赢。医院内部管理体制和策略的变革，在我国现行医疗卫生体制、医疗环境和国家的经济发展水平等诸多环境背景下是更为重要而紧迫的问题和值得深入研究的课题，而医院核心竞争力或核心能力的构建将可能是实现医院、服务对象、社会三方共赢的纽带。

医院核心竞争力能够使医院在一定的区域内，在某一或某些领域实现持续竞争优势，表现为优质、高效、低耗的综合服务实力的一系列互补的技术、学习知识及医院内外部诸多资源的有机整合，通过优秀文化与医务实践融合而形成的一种医院独有的能力。其构成要素涉及医院的技术、资源、知识、文化、组织管理等各个子系统。医院的核心竞争力从多方面影响医院，服务对象——病人、亚健康人群、有需求的健康人群及社会三方的利益。如通过构建核心竞争力，医院获得了技术水平、知名度的提高，高技术的人力资源队伍、硬件条件的改善，医疗设备、建筑、环境的改善，医院软件和硬件的提升和改善，使医院能够吸引更多的服务对象，扩大医院的市场份额，也使医院的社会效益和经济效益得到明显提高。在医院构建核心竞争力的过程中，病人的利益也在更高的层面上得到体现，医院医疗技术水平的提升使疾病的治愈率或缓解率提高、疗效提高，医院服务理念的改变和服务质量的提高，使服务对象在服务过程中的满意度也得到了提高，医院作为整个医疗卫生系统的最重要组成部分为全体公民的健康所做出的贡献，体现出医院的社会责任和社会效益。社会通过医疗机构的服务而获得的价值，体现于全体公民健康状况的改善，突发公共卫生事件的应急处理与救治，政府指定的医疗卫生救治任务的履行，无经济效益的医疗救助行为，源于社会责任感的各种医疗卫生服务、预防保健服务、健康教育促进知识、信念与行动、医疗卫生知识的教育与传播等。

一、医院核心竞争力概述

（一）医院核心竞争力的特点

1. 整合性

核心竞争力的整合性是组织核心技能、技术、管理能力、团队及个人不同能力的有机结合。孤立的技能、技术强大不是核心竞争力，必须与组织的其他技术、技能与能力相互整合，以服务流程中某一个或几个方面表现出的相对于竞争对手的显著优势作为结果并可以通过财务及非财务指标进行评价。

2. 异质性

核心竞争力的异质性是指核心竞争力的形成与组织结构、组织文化、组织规模、组织的内外资源、组织管理及人员素质等多种因素相互整合、协调有关，使不同组织的核心竞争力各不相同、各有特点，表现出显著的差异性。

3. 难以模仿性

核心竞争力的难以模仿性源自它的异质性，它是多种因素经过复杂的协同作用的结果，可以借鉴，但不可以照搬，必须结合本组织的具体实际情况，通过持续地学习、创造、摸索和构建去获得。

4. 增值性

核心竞争力的增值性是指具备核心竞争力的组织应能够通过一系列的流程或环节、最终产品或服务给顾客感知效用做出显著贡献，为客户同时也为组织创造价值、创造效益，而且显著优于竞争对手。

5. 延展性

核心竞争力的延展性是指可以通过某一个或某几个优势领域或技术扩展到其他相关技术或服务领域，使之同样处于优势地位，而不局限于某一领域、某一种产品或服务。如医学腔镜技术可以带动一系列外科微创手术的发展。基因诊断技术和分子生物学技术可以使肿瘤或其他内科疾病的诊断治疗进入个体化、靶向治疗新领域。图像融合技术可以使肿瘤的放射治疗进入"三精"时代，大幅度提高疗效、减轻毒副反应。液晶显示技术的优势可以扩展到笔记本电脑、大屏幕电视显像技术等领域，无线通信技术专长可以带来交换机和无线通信技术的优势。对延展性的评价要包括核心技术可延伸的产品或服务种类及相应的产出。

6. 难以替代性

核心竞争力的难以替代性是指核心竞争力是多因素共同作用、经过长时间构建的结果，对组织的又好又快发展和获得竞争优势具有引领作用，在一定时间内或周期内是其他能力无法替代的。产品、服务或技术的周期或更新速度，产品、服务的可替代性及产品或服务的价格需求弹性直接影响核心竞争力的替代性。核心竞争力不断创新和发展，体现为产品、服务或技术的更新速度越快、产品市场替代率和价格需求弹性越低，核心竞争力的难以替代性就越强。

7. 动态性

核心竞争力的动态性是指由于组织所处的外部环境变化所导致的核心竞争力的波动性，表现为技术、产品或服务的周期性。周期性体现在以下的五个循环过程：无竞争力阶段、初级核心竞争力阶段、成熟核心竞争力阶段、核心竞争力弱化阶段和核心竞争力新生阶段。核心竞争力必须不断创新、发展和培育，才能获得新生，否则，随着时间的推移和竞争对手竞争力的加强，原有的领先优势将会丧失。核心竞争力不同发展阶段的各种指标是有差异的，可以通过组织不同发展阶段的财务与非财务指标分析来判断一个组织的核心竞争力发展阶段，为组织的核心竞争力新生提供数据。

8. 持续性

核心竞争力的持续性是指所获得的竞争优势是长期的而不是短期的。当短期经营目标与培育核心竞争力的长期目标产生冲突，必须考虑长期核心竞争力的目标。对持续性的分析评价就要综合考虑组织近期的各项指标对组织未来战略目标或长期效益、持续竞争优势的影响。

9. 局部优势性

核心竞争力的局部优势性是指优势存在于组织复杂的流程中，体现在一个或某几个环节而不是全部。这种局部优势性也同时成就了核心竞争力的独特性，为不同的组织结合自身实际情况建构自己的核心竞争力提供了理论依据。通过不同环节财务与非财务指标的差别可以识别具有竞争优势的核心业务和核心环节。

（二）医院核心竞争力影响因素分析

1. 知识、技术因素

医院可以通过内部知识的创新和外部知识的学习而不断形成新的知识，新知识通过有组织地学习、应用，可以不断转化为医院的核心技术，成为医院核心竞争力的要素能力，是医院核心竞争力的源泉。

2. 人力资源因素

核心竞争力最终是由人决定的，因为人力资源因素可以通过多个环节影响组织生产要素，从而影响企业的核心竞争力。医院若想超越现有的业绩获得持续的优势，必须关注核心人力资源的储备、构建人才评价和激励机制、加大对员工学习和成长要素的投入。

3. 设备因素

生产设备的先进程度及其规模是核心竞争力的物质保证，而设备的利用率和产出水平则决定核心竞争力的增值性。设备的考核包括设备规模的合理性、设备有效利用率及设备更新率。

4. 产品或服务因素

医院的产品就是医院所提供的服务项目和服务过程，包括诊断、治疗、护理、检查等主要核心价值服务，以及导诊、挂号、餐饮供应、保洁等辅助服务。医院的成本优势是指医院控制自己的经营成本，在行业中做到同类服务成本最低。医院服务的差异性或独特性是指选择被多数病人认为重要的一种或多种服务特质，并制定出实现这一特质的措施及计算相关的成本，满足病人的需求，医院同时在提供服务的过程中获得溢价报酬。

5. 品牌因素

医院的成功与医院的品牌优势关系巨大。医院品牌的打造可以有以下几种路径：培养重点专科或学科、培养人才打造品牌、打造医院经营管理品牌、打造医院的服务品牌、打造医德医风品牌、打造医院的社会责任品牌。

6. 内部流程的协调性因素

医院的流程包括服务流程和管理流程，服务流程是流程再造的核心，体现以服务对象为核心的服务理念。缩短或简化排队、挂号、候诊、化验、检查、取药、交费、办理入出院手续等的时间是服务流程再造的目的。服务流程或业务流程再造的重点在于简化病人的就医过程，减少病人的行动距离，缩短等候时间。医疗流程再造就是针对某种疾病的检查、治疗流程而建立的一种标准或临床路径。流程再造有助于在单位时间内为更多的病人提供服务，提高工作或服务效率，从而提高社会效益与经济效益。在就医的过程中，病人既要解决生理和病理上的不适，还要得到良好的心理体验，如快捷、舒适、放松、温馨等，根据不同的服务对象，设计个性化、差异化的业务流程，是吸引服务对象的重要举措。管理流程影响医院内部管理的效率。医院的服务流程包括门诊流程和住院流程。

7. 文化因素

医院文化为核心竞争力的塑造提供核心价值，医院文化是医院核心竞争力的重要组成部分，它为医院提供一种长期的牵引力，与医院的激励约束机制、科学规范的管理等共同构成医院的核心竞争力，医院文化本身就是医院的核心竞争力。医院的文化竞争力最终决定医院的市场地位和可持续发展能力。

8. 管理因素

医院需要在战略层面上做好决策与管理，以明确医院发展的定位和方向，医院管理者也需要对医院的各种资源进行整合，使资源发挥最大的效用，使资源转化为能力。管理体现出核心竞争力的协调性与整合性特征，医院的管理能力和管理水平通过多个环节对医院的核心竞争力产生重大的影响。

二、医院核心竞争力的财务表现分析

（一）核心竞争力在资产质量上的表现

核心竞争力是医院的各种技能、技术、知识、资源和能力的整合，在形成过程中需要大量的优质资源，而拥有核心竞争力的医院也是以拥有大量优质资源为前提和保障的。医院的优质资源不仅包括会计报表中的静态存量资产，还包括会计报表以外的资源及社会资源。以解构医院核心竞争力为目标的资产质量分析将以会计资产的分析为起点，侧重分析医院核心竞争力所要求的优质资源所具备的质量特征，具体包括资产的变现增值质量、资产结构质量、主营业务资产质量等。高质量的资产既能够满足医院短期的盈利和偿还债务的需要，又能为医院长期核心竞争力的增强做出贡献。

（二）医院核心竞争力在资本结构质量上的表现

资本结构是为组织的战略规划提供资金的债务资本与权益资本的组合。所有医院，不论是营利性还是非营利性，都必须筹集资本以购买资产来实现医院的战略目标。凡是从外部获得的资本一般归类为债务资本或权益资本。医院内部的资本来源包括经营活动的现金流收益、折旧和摊销、非经营活动的现金流盈余和投资及边缘性资产的剥离。资本结构通常是指广义的资金来源结构，即指医院的负债与所有者权益之间的组合、负债内部长期负债与短期负债的组合，以及所有者权益内部各项目之间的组合。不同的资本结构会影响医院近期的经营成果、所有者的最终权益、医院的竞争能力乃至医院未来的发展命运。医院资本结构质量主要关注医院现有资本结构是否有利于医院的良性发展和增强核心竞争力。具有核心竞争力的医院对资本结构质量的要求可综合表现为具有较强融资能力、资产报酬率高于平均资本成本、融资能够为所有者或员工带来较高的收益、融资行为合理、融资利用充分、具有较强的偿债短期与长期能

210

力、资本结构与资产的期限结构有较强的适应性、融资决策能够与增强医院核心竞争力的战略目标保持一致。

（三）医院核心竞争力在成本管理上的表现

医院是政府实行一定福利政策的公益性事业单位，同时又是一个独立的经济实体。医院在进行医疗服务过程中的生产耗费必须得到相应的补偿，才能在市场经济中自主经营、自负盈亏，也才能生存和发展。医院实行成本核算的意义表现在以下几方面：

1. 适应客观经济规律的需要

医疗服务成本就是医院提供医疗服务活动过程中所消耗掉的物质资料价值和必要劳动价值的货币表现。医疗服务也是用来交换的商品。价值规律是商品经济的普遍规律，在卫生领域也必然发生作用。医院只有加强成本核算，才能自觉遵循和运用价值规律，贯彻物质利益原则，才能改变不计成本、不讲效益、不搞核算、吃"大锅饭"的状况，才能正确处理医院内部和外部、单位之间、医院员工和病人之间等各种经济关系。

2. 科学管理的需要

医疗成本是检验各部门、各科室管理工作的重要依据。在完成医疗任务和保证医疗质量的前提下，医疗成本越低，医院的管理水平越高，反之，管理水平越低。医院只有实行成本核算，通过对医疗业务过程中的劳动消耗和劳动成果进行记录、计算、分析、对比，才能发现医院管理中的薄弱环节和存在的问题，从而采取改进措施，提高医院管理水平，实现医院管理的规范化、科学化和现代化。

3. 提高医院社会效益和经济效益的需要

从宏观的社会效益看，如果医务劳动耗费少，诊治病人多，医疗质量高，病人治疗时间短，负担费用少，则社会效益好，反之，社会效益差。从微观经济效益看，医院如果能充分发挥资源的最大作用，在保证医疗质量的前提下，成本越低，医院的经济效益越好。如同类同级医院之间，收费标准相同，预算补偿相同，但由于管理水平的高低、医疗质量的优劣、消耗的大小等有差别，医院之间的医疗效果和经济效益也就存在差别。

4. 有效利用卫生资源的需要

在市场经济条件下，特别是在当前国家财政补助有限、医院收费偏低、医院建设资金不足的情况下，公立医院通过成本核算，研究成本的构成，可考核和审查各种医疗消耗的合理性，避免仪器的闲置和重复购置，避免卫生资源的浪费。

5. 深化医院财务制度改革的需要

医院实行成本核算，使会计工作由预算会计向成本会计、管理会计转变。从会计制度上，是收付实现制向权责发生制的变革，使医院会计从简单的预算、决算管理，进入有组织的经济管理。

任何一家医院，其经营目标均包括对社会——促进国民身体健康、对员工——给予就业的保障和适当的工作报酬、对服务对象——按合理的标准收费、提供高质量的医疗服务。经营正常、经济健康是维持医院正常运作及继续发展的基本条件和手段。当医疗目标与经济效益不一致时，医疗应该优先，但医院若忽视经营收入，将无法生存。医院如果不能在日常营运中获取合理的利润，就无法给予员工适当的报酬，也缺乏购买先进、精密仪器的资金，也无法实现医疗质量的提升。医院经营的成败在一定程度上取决于能够在相对成本和收入上有多大的优势。医院竞争优势的重要来源之一就是成本，成本资源能为组织的成本领先和差异化战略提供支持，通过成本控制和成本资源的转换，成本管理能够形成成本优势，进而形成竞争优势，提升组织的核心竞争力。

（四）医院核心竞争力在现金流量质量上的表现

现金流量中的现金包括医院的库存现金、银行存款、其他货币资金及易于转化成现金的现金等价物，如国库券。现金流量是以上述现金及现金等价物为基础计量的一定时期内医院现金流入、现金流出及其总量、差量情况的总称。现金及其等价物的不断流入、流出形成医院现金流量。现金及其等价物是医院流动性最强的资产，通过现金流量，可以了解医院经济情况，为医院管理者、卫生监管部门、外部投资者及债权人提供真实、可靠的决策信息。从现金流量的角度去考察医院的盈余质量、坏账风险、现金周转能力、投资理财等活动状况，能够比较客观地评价医院的营运发展能力，为医院的管理决策提供财务信息支持，从而提高医院的管理水平和竞争能力。现金流量质量高是指医院的现金流量能够按照医院预期目标进行良性运转，具体表现为各类活动的现金流量周转正常，现金流转状况与医院短期经营状况和医院长期发展目标相适应，现金利用充分，现金储备适度，与对手相比具有较短的经营性循环周期。

影响医院现金流量的因素主要有医院经营业绩、投融资活动、基金变动情况、往来款项变动情况及库存变动情况。医院经营业绩始终是医院现金流量的决定因素。结余使现金增加，亏损使现金减少。融资项目决策依据是该项目的净现金流量现值大于零。投资活动对现金流量的影响与融资活动相反，用现金投资使现金减少，投资收回和收益使现金增加。融资使现金增加，还本付息使现金减少。往来项目余额的增减变动影响现金流量，如预收医疗款余额增加、收回应收医疗款等，都使当期现金增加，而应收款余额增加、应付款余额减少，使当期现金减少。库存变动与现金余额呈反方向变动，如药品库存增加，则当期现金减少，反之，当期现金增加。

医院现金净流量增加的途径主要有提高医院经营管理水平，增加业务收入，降低经营费用，强化应收款回收管理，充分发挥商业信用和现金浮游量的作用，压缩库存，节约占压资金，适度负债经营，利用闲置资金对外投资。

（五）医院核心竞争力的主要财务指标

1. 经济效益指标

（1）职工平均业务收入＝业务收入/平均职工人数。业务收入包括医疗收入、其他收入。

（2）百元固定资产医疗收入＝医疗收入/平均固定资产余额×100，反映固定资产的利用效率。

（3）百元专业设备医疗收入＝医疗收入/专业设备平均额×100，反映医疗设备利用效率。

（4）资产收益率＝收支结余/平均总资产×100%，反映医院资产的收益。

（5）药品收入占医疗收入的比重＝药品收入/医疗收入×100%，它是区间指标，反映药品收入占医疗收入的比重及医院收入的结构。

（6）经费自给率＝业务收入/业务支出×100%。经费自给率大于1，表明医院经常性收支能够自给；小于1，表明医院业务支出大于收入。

（7）收支结余增长率＝本年业务收支结余/上年业务收支结余×100%－1，业务收支结余增长表明医院经营业绩好。

（8）医疗收入增长率＝本期医疗收入/上期医疗收入×100%－1，反映医院医疗收入增长情况。

2. 现金流量指标

（1）业务收支现金率＝经营活动现金净流量/业务收支结余×100%，反映医院收益中现金支持比例，用于判断收益的现金保障程度。

（2）医疗收入现金率＝经营现金净流量/医疗收入×100%，反映医疗收入中现金支持比例，即现金流所占比重。

（3）资产现金率＝经营现金净流量/资产总额×100%，反映医院正常经营活动带来的现金及等价物的比重。

3. 偿债能力指标

（1）资产负债率＝负债总额/资产总额×100%，医院的资产负债率越低，表明医院通过负债取得的资产越少。资产负债率是一个区间指标，具有两面性。从经营的角度看，资产负债率过低，表明医院对外部资金的利用不足，而资产负债率过高，表明医院资金缺口大，现金流有问题，偿债风险大。

（2）流动比率＝流动资产/流动负债×100％，反映医院流动资产变为现金用于偿还流动负债的能力。通常，医院流动比率越大，债权人的资金偿还就越有保障，但过大的流动比率也表明医院对外部资金未能有效运用。

（3）速动比率＝速动资产/流动负债×100％，用于衡量医院流动资产中可以立即用于偿付流动负债的能力。

4. 反映管理水平的指标

（1）应收医疗款周转率＝（医疗收入/应收医疗款平均余额）×100％，反映病人欠费回收的速度。周转速度快，表明资金占用少、坏账损失风险小、资金流动性高。

（2）存货周转率＝（药品材料支出/存货平均余额）×100％，反映医院存货库存是否过量，一般以最少的库存为最好。

（3）流动资产周转次数＝医疗收入/流动资产平均占用额，反映流动资产利用效率。

5. 病人费用评价指标

主要有门诊次均费用、门诊次均药品费、每床日费用或出院病人次均费用和每床日药品费四个指标。这些指标属于区间指标，应相对合理，适应区域经济发展水平及当地群众医疗需求水平或收入水平。

三、医院核心竞争力的非财务表现

（一）平均住院床日数

平均住院床日数＝出院病人实际占用床日数/出院病人数，是反映医疗效率和效益、医疗质量和技术水平的综合指标。

（二）床位使用率

床位使用率＝（实际占用床日数/实际开放床日数）×100％，反映医院病床的利用效率。

（三）病床周转次数

病床周转次数＝出院病人数/开放床位数，它从另一方面反映医院床位的工作效率。

（四）市场占有率

市场优势评价理论认为，医院不断增强竞争能力目的就是要尽可能多地赢得市场份额，甚至是垄断某一市场，医院的市场优势就是其核心竞争力的典型代表，医院核心竞争力的大小可以通过市场占有率来衡量。市场占有率高，在盈利的前提下医院可以获得更多的收益，甚至是超额收益，但要注意这种超额收益应具有持续性和增长性。市场占有率是医院核心竞争力重要的外在表现，可以用年门诊量、年住院量表示。

（五）消费者或客户指标

医院的核心竞争力最终需要消费者和客户的认可，通过消费者和客户的购买行为来实现。这方面可以采用门诊及住院病人增长率、服务满意度、人均服务费用等指标评价。客户满意是指个人通过一种产品或服务的可感知效果或结果与其期望值相比较后，所形成的愉悦或失望的感觉状态。满意度水平是可感知的效果与期望值两者之间的差异函数，即客户满意度可感知的效果—期望值。就医院而言，客户病人、亚健康人群、有保健需求的健康人群满意度的评价指标包括服务态度、技术水平、医疗费用、就诊环境、诊疗是否便捷及治疗效果等。客户满意度的主要影响因素包括服务态度、信息交流、技术能力、就医费用、就医环境、就医方便程度、就医流程、医院的硬件设备及就诊过程中非医疗问题的服务连续性和服务效果等。其中，护理服务对病人满意度的影响非常重要。客户满意度需要通过问卷调查来进行测量。

（六）反应性

病人的反应性是指医疗保健系统是否满足社会大众的期望，这个期望不是对医疗结果的期望，而是指对病人是否享有人格尊严的非医疗性质的各种期望。包括两方面：一是病人的主观反应。尊重个人尊严、尊重病人的治疗自主权及隐私权。二是客观服务满意度。对病人关注的及时性、社会支持网络，主要是家庭及朋友的支持程度、医院设施的基本条件、选择卫生服务提供者的可能性。该指标能够比较全面反映医院关注病人、以病人为中心的程度，反应性指标需要通过问卷调查来进行测量。

（七）医疗费用负担

从病人和社会视角来看，医疗费用是反映社会效益的指标。根据病人就诊的类型，可分为门诊费用、急诊费用、住院费用三类。门急诊费用可以每人、每人次计，住院费用可以每人、每人次、每日或每床日计算。因存在分解就医和重复就医问题，以次均费用计算不能完全反映个人的就医负担。病人的医保类型、疾病构成、病人的经济水平结构等都影响门诊和住院次均费用的高低，如疑难杂症占就医人群构成比例越大，相应的费用就会越高。此外，次均住院费用还受到平均住院天数的影响，同样床日费用的情况下，平均住院天数越多，次均住院医疗费用就越高，故该指标反映的费用负担概念要与平均住院天数结合起来考虑。

第八章　医院内部控制工作分析

第一节　医院风险管理的认知及其步骤

一、医院风险管理的认知

(一) 医院风险管理的内涵

现代医院风险是指影响医院运营目标实现的事件发生的不确定性。"风险无处不在,不论是医院,还是其他经济组织,其运营及组织内的不同层级都会面临来自内部或外部的不同风险。"①风险是客观存在的,无法被完全消除或控制。只有认识风险、承认风险,并采取相应的控制措施,才有可能将风险的影响控制在可承受范围内。医院风险管理就是要识别出直接或间接影响医院运营目标达成的风险,并通过定量、定性的工具对这些风险进行评估,找出其中对目标实现影响最大的风险,从而根据医院的风险偏好确定适当的风险应对策略及方案。

(二) 医院风险管理的原则

医院风险管理应遵循以下原则:

第一,全面性原则。风险管理应覆盖医院所有业务、部门和岗位,贯穿决策、执行、监督、反馈全过程。

第二,重要性原则。在全面管理基础上,应特别关注重要、特殊业务事项和高风险领域,制定风险应对措施,防范重大风险。

第三,成本效益原则。风险管理应合理平衡实施成本与预期效益,力争用最小的成本实现风险管控目标。

第四,系统性原则。风险管理应系统考虑风险因素之间的相关性及相互影响,不能孤立或片面地开展风险应对工作。

现代医院财务管理与会计工作实践探索

二、医院风险管理的步骤

风险管理基本程序主要包括风险识别、风险评估、风险应对、风险管理的监督与改进等工作。医院开展风险管理工作时，应围绕医院运营目标，健全风险管理机制，严格执行风险管理的基本程序，识别可能影响战略目标实现的潜在风险，将风险控制在可承受范围内。

（一）风险识别

风险识别是风险管理工作开展的基础。只有全面识别出医院运营过程中存在的风险，才能保障实现风险管理效果及目标。如果相关业务风险未能被有效识别，风险评估和风险应对工作也就无从开展，可能导致医院运营暴露在某项高风险之下。为保障风险被完整识别，风险识别可按照以下三个阶段开展：

1. 建立风险框架

风险可分为战略、运营、财务、合规四大类。医院应以风险大类为出发点，结合实际业务流程，搭建统一的三级风险分类框架。各级风险划分标准包括：①一级风险是指主要业务领域所面临的总体性风险。②二级风险是指各主要业务领域中具体运营活动和管理行为所产生的风险，是对一级风险的细分。③三级风险是可能导致二级风险发生的主要风险诱因，是对二级风险的细分，三级风险应落实在具体流程当中。

2. 收集风险信息

风险框架搭建完成后，风控办公室应牵头组织各业务部门以岗位为基础、以风险框架为依托，全面开展风险信息收集工作。风险信息收集方法主要包括问卷调查、风险访谈、风险研讨等。各业务部门开展风险信息收集时，应关注医院内外部信息。

（1）内部信息

①运营因素，如医疗质量管理、物流管理、资产管理、成本管理、运营方式、业务流程等。②财务因素，如财务状况、经营成果、现金流量等。③人力资源因素，如领导层的职业操守、员工专业胜任能力等。④创新因素，如科研、教育等。

（2）外部信息

①经济因素，如经济形势、行业政策、资源供给等。②法律因素，如法律法规、监管要求等。③社会因素，如安全稳定、文化传统、社会信用、教育水平、患者行为等。④技术因素，如科技进步、技术改进等。⑤自然环境因素，如自然灾害、事故灾难等。

3. 编制风险清单

各业务部门对收集的风险信息应进行必要的筛选、提炼、对比、分类、组合，以便进行风险评估，并将整理后的风险信息上报风控办公室审核、汇总，形成风险清单。为保障风险管理全面性，风险清单应尽量覆盖各业务流程中影响医院目标实现的主要风险。

（二）风险评估

风险评估是指依据风险评估标准，对所收集的风险信息进行系统分析，评价风险影响，确定风险等级的过程。风险评估是企业风险管理至关重要的手段，它能使组织更好地理解其不断变化的风险状况，并使组织能够将其内部管理资源投入最为重要的风险管控中去。医院每年至少应组织开展一次风险评估工作。评估期间应与本院经营目标的设定期间相一致，通常为一个自然年度。

1. 风险评估的标准

每一个风险都可以从发生的可能性以及风险影响程度两个纬度进行评估。

风险发生可能性是指风险发生概率，按照概率水平划分为极低、低、中等、高、极高五个级别。风险影响程度是指若发生风险可能对医院运营安全、人身伤亡、社会形象及直接经济损失等带来的影响，按照影响程度严重性划分为极轻微、轻微、中等、重大、灾难性五个级别。可能性与影响程度的度量标准取决于组织风险偏好。风控办公室应在风险评估工作开展前，根据医院风险偏好，研究制定本院风险评估标准，经风控委员会审批后发布。

2. 风险评估的方法

风险评估可采用定性与定量相结合的方法。

（1）定性方法

主要包括问卷调查、个别访谈、集体讨论、专家咨询、情景分析、标杆比较等。具体如下：

第一，问卷调查法是指通过事先设定的问卷，收集风险事项及不同级别人员对风险的态度、认识和经验。

第二，个别访谈是指通过与熟悉业务流程、有经验的管理人员进行访谈，了解业务流程中存在的风险，进而对风险影响程度进行评估的过程。

第三，集体讨论法是指通过组织讨论，综合管理层、员工和其他利益相关者的知识、经验识别风险事项。讨论会主持人应引导与会者讨论可能影响目标实现的风险事项。

第四，专家咨询法是指针对某个风险同时咨询多个专家，专家们根据自己的经验作出各自评估，再综合这些评估得出结果，专家据此修改，直至达成一致。

第五，情景分析法是指假定某种现象或某种趋势将一直持续，对评估对象在此情况下可能出现的情况或引起的后果作出预测的方法。

现代医院财务管理与会计工作实践探索

第六，标杆比较法是指将自己的经营模式、业务数据等与同类别单位进行比较，进而发掘自身管理中可提升之处的方法。

（2）定量方法

主要包括敏感性分析、统计推论、压力测试、事件树分析等。具体如下：

第一，敏感性分析是指从众多不确定性因素中找出对目标实现有重要影响的敏感性因素，并分析、测算其对目标实现的影响程度和敏感性程度，进而判断组织承受风险能力的一种不确定性分析。

第二，统计推论是指通过对一系列数据进行系统分析，推测风险事件发生的概率和后果。统计推论分为前推、后推、旁推三类。

第三，压力测试是指假设发生某种极端情况，推测风险事件发生的影响程度，以评估组织的风险承受能力。

第四，事件树分析法是指遵循从结果找原因的原则，通过分析可能造成项目失败的各种因素，画出逻辑框架图，从而确定可能重要或关键的风险。

风控办公室可结合风险类别和数据的可获取性，灵活选用一种或多种方法开展风险评估工作。

3. 风险评估结果

风控办公室应确定风险评估标准及适当的评估方法，组织业务部门综合评定风险等级。医院可以通过使用风险坐标图、风险热力图来直观地呈现风险评估的结果，并初步确定对各项风险的管理优先顺序和管理策略（即制定风险应对策略及应对方案）。

（三）风险应对

风险应对是指组织立足于医院自身风险损失承受能力，梳理现有风险管控措施，在衡量风险管控成本与效益基础上，研究应对风险的策略的过程。风险应对一般分为风险承担、风险规避、风险转移、风险控制四大类。对于风险发生可能性高且影响程度大的风险，医院可考虑采取风险规避或风险转移策略应对风险，而对于风险发生可能性低且影响程度低的风险，则可以采用风险承担策略。而对于其他风险，则可采取风险控制策略，即通过完善内部控制体系来防范、管控风险。具体如下：

1. 风险承担

风险承担是医院对风险承受度之内的风险，在权衡成本效益之后，不采取控制措施降低风险或者减轻损失的策略。

2. 风险规避

风险规避是医院对超出风险承受度的风险，通过放弃或者停止与该风险相关的业务活动，避免或者减轻损失的策略。

3. 风险转移

风险转移是医院可采取业务分包、购买保险等方式将风险及其可能造成的损失全部或部分转移给他人的策略。

4. 风险控制

风险控制是医院在权衡成本收益后，采取适当的控制措施降低风险或者减轻损失，将风险控制在可承受范围内的策略。常见风险控制方法（措施）包括以下内容：

（1）不相容岗位相互分离

合理设置内部控制关键岗位，明确划分职责权限，实施相应的分离措施，形成相互制约、相互监督的工作机制。

（2）内部授权审批控制

明确各岗位办理业务和事项的权限范围、审批程序和相关责任，建立重大事项集体决策和会签制度。相关工作人员应当在授权范围内行使职权、办理业务。

（3）归口管理

根据本单位实际情况，按照权责对等的原则，采取成立联合工作小组并确定牵头部门或牵头人员等方式，对有关经济活动实行统一管理。

（4）预算控制

强化对经济活动的预算约束，使预算管理贯穿于单位经济活动全过程。

（5）财产保护控制

建立资产日常管理制度和定期清查机制，采取资产记录、实物保管、定期盘点、账实核对等措施，确保资产安全完整。

（6）会计控制

建立健全本单位财会管理制度，加强会计机构建设，提高会计人员业务水平，强化会计人员岗位责任制，规范会计基础工作，加强会计档案管理，明确会计凭证、会计账簿和财务会计报告处理程序。

（7）单据控制

要求单位根据国家有关规定和单位经济活动业务流程，在内部管理制度中明确界定各项经济活动所涉及的表单和票据，要求相关工作人员按照规定填制、审核、归档、保管单据。

（8）信息内部公开

建立健全经济活动相关信息内部公开制度，根据国家有关规定和单位的实际情况，确定信息内部公开的内容、范围、方式和程序。

风险控制方法并不是孤立的，也不是仅针对业务链条的某一环节而言的。各医院应根据自身风险承受能力及风险评估结果，综合运用几种控制方法，形成预防与检查相结合，囊括事前、事中、事后的全方位控制体系，以提升风险控制的效果。

风控办公室应组织业务部门根据风险评估结果，结合本院风险承受度和风险偏好，确定风险应对策略，制定风险管控方案。风险管控方案应经过风控委员会的讨论后下发，由业务部门执行。方案一般应包括风险应对具体目标、所涉及业务流程、风险解决条件及手段、风险发生全过程所采取的应对措施以及风险管理工具。风险管控方案应满足内部控制合规性要求，针对重大风险所涉及业务流程，制定涵盖各环节的全流程的控制措施；对中等、一般风险所涉及的业务流程，要把关键风险管控环节作为控制点，采取相应的控制措施。

（四）监督改进

风控办公室应以重大风险、重大事件、重大决策、重要业务流程为重点，对风险信息收集、风险评估、风险管理策略、关键控制活动及风险管控方案实施情况进行监督，发现问题并督促整改，从而实现风险管理的闭环。风控办公室可通过定期检查、组织召开风险应对研讨会等方式，发现风险管理工作中存在的问题。此外，医院还可以通过建立分专业风险预警指标体系、完善风险预警机制、设定预警指标阈值，来加强风险监控。

风控办公室应编制风险管理报告，对风险管理情况、年度风险评估情况、重大风险管理及应对措施执行情况等进行沟通汇报。风险管理报告分为定期报告和不定期报告。对于年度风险评估结果、重大风险管理及应对措施执行情况等事项应定期向风控委员会汇报。各业务部门在日常工作中发现风险事件或重大风险隐患，应及时上报分管领导，并抄送风控办公室。

第二节 医院单位层面内部控制

一、单位层面内部控制的认知

单位层面内部控制是为业务层面内部控制提供环境基础。单位应当单独设置内部控制职能部门或者确定内部控制牵头部门，负责组织协调内部控制工作，同时，应充分发挥财务、内审、纪检监察、政府采购、基建、资产管理等部门或岗位在内部控制中的作用。单位层面内部控制涉及决策议事机制、组织架构、岗位责任制、财务体系和信息技术运用等方面。单位层面内部控制可采取内部牵制控制、集体决策控制、关键岗位或人员素质控制、信息技术控制等方法。

医院内部控制要与医院已建立的 ISO 质量管理体系相融合。ISO 质量管理体系内容包括四级文件，其中程序文件、作业指导书和质量记录与内部控制手册中的流程控制、控制措施和控制文档应当一致。但两者也存在一定的区别，最大的区别在于关注的侧重点不同，ISO 质量管理体系重点关注管理质量的完成，而内部控制体系关注的是风险点的控制。从内部控制的角度完善医院相应的管理流程和管理制度、办法，是在 ISO 质量管理体系四级文件的基础上，对医院 ISO 质量管理体系的补充和完善。把两个管理体系有机地融合，才能确保 ISO 质量管理和内部控制流程统一、制度统一、文档统一，做到同步实施、同步改进、同步检查，减少重复工作，实现全方位、多角度的质量管理和内部的控制目标。

二、单位层面内部控制的风险

单位层面内部控制的主要风险包括以下方面：

第一，单位经济活动的决策、执行和监督没有相互分离，权力过于集中。

第二，组织机构设置不合理，部门岗位职责不明确。

第三，岗位设置失控或设置不合理；关键岗位职责与分工不明晰，没有明确区分不相容岗位。

第四，关键岗位长期由同一个人负责，没有相应轮岗制度；工作人员能力水平不足影响管理水平。

第五，会计机构设置不合理，会计人员业务水平和综合素质不足。

第六，对内部控制执行不力，人为操纵信息系统，信息沟通存在障碍。

三、单位层面内部控制的目标

单位层面内部控制的目标包括以下方面：

第一，确保单位各项经济活动的决策、执行和监督相互分离。

第二，合理设置组织机构，明确部门岗位职责。

第三，建立健全内部控制关键岗位责任制，明确岗位职责及分工，确保不相容职务相互分离、互相制约和相互监督。

第四，实行内部控制关键岗位工作人员的轮岗制度，明确轮岗周期。

第五，确保内部控制关键岗位工作人员具备与其工作岗位相适应的资格和能力。

第六，健全会计部门人员能力配置，配备具有相应资格和能力的会计人员。

第七，运用信息技术手段加强内部控制，将经济活动及其内部控制流程嵌入单位信息系统，固化业务流程，减少或消除人为操纵因素，保护信息安全。

四、单位层面内部控制的内容

单位层面内部控制的工作重点在于建立指导各层级人员执行其内部控制责任以及进行决策的标准、流程、组织结构，从而为风险评估和控制活动的执行、信息与沟通机制的建立、监督活动的实施提供基础。

（一）职责范围

1. 医院各部门职责

（1）医院办公室的职责

第一，围绕领导工作重点，协助领导搞好调查研究，帮助院长沟通情况，协调关系，使各项工作始终处于控制下的常规运行状态。

第二，围绕医院工作中心，在制订工作计划或执行上级方针政策上当好院长的参谋和助手，督促贯彻执行院长指令。

第三，协助院长处理日常事务，如会议安排、文件草拟、文电收发、档案管理、印鉴管理、信访工作、提案处理、来宾接待、值班安排、综合情况处理等。

第四，院管会和院长赋予的其他职责。

（2）医务部的职责

第一，在院长领导下，负责组织实施全院医疗、教学、科研、疾控、门诊等业务管理与行政管理工作，实施相关质量方针和质量目标、指标。

第二，拟定医疗质量管理方案和患者安全目标等有关业务计划，经院部批准后组织实施，督促检查。

第三，组织完成上级下达的指令性任务，制定、演练、落实突发公共卫生事件处理预案。

第四，制定医疗管理制度，督促、检查医疗工作制度、技术操作过程的落实。

第五，负责拟定、实施医疗业务发展规划和工作计划，组织、指导医院专科建设、技术准入及其相关的咨询、论证工作。

第六，负责医院医疗器械采购、维护、管理和病案统计与管理等工作。

第七，负责医院科研、教学管理，具体负责医疗专业技术人员的培训考核、科研申报与组织鉴定，组织临床教学。

第八，受理医疗投诉，处理医疗纠纷。第九，院管会和院长赋予的其他职责。

（3）护理部的职责

第一，负责全院的护理业务与行政管理工作，包括制定护理管理与护理工作制度，护理业务工作的检查、考核、评价与监督管理。

第二，拟定、实施护理业务发展规划和工作计划。

第三，协助组织完成上级下达的指令性业务，参与制定、演练、落实突发公共卫生事件处置预案。

第四，具体负责护理科研、护理技术准入及其咨询、论证等工作。

第五，具体负责护理技术人员的培训考核、职称申报，组织临床教学。

第六，具体负责临床人员的调配与管理工作，协助组织护理管理人员和专科护士的培养选拔、绩效考核与分配工作。

第七，院管会和院长赋予的其他职能。

（4）人力资源部的职责

第一，负责全院的人力资源管理工作，制订实施医院人力资源发展规划、年度计划和管理办法。

第二，负责医院人事分配制度改革工作。

第三，负责医院的岗位设置、人员管理、人事档案管理、专业技术人员的职称评聘、工人技术等级考核、工资福利、考核奖惩、职工考勤等工作。

第四，负责健全和完善医院人员的调配、考核、奖惩、培训等制度，做好人员的招聘、录用、调动、辞职、解聘、退休及病故善后等工作。

第五，负责军转干部安置和编制外人员的管理工作。

第六，负责专家的推荐选拔与培养管理工作，协助上级组织人事部门对高层次人才的考查、管理工作。

第七，负责中层以下管理人员的选拔任用和管理工作。

第八，制订全院培训计划和职业发展计划并组织实施。

第九，院管会和院长赋予的其他职责。

（5）后勤保障部的职责

第一，负责医院后勤保障物资的采购、保管、配送工作。

第二，负责生产运行班组的管理与安全生产工作。

第三，负责卫生城市创建和爱国卫生工作。

第四，负责医院基建项目的审核报批与日常监督等工作。

第五，负责医院的房产物业管理与维护，审核办理职工购房补贴、职工餐费补贴等工作。

第六，负责后勤服务社会化项目的服务质量监督与管理考核。第七，负责医院安全保卫和内部综合治理工作。

第八，负责医院车辆的调配与采购、保养、管理工作。

第九，院管会和院长赋予的其他职责。

（6）客户服务部的职责

第一，负责与相关社区服务中心、乡镇卫生院的联络与协调。

第二，负责医疗市场的调研，拟定市场调整、拓展计划，组织落实医院市场拓展实施方案。

第三，负责与目标客户的沟通联络，抓好服务与回访，广泛宣传推介医院。

第四，负责健康服务管理和健康档案的建立与管理，组织协调健康检查工作。第五，院管会和院长赋予的其他职责。

（7）财经部的职责

第一，负责全院的财务与经济管理，编制年度财务预算和财务决算，执行财务计划和预算。

第二，负责资金的筹措、使用与管理，按规定办理财务收支，考核资金使用效果。

第三，负责会计核算，债权、债务核对，固定资产的核查等工作。

第四，负责各科室经费申请报告和政府采购手续的审查、监督和呈报工作。

第五，负责医院经济运行情况的研究、布置、检查等工作，及时向院领导提供全面、真实、可靠的经济信息，为院领导决策提供依据。

第六，负责基建基金的筹集和拨付。

第七，负责全院业务科室的成本核算工作，具体负责院内各科室、各级各类管理人员的绩效考核，及时发放职工工资和福利待遇。

第八，院管会和院长赋予的医保管理、价格管理等其他职责。

（8）采购中心的职责

第一，认真贯彻执行国家的有关法律法规，制定和完善各项采购与招标的规章制度。

第二，负责医疗仪器设备、器械、卫生材料、药品、试剂、后勤物资等货物和服务的采购活动，接受医院招标采购监督小组及监察、审计、财务等相关部门的工作监督。

第三，接受已论证后的采购计划，审核采购项目的相关资料和证件，确定采购方式。

第四，根据项目需要，审查采购文件，并组织招标信息发布、接受报名、资质审查、采购文件发出、开标或谈判、评审或成交结果公示等采购工作。

第五，负责供应商调查和开发，审查供应商资格，建立供应商信息库。

第六，组织需纳入政府集中采购与招标项目的申报，并参加政府集中采购招标活动。

第七，负责采购有关文件资料的整理和归档。

第八，负责设备物资的商检，协助职能部门做好设备物资安装、验收等工作。

第九，负责组建医院"招标采购评审专家库"。

第十，院管会和院长赋予的其他职责。

（9）信息中心的职责

第一，负责全院信息化建设、信息系统维护及信息资源管理等工作。

第二，根据医院建设和发展的需要，制订医院信息化建设的规划和年度工作计划。

第三，负责医院计算机网络建设及维护工作，制定医院计算机网络与信息管理的制度，规范网络终端的操作和工作流程，保证医院信息系统的正常运行。

第四，协助、监督、指导相关科室对数据的管理，保证医院信息资源的标准化、完整性、准确性和安全性，做好用户使用权限的设定和管理，落实医院信息资源的保密和共享。

第五，负责医院信息设施与设备采购申请、使用管理和维护，做好信息设备的资产管理。

第六，负责医院各相关科室信息资料的收集、整理和分析，按时向上级主管部门提供各种数据和报表，定期向医院发布经授权的网络信息通告。

第七，定期向院领导提供临床医疗和经济运行情况及其他相关信息的分析报告，并运用相关统计分析方法处理信息资料，为科学管理和决策提供准确的数据依据。

第八，协助建设医院网站，做好技术支持和维护。

第九，做好医院计算机基本理论和操作技能的培训工作，进行医学信息技术教学和研究，协助科室开发相关软件，做好技术服务和实施服务。

第十，院管会和院长赋予的其他职责。

（10）质管办的职责

第一，负责协调和执行 QPS（质量改进和患者安全）计划，并呈交给医院质量与安全管理委员会。

第二，负责组织、协调等级医院、JCI（美国医疗机构评审国际联合委员会）复评的准备工作，负责评审资料的汇总、审核。

第三，协助医院质量与安全管理委员会制订优先级质量改进项目计划并组织实施，协助建立医院、科室质量监测指标，收集、分析医院质量监测指标，并上报医院质量与安全管理委员会。

第四，开展质量管理宣传、教育、培训工作。

第五，参与病历质量检查工作和电子病历模板的建立、审核、修改工作，使之符合 JCI 标准病历书写规范要求，参与临床路径与单病种的过程管理。

第六，参与医院改进流程的设计、试运行评估和实施，协助各部门改善工作流程，提高工作效率和品质。

第七，协调各科室病人安全和质量改进工作，开展质量改进工作。第八，督促、检查各科室质量改进与病人安全计划的实施。

第九，汇总医院不良事件，定期分析，跟进重大不良事件的处理和分析，协助制订监控方法和预防措施。

第十，院管会和院长赋予的其他职责。

（11）审计中心的职责

第一，在集团院长的领导下，负责集团各成员单位的审计工作。

第二，制定内部审计制度规定及工作规范。

第三，开展财务收支、经济效益及有关经济活动审计，预算的执行情况审计，基本建设投资、维修改造工程项目审计，经济合同审计，经济责任审计，开展各类专项审计工作和专项审计调查。

第四，负责内部控制评价工作。

第五，参与物资采购招标、工程项目招标等经济活动的监督工作。

第六，负责协调外部审计与内部审计的工作关系。

第七，院管会和院长赋予的其他职责。

（12）监察部的职责

第一，负责医院的党风廉政建设、医德医风建设与行政效能检查。

第二，负责监督检查各支部、科室贯彻执行党的路线、方针、政策和医院各项决策部署的情况。

第三，受理对监察对象违反国家法律法规以及违反政纪行为的检举、控告，并保护检举、控告人的合法权利，协助监察机关做好案件的调查。

第四，调查处理监察对象违反国家法律法规、政策和院规院纪行为。第五，受理监察对象不服行政处分的申诉。

第六，组织落实行风工作责任制，建立健全行风工作规章制度，制订医院行风工作计划。

第七，负责医院行风考核、评议和出院病人随访，满意度调查工作，组织召开座谈会，提出行风改进与督促整改建议。

第八，负责职工的职业道德教育和医德档案的建立与管理。

第九，负责与行风监督员的联系与沟通，认真做好来信、来访工作。第十，院管会、院党委、院纪委和院长赋予的其他职责。

（13）党群部的职责

第一，宣传贯彻党的路线方针政策，执行院党委的决议决定，落实党建工作、群团工作各项制度规定。

第二，协助处理党委有关事务，负责党建、宣传、统战、侨务、老干部工作，以及医院文化建设、精神文明建设、健康教育工作。

第三，负责医院职能机构负责人的选拔、任用与管理考核工作。

第四，负责工会、团委、妇委会等群团工作，负责职工活动中心的运行与管理。

第五，负责老干部工作。

第六，院党委、院管会、院长赋予的其他职责。

2. 管理委员会职责

（1）合同管理委员会的职责

第一，制定医院合同管理制度。

第二，指导、协调医院重大合同的签订、执行和管理工作。

第三，监督各科室的合同管理。

第四，促进合同完成质量的改进。

第五，决定合同管理奖惩事宜。

第六，协调解决合同管理中的其他重大问题。

（2）预算管理委员会的职责

第一，制定医院预算管理制度。

第二，组织医院预算目标的预测。

第三，提出预算编制的方针和程序。

第四，审查各编制的预算草案及整体预算方案。

第五，协调预算编制、执行过程中发现的问题。

第六，下达预算方案。

第七，审查预算调整方案并作出相关决定。

（3）医院质量与安全管理委员会

第一，制定医院的质量管理工作战略方针。

第二，负责医院提供的服务质量与安全管理，统一领导和协调各专业委员会工作。

第三，负责指导各专业委员会和各科室质量管理计划的制订、贯彻执行和实施监控。第四，审核各科室风险评估表，研究确定医院性风险评估并进行监控、改进。

第五，各专业委员会和科室通过制定质量管理政策、计划，分析评估流程、检查质量管理项目的数据，对所有的质量管理活动进行总结，为医院制订年度质量与安全管理目标及计划提供决策支持。

（4）药事管理与药物治疗学委员会的职责

第一，贯彻执行医疗卫生及药事管理等有关法律、法规、规章，制定医院药事管理和药学工作规章制度。

第二，制定医院药品处方集和基本用药供应目录。

第三，制定药物治疗临床诊疗指南和药物临床应用指导原则，监测、评估医院药物使用情况，提出干预和改进措施，指导临床合理用药。

第四，分析、评估用药风险和药品不良反应、药品损害事件，提供咨询与指导。

第五，建立药品遴选制度，审核临床科室申请的新药品、调整药品品种。

第六，监督、指导麻醉药品、精神药品、医疗用毒性药品及放射性药品的临床使用与规范化管理。

第七，对医务人员进行有关药事管理法律法规、规章制度和合理用药知识教育培训，向公众宣传安全用药知识。

第八，每年进行一次药物管理和使用的审查。

（5）医学装备管理委员会的职责

第一，负责医院医疗设备设施的购置管理、技术管理和经济管理的监督指导工作。

第二，负责医学装备发展规划、年度装备计划、采购活动等重大事项进行评估、论证和咨询，确保科学决策和民主决策。

第三，审核医学装备管理制度。

第四，监督器械科对医学装备购置、验收、质控、维护、修理、应用分析、处置和召回等全程管理，保障医学装备正常使用。

（二）信息系统

1. 医院内部控制流程信息化

内部控制流程信息化是指医院利用计算机和通信技术，对内部控制进行整合、规范、流程化后所形成的信息化管理系统。内部控制流程信息化可以提高医院现代化管理水平，使医院各内控流程能在完善的监管体制下有序、公开、高效地执行，还可以通过先进的信息化工具在业务部门、归口部门及管理层之间建立良好的沟通桥梁，以降低人为因素导致内部控制失效的可能性，形成良好的信息传递渠道。医院应当重视信息系统在内部控制中的作用，信息中心应根据内部控制要求，结合组织架构、业务范围、地域分布、技术能力等因素，制定信息系统建设整体规划，有序组织信息系统开发、运行与维护，优化管理流程，防范经营风险，全面提升医院现代化管理水平。

2. 医院信息系统的内部控制

因为医院业务比较复杂，医院信息系统相对繁多，所以做好医院信息系统的内部控制工作至关重要。医院信息系统是以辅助决策为主要目标，目的是提高医院管理和医疗工作的效率和水平。医院信息系统主要包括：①行政管理系统，包括人事管理系统，财务管理系统，后勤管理系统，药品管理系统，医疗设备管理系统，门诊、手术及住院预约系统，病人住院管理系统等。②医疗管理系统，包括门诊、急诊管理系统，病案管理系统，医疗统计系统，血库管理系统等。③决策支持系统，包括医疗质量评价系统、医疗质量控制系统等。④各种辅助系统，如医疗情报检索系统、医疗数据库系统等。

医院信息系统的内部控制需要全员参与、共同控制。医院工作人员根据不同的职责，在全院统一登录平台里拥有不同的系统登录权限，医院信息中心负责信息系统用户权限的新增或变更管理。为有效实施医院信息系统内部控制，医院应制定信息系统管理制度，帮助医院做好信息系统的内部控制工作。相应的管理制度应根据医院的发展需要做好及时的更改与调整。医院内部控制流程需新增或变更时，由内部控制负责部门填报需求表，通过信息系统报信息中心，信息中心结合各业务部门内部控制流程的现状进行调研分析，形成报告和方案，对于适合融入医院信息系统的流程，安排技术人员根据实施方案进行开发。

3. 内部控制信息化具体内容

（1）内部控制信息化的制度建设的内容

第一，建立全过程监控。在医院管理系统中建立覆盖所有业务的信息化内部控制流程，通过对业务的工作效率、质量等进行全过程、全方位、多层次、多领域的动态控制与管理，使医院业务在保证工作质量的同时提高工作效率，从宏观上提升医院工作水平。

第二，建立协调运作机制。内部控制信息化的应用有赖于全员参与，必须从制度、措施等多方面入手，依靠所有业务部门共同参与、各尽其职、协同配合才能实现。

第三，建立量化管理和考核机制。在落实考核制度的基础上完善并强化责任追究制度，实行考核指标的量化管理。通过考核评估，增强各部门在风险管理工作中的责任感和紧迫感，提高工作的积极性和主动性，优化制度建设，提高工作效率和监管的有效性。

（2）开发管理系统并进行信息化控制

各类业务的内部控制流程要结合业务的特点设置审批步骤，由业务部门提交申请，相关部门加注审核意见，最终由主要领导审批。业务流程的系统审批使各个环节得到有效的管控，各部门工作职责更明确、管理更透明，有效地降低资金使用方面的风险。开发各类业务系统，包括预算管理与支出审批系统、成本核算系统、会计核算系统、物料系统、绩效管理系统等，逐步推进内部控制管理的思想与信息系统有机融合，使内部控制流程全部实现信息化管理，从规章制度层面上规范操作准则，并从信息系统上严格限制操作权限，使业务部门不可回避系统的自动控制。

（3）内部控制信息系统的持续监督

利用信息系统进行持续性的监督是实现有效、高效内部监督的重要方式。通过对关键控制点所对应的业务流程、管理权限、不相容职责分离和参数予以标准化，建立信息系统标准模板，并针对标准模板开发检查工具，定期运行检查工具，对比与标准模板的差异，逐步建立持续性监控的机制。

五、公立医院重大经济事项决策机制

公立医院重大经济事项包括：大型设备的购置，大型修缮工程，大型会议的举办，大额存货、固定资产等资产的处置，大额卫生材料、低值易耗品等的采购，大额医院办公设备、办公用品的采购，药品招标采购，基本建设项目，银行及其他金融机构信贷，医院职工的工资、奖金、福利等方案的制订，重要科研项目，对外经济合同签订，对外投资，对外担保，医疗收费的项目变动，医院发展计划的制订，医院改制、重组等。其中最重大的是基本建设项目、设备购置、对外投资、对外合作四项。

（一）对外合作

对外合作设置条件较高，并有着严格的审批制度，其登记、变更、延期与终止的要求较高，并需要符合公立医院运营管理的相关法律法规，对外合作方式出现的频率并不高。

（二）对外投资

对外投资需进行充分的可行性研究、评估、决策与执行，应当由单位领导班子集体研究决定。同时，应加强对投资项目的追踪管理，及时、全面、准确地记录对外投资的价值变动和投资收益情况。对在对外投资中出现重大决策失误、未履行集体决策程序和不按规定执行对外投资业务的部门及人员，应当追究相应的责任。

（三）设备购置

设备购置是公立医院一项常规性的资产配置活动，应注重设备采购可行性论证与建议、购置决策、采购计划申报、使用跟踪分析等重要环节的管理。

（四）基建项目

近年来，我国医疗卫生事业发展迅速，各地各级医院整体迁建、扩建改造工程投资逐年增加，基本建设项目决策机制就显得尤为重要。

我国的基本建设程序分为项目建议书、可行性研究、设计工作、建设准备、建设实施以及竣工验收交付使用等六个阶段。公立医院基本建设项目决策机制至少应具备建立工程项目建议书、进行可行性研究、进行初步设计、项目概算、领导班子决策、报批等步骤。

1. 机会可行性研究

机会可行性研究是为寻找公立医院基建投资机会进行的准备性调查研究，其目的在于发现投资机会。

2. 初步可行性研究

（1）初步可行性研究的定义

初步可行性研究是在机会研究的基础上，对公立医院基建项目方案进行初步的技术、财务、经济、环境和社会影响评价，对基建项目是否可行作初步判断。研究的主要目的是判断基建项目是否值得投入更多的人力和资金进行可行性研究，并据此做出是否进行投资的初步决定。

（2）初步可行性研究的内容

初步可行性研究的内容包括公立医院基建项目建设的必要性和依据；市场分析与预测；拟建规模与环境；主要技术和设备；主要原材料来源和其他建设条件；基建项目建设与运营的实施方案；投资初步估算、资金筹措与投资使用计划初步方案；财务效益和经济效益的初步分析；环境影响和社会影响的初步评价；投资风险的初步分析。

（3）初步可行性研究的重点

主要是从宏观上分析论证公立医院基建项目建设的必要性和可能性。公立医院基建项目建设的必要性一般是：公立医院为了自身的可持续发展，为了满足医疗市场的需求，进行扩建、更新改造或者新建项目。公立医院基建项目建设的可能性主要指基建项目是否具备建设的基本条件，包括：市场条件、资源条件、技术条件、资金条件、环境条件以及外部协作配套条件等，其中重点是市场需求分析。

3. 可行性研究

（1）可行性研究的定义

可行性研究是指通过对公立医院拟建基建项目的市场需求状况、建设规模、服务对象、设备选型、工程方案、建设条件、投资估算、融资方案、财务和经济效益、环境和社会影响以及可能产生的风险等方面进行全面深入的调查、研究和充分的分析、比较、论证，从而得出该基建项目是否值得投资、建设方案是否合理的研究结论，为项目的决策提供科学、可靠的依据。可行性研究是公立医院基建建设项目决策阶段最重要的环节。

（2）可行性研究的依据

初步可行性研究的依据有：项目建议书（或初步可行性研究报告）及其批复文件；国家和地方的经济和社会发展规划、行业部门的发展规划；有关法律、法规和政策；有关机构发布的工程建设方面的标准、规范、定额；拟建场址的自然、经济、社会概况等基础资料；与拟建项目有关的各种市场信息资料或社会公众要求等。

（3）可行性研究的基本要求

包括预见性、客观公正性、可靠性和科学性等。

（4）可行性研究的内容

包括公立医院基建项目建设的必要性、市场分析、建设方案、投资估算、融资方案、财务分析、经济分析、资源利用效率分析、土地利用及移民搬迁安置方案分析、环境影响评价、社会评价、风险分析与不确定性分析、提出研究结论与建设等。

（5）可行性研究的深度要求

公立医院基建项目可行性研究报告应达到内容齐全、结论明确、数据准确、论据充分的要求，以满足决策者定方案定项目的需要；选用的主要设备规格、参数应能满足预订货的要求；重大技术、财务方案，应有两个以上方案的比选；确定的主要工程技术数据，应能满足项目初步设计的要求；对建设投资和生产成本的估算，应采用分类详细估算法；确定的融资方案，应能满足银行等金融机构信贷决策的需要；可行性研究报告应反映可行性研究过程中出现的某些方案的重大分歧及未被采纳的理由，以供决策者权衡利弊进行决策。

4. 基建项目申请报告

公立医院基建项目申请报告是从维护经济安全、合理开发利用资源、保护生态环境、优化重大布局、保障公众利益等方面进行的论证。包括基建项目申报单位情况；拟建项目情况、建设用地与相关规划、资源利用和能源耗用分析；生态影响分析；经济和社会效果分析等内容。

5. 基建项目咨询评估

（1）项目评估的定义

公立医院基建项目咨询评估是在项目投资决策之前，基于项目的可行性研究报告或申请报告，按照一定的目标，采用科学的方法，对项目的市场、技术、财务、经济、环境和社会影响等方面进行进一步的分析论证和再评价，权衡各种方案的利弊和潜在风险，判断项目是否值得投资，做出明确的评估结论，并对项目建设方案等进行优化，为决策者科学决策提供依据的咨询活动。

（2）项目评估的重点

一般侧重于项目的社会及经济影响评价，分析论证资源配置的合理性等。

（3）咨询评估单位的选择

公立医院选择基建项目评估单位，应把握有执业资格、有信誉、有实力三个基本条件。根据咨询服务的特点，结合有关国际惯例和国内法规以及实践中的具体做法，咨询机构选择的方法主要有公开招标、邀请招标、征求建议书、两阶段招标、竞争性谈判、聘用专家 6 种。

医院应对重大经济事项决策进行事后绩效评价，为下一步决策提供重要的实践总结经验。

第三节 医院业务层面内部控制

一、医院预算管理

预算管理是指对一定时期内的经营活动、财务活动等作出的预算安排。预算作为一种全方位、全过程、全员参与编制与实施的管理模式，凭借其计划、协调、控制、激励、评价等综合管理功能，整合和优化配置资源，提升运行效率，成为促进战略目标实现的重要抓手。预算管理主要包括预算编制与审批、预算执行与反馈、预算调整、预算考核等业务流程。

（一）医院预算编制与审批

1. 医院预算编制与审批的控制目标

预算编制与审批是医院实施全面预算管理的起点。预算编制与审批过程中主要的控制目标包括：预算管理架构完整、高效，各环节职责权限分配清晰明确且协调一致，预算范围全面，预算编制结果合理。

2. 医院预算编制与审批环节的主要风险

医院预算编制与审批环节的主要风险包括以下方面：

（1）预算管理组织不健全，相关部门及人员职责不明晰，致使预算管理松散、随意，预算编制、执行、考核等各环节流于形式，预算管理作用不能发挥。

（2）预算编制范围和项目不全面、预算编制程序不规范、目标及指标体系设计不健全，导致各个预算目标准确性、合理性、可行性不足，影响医院发展规划实现。

（3）预算未经适当审批或超越授权审批，可能导致未能对预算方案进行有效评估，出现重大预算偏差，无法指导业务开展及目标实现。

3. 医院预算编制与审批的控制措施

医院在预算编制和审批过程中，应当建立以下的控制措施：

（1）医院应当建立预算工作管理架构，明确各相关部门在预算管理工作中的职责权限、授权批准程序和工作协调机制。

（2）医院可考虑设立预算管理委员会，全面负责本院预算管理工作，职责包括但不限于确定预算管理政策、审批预算草案、预算追加及调整方案、审定预算考核结果等。

（3）预算管理委员会下设预算管理工作机构，由其履行预算管理职责。预算管理工作机构一般设在财务部门，负责制定预案管理制度、汇总编制预算及决算草案、拟定预算调整方案、监督各部门预算执行情况等。

（4）各业务部门为预算执行部门，负责本部门预算草案编制及上报、预算方案执行、预算调整申请等。另外，医院还可根据自身组织结构特点，指定各类预算归口管理部门，分别负责管理相应业务预算的编制、执行监控、分析等工作。

（5）医院应当建立和完善预算编制环节各项工作制度，明确预算编制依据、编制基础、编制程序、编制方法、编制时间等内容，确保预算编制依据合理、基础完善、程序规范、方法科学、时间恰当。

（6）医院应当及时了解上级监管机构预算管理要求，深入分析上一期间预算执行情况，充分预计预算期内医院资源状况、生产能力、技术水平等自身环境变化，以医院战略规划和业务发展目标为依据编制预算。

（7）医院应当按照上下结合、分级编制、逐级汇总的程序，在规定时间内及时、准确地完成预算编制工作。

（8）预算编制范围应尽量涵盖医院运营的主要业务，如医疗收入、财政及科教收入、劳务支出、卫生材料支出、药品支出、设备及无形资产支出、基建项目支出、医疗风险基金等项目。

（9）各部门根据经营计划编制部门预算，报归口管理部门汇总审核后，报预算管理工作机构。

（10）预算管理工作机构应当对各部门预算草案进行汇总及平衡，汇总形成医院预算草案，与各部门沟通后，提交医院预算管理委员会审议。

（11）医院预算初稿经讨论、修改，并最终经预算管理委员会审议通过后，应按照上级管理机构要求进行上报，获批准后方可执行。

（二）医院预算执行与反馈

1. 医院预算执行与反馈的控制目标

医院预算执行与反馈的控制目标主要包括：上级机构批复的预算方案得到有效分解，并被严格执行；预算得到有效执行，执行偏差被及时发现并纠正。

2. 医院预算执行与反馈的主要风险

医院预算执行与反馈环节的主要风险包括以下方面：

（1）预算指标分解不够详细、具体，可能导致某些岗位和环节缺乏预算执行和控制依据。

（2）预算执行缺乏刚性，无法达到通过预算约束业务活动的目标。

（3）预算执行情况未得到有效监控，可能导致不能及时发现并处理预算执行异常情况。

3. 医院预算执行与反馈的控制措施

医院在建立与实施预算执行与反馈内部控制时，应当强化以下关键方面或者关键环节的控制：

（1）预算得到批复后，预算管理工作机构应负责将预算按照业务、部门等维度进行分解。分解指标应明确、具体，便于执行和考核。分解指标经预算管理委员会审核后下发执行。

（2）各部门应按照分解后的预算指标执行相关业务。超预算及追加预算须报相应管理层审批，确保预算刚性。

（3）财务部门作为预算管理工作机构，可通过建立预算执行情况预警机制，科学选择预警指标，合理确定预警范围，以实现对预算执行情况的动态监控。

（4）医院应建立预算执行分析机制，定期组织召开预算执行分析会议，通报预算执行情况，研究解决预算执行中存在的问题，并提出改进措施。

（三）医院预算调整

1.医院预算调整的控制目标

医院预算调整的控制目标包括：及时发现预算执行偏差并采取必要的调整措施，预算调整方案应客观、合理、可行，预算调整程序规范、严谨。

2.医院预算调整环节的主要风险

医院预算调整环节的主要风险包括：预算调整依据不充分、方案不合理，可能导致预算调整随意、频繁，使预算失去严肃性；预算调整审批程序不严格，无法保证预算调整的准确性、合理性。

3.医院预算调整的控制措施

医院在建立与实施预算调整内部控制时，应当强化对以下关键方面或者关键环节的控制：

（1）医院应明确预算调整管理制度及流程，界定预算调整中相关部门及机构的职责与权限。

（2）预算批复下达后应保持稳定，预算总额原则上不得随意调整。

（3）若因外部环境、国家政策或不可抗力等客观因素导致必须调整预算总额的，预算管理工作机构应牵头组织相关部门拟定调整方案，并按照规定程序报批。

（4）对于单项预算追加或预算外申请，如申请金额可在部门或全院预算范围内进行平衡调整而不影响预算总额，预算变动申请可根据金额及变动影响程度，报相应权限人或机构审批后执行。

（四）医院预算考核

1.医院预算考核的控制目标

医院预算考核的控制目标主要包括：建立合理、明确的预算考核和奖惩机制，预算考核程序及标准公开、透明，考核结果客观、公正。

2.医院预算考核环节的主要风险

医院预算考核环节的主要风险包括：预算考核标准不明确、不合理，无法有效确保考核指标的合理性和有效性，影响预算考核效率及效果；预算考核不严格、不到位，可能导致预算目标难以实现、预算管理流于形式。

3.医院预算考核的控制措施

医院在建立与实施预算考核内部控制时，应当强化对以下关键方面或者关键环节的控制：

（1）医院应当建立健全预算考核管理制度，设计预算考核指标体系，按照公开、公平、公正原则实施预算考核。

（2）预算管理委员会应合理分配预算考核执行、审批职责，确保预算执行与预算考核、预算考核与考核审批等不相容岗位相互分离。

（3）考核结果应按规定经过相关审批，并与相关人员妥善沟通。考核结果可考虑与绩效挂钩。

二、医院收入管理

医院收入是指医院开展业务活动依法获得的资金，主要包括医疗收入、财政补助收入、科教项目收入和其他收入。收入管理主要包括医疗业务价格管理、医疗收入结算、医疗退费、医疗收费票据管理、其他收入（含财政补助、科教项目等其他非医疗收入）管理等业务流程，医院应设计相应管控流程，切实有效地防控各类收入管理业务在不同环节中存在的风险。

（一）医疗业务价格管理

1. 医疗业务价格管理的控制目标

医疗业务价格管理的目标主要包括：医疗服务项目及收费价格符合国家规定及标准，信息系统中收费项目主文档信息维护准确无误，系统数据真实、可靠。

2. 医疗业务价格管理的主要风险

收费项目文档信息管理环节的主要风险包括以下方面：

（1）医疗收入不符合国家有关法律法规和政策规定，收费价格不符合国家规定范围与标准，违规收费可能导致医院受到行政处罚，遭受名誉或经济损失。

（2）信息系统中收费项目主文档信息新增、变更及停用未得到适当审批或复核，可能导致数据录入错误，影响收款结算。

3. 医疗业务价格管理的控制措施

医院在建立与实施收费项目文档信息管理内部控制时，应当强化对下列关键方面或者关键环节的控制：

（1）建立健全医疗业务价格管理制度，合理设置岗位，明确相关岗位职责权限，确保收费项目数据更新与复核、管理与执行等不相容岗位相互分离。

（2）收费项目管理部门应遵守国家有关法律法规和政策规定，严格执行国家规定的收费政策，并及时根据政策变动更新价格信息。

（3）物价管理岗根据国家价格政策变动维护收费项目信息，信息维护后应由独立人员审核信息变动的准确性，复核过程应留下书面痕迹。

（4）HIS系统中收费项目主文档信息维护权限的分配应与相关业务人员权责一致。

（5）医院应由独立的部门定期对系统中收费项目的信息准确性进行检查。

（二）医疗收入结算管理

1. 医疗收入结算管理的控制目标

医疗收入结算管理的控制目标主要包括以下方面：

（1）医疗收入记录经过有效复核、确认，收入记录准确、真实，收入管理规范、有效。

（2）医疗收入得到及时、准确的账务处理，财务数据真实、准确、完整。

（3）现金、POS 收入缴存与记录经过核对与监督，现金、POS 收入记录准确、完整。

（4）异常费用与欠费得到有效监督与处理，医疗收入管理规范，能有效规避违规收费、医疗欠费、医患纠纷。

2. 医疗收入结算管理环节的主要风险

医疗收入结算管理环节的主要风险包括以下方面：

（1）医疗收入未得到完整准确的记录；医疗收入未进行及时、准确的账务处理，影响财务数据的真实性、准确性和完整性；现金、POS 收入未能准确、完整缴存，影响医院资金安全。

（2）未对异常费用与欠费进行监督和处理，可能造成错误计费或欠费情况未得到及时跟进和处理，导致出现医患纠纷或医疗收入无法收回。

3. 医疗收入结算管理的控制措施

医院在建立与实施医疗收入结算管理内部控制时，应当强化下列关键方面或者关键环节的控制：

（1）建立健全医疗收入结算管理制度，合理设置岗位，明确相关岗位职责权限，确保提供服务与收取费用、收入稽核与收入经办等不相容岗位相互分离。

（2）加强医疗收入结算起止时间管理，统一规定门诊收入、住院收入结算周期起止时间，及时准确地核算医疗收入。

（3）各项医疗收入由财务部门统一收取，统一管理。其他任何部门、科室和个人不得收取款项。

（4）加强单证管理，明确收款需保留的单据和记录。

（5）各窗口收费员收取的现金与 POS 存根须按规定按时上交，收费管理人员须对现金实物与 POS 存根进行清点、复核，以保证其与 HIS 系统记录一致，清点与复核过程须留下书面痕迹。

（6）财务部门根据相关单据确认当期医疗收入，及时、准确地进行相关账务处理。

（7）医院应建立异常费用与欠费的监督、预警、处理机制，设置专人对在院病人住院费用进行定期监控，发现异常情况应通知相关科室及时跟进。各项监督与处理工作应形成书面记录并归档保存。

（三）医疗退费管理

1. 医疗退费管理的控制目标

医疗退费管理的控制目标主要包括：医疗退费申请合理、真实，医疗退费得到准确、完整的记录，相关财务信息准确、完整。

2. 医疗退费管理环节的主要风险

医疗退费管理环节的主要风险包括以下方面：

（1）退费申请未得到适当的审核，可能存在未满足退费条件或未经适当审批的退费被错误支付的风险，导致医院医疗收入遭受损失。

（2）医疗退费未被准确、完整地记录，影响财务信息的准确性与完整性。

3. 医疗退费管理的控制措施

医院在建立与实施医疗退费管理内部控制时，应当强化对下列关键方面或者关键环节的控制：

（1）建立健全医疗退费管理流程，合理设置岗位，明确相关岗位职责权限，确保退费申请、退费审批与退费办理等不相容岗位相互分离。

（2）各项医疗退费须提供交费凭据及相关证明，并由相应科室人员确认申退人满足申退条件后，方可办理退费手续。相关单据应由收费人员妥善归档保管。

（3）为提高费用管理效率，医院可考虑在 HIS 系统中设置退费流程，在流程中固化退费审核环节，并妥善分配系统权限。

（4）财务部门应及时根据退费资料进行账务处理，确保医疗退费被准确、完整地记录。

（四）医疗收费票据管理

1. 医疗收费票据管理的控制目标

医疗收费票据管理的控制目标主要包括：票据购买、领用、开具、作废、核销均得到完整记录，票据管理规范、有效，空白收费票据得到有效保管，能有效避免空白票据遗失或被盗用。

2. 医疗收费票据管理环节的主要风险

医疗收费票据管理环节的主要风险包括以下方面：

（1）医疗收费票据领用、开具、作废、核销等未得到完整记录，可能导致票据使用不规范，导致收费对账、审查等工作缺少依据，影响财务管理效果。

（2）空白收费票据未得到有效保管，可能出现空白票据遗失或被盗用等情况，导致医院无法全额收回医疗款项。

3. 医疗收费票据管理的控制措施

医院在建立与实施医疗收费票据管理内部控制时，应当强化对下列关键方面或者关键环节的控制：

（1）建立健全医疗收费票据管理制度，合理设置岗位，明确相关岗位职责权限，确保票据保管与票据使用、票据使用与票据核销等不相容岗位相互分离。票据的购买、领用、开具、作废、核销等均须进行及时、完整登记，登记记录须归档保存。票据管理人员须妥善保管空白票据，做好票据存放环境的防盗、防火、防潮等工作。

（2）医院应由独立人员定期对各类票据保管、使用情况进行检查。检查过程及结果应当妥善记录并归档。对于检查过程中发现的异常情况应跟进原因，对于违规操作应视情况对相关责任人进行考核或追责。

（五）其他医疗收入管理

1. 其他医疗收入管理的控制目标

医院涉及财政补助收入、科教项目收入及其他收入管理的控制目标包括：收入被及时、有效确认和记录，收入得到及时、准确的账务处理，相关财务数据真实、准确、完整。

2. 其他医疗收入管理环节的主要风险

财政补助收入、科教项目收入及其他收入管理环节的主要风险包括：收入未得到有效确认，收入未进行及时、准确的账务处理，影响财务数据的真实性、准确性与完整性。

3. 其他医疗收入管理的控制措施

医院在建立与实施财政补助收入、科教项目收入及其他收入管理的内部控制时，应当强化对下列关键方面或者关键环节的控制：

（1）建立健全财政补助收入、科教项目收入及其他收入管理制度，合理设置岗位，明确相关岗位职责权限，确保收入稽核与收入经办等不相容岗位相互分离。

（2）非医疗收入确认前，需提供政府文件或协议等证明材料。

（3）财务部门应及时根据合同、协议等资料进行确认收入的账务处理，确保收入被准确、完整地记录。

（4）应由独立人员跟进检查财政补助收入、科教项目收入及其他收入到账情况。

三、医院支出管理

医院支出是指在开展医疗服务及其他活动过程中发生的资产、资金耗费和损失，主要包括医疗支出、财政项目补助支出、科教项目支出和其他支出。支出管理主要包括经费支出管理、医疗成本管理。在支出管理过程中，医院应确保支出事项真实合理。特别是在教育、科研经费管理上，医院应设计相应管控流程，切实有效地防控各类支出管理业务在不同环节中存在的风险。

（一）经费支出管理

1. 经费支出管理的控制目标

经费支出管理的主要控制目标包括：费用支出原因真实、合理，支出范围及开支标准均符合相关规定，支出业务得到及时、准确的账务处理，财务数据真实、准确和完整。

2. 经费支出管理环节的主要风险

经费支出管理环节的主要风险包括：费用支出范围及开支标准不符合相关规定，可能导致支出业务违法违规，或因重大差错、舞弊、欺诈而导致损失。支出业务未进行及时、准确的账务处理，影响财务数据的真实性、准确性和完整性。

3. 经费支出管理的控制措施

医院在建立与实施经费支出管理内部控制时，应当强化对下列关键方面或者关键环节的控制：

（1）建立健全经费支出管理制度，合理设置岗位，明确相关岗位职责权限，确保支出申请和内部审批、付款审批和付款执行、业务经办和会计核算等不相容岗位相互分离。

（2）医院应建立授权审批体系，明确各项经费支出开支范围、执行标准、审批权限、相关表单等。

（3）经费支出应与预算挂钩，超预算支出事项须按照预算管理制度报批。

（4）经费支出前须由申请部门提交支出申请及合同、发票、入库单等支持性单据，按制度规定提交相应审批后方能交财务部门办理支付。审批人应当在授权范围内审批，不得越权审批。

（5）科教经费应当根据经批准的预算提出经费开支申请，按实列支，专款专用；按制度规定报销、支付费用；按预算开支标准和范围使用项目经费。

（6）申请科教经费支出时，项目负责人应对支出的合理性负责，并另由独立人员对费用支出真实性进行复核。对于科研教育经费支出，应由独立人员建立支出台账，监管科研经费使用情况。

（7）财务部门须全面审核与支出业务相关的各类单据，重点审核单据来源是否合法，内容是否真实、完整，使用是否准确、是否符合预算，审批手续是否齐全。

（8）医院应指定独立监督人员对各类费用的申请、审批、支付执行情况进行检查，检查结果与相关人员的绩效考核挂钩。

（二）医疗成本管理

1. 医疗成本管理的控制目标

医疗成本管理的控制目标包括：医疗成本被完整归集，相关账务处理及时、准确、完整，医疗成本构成及变动得到有效监控。

2. 医疗成本管理环节的主要风险

医疗成本管理环节的主要风险是成本归集不准确，账务处理不及时、不准确，影响财务数据的准确性和完整性；未对成本进行有效分析和监控，导致成本异常变化未能被及时发现。

3. 医疗成本管理的控制措施

医院在建立与实施医疗成本管理内部控制时，应当强化对下列关键方面或者关键环节的控制：

（1）建立健全医疗成本管理制度，合理设置岗位，明确相关岗位职责权限。

（2）业务发生前应得到适当审核，以确保相应成本支出的合理性与真实性。

（3）明确各类支出成本归集的方法、标准，确保支出信息能够及时准确汇总至财务部门。

（4）财务部门应对发生的成本进行及时、准确的账务处理，以保证财务数据的准确性和完整性。

（5）医院应明确成本管理岗位，对成本进行归集，并定期对成本变化进行分析。成本分析报告应及时递交院领导。

四、医院采购管理

医院采购是指医院购买物资（或者接受劳务）及支付款项等相关活动。采购管理主要包括供方管理、采购合同及订单管理、采购验收管理、采购付款管理等业务流程。其中，供方管理、合同及订单管理、采购付款申请应由采购部门牵头，验收工作应由独立于采购及使用的部门负责，财务部门主要负责相关账务处理。

与一般企业相比，医院的采购业务具有特殊性。一方面，医院对采购业务专业性和安全性要求高，医院采购物资大部分为医疗相关物资，对供方资质及产品质量关注度更高；另一方面，作为事业单位，医院的部分采购使用财政资金。使用财政资金的采购项目，必须遵守政府采购相关规定，根据采购金额及采购标的，采用适当的采购方式和相关程序。因此医院的采购管理应特别关注供方管理与验收管理两大环节。

（一）医院供方管理

1. 医院供方管理的控制目标

选择供方就是确定采购渠道，是医院采购业务流程中非常重要的环节。医院供方管理的控制目标包括以下方面：

（1）供方选择应公平、公正、高效。

（2）建立供应商信息库，并对供应商信息的新增和变更进行严格管控，确保供方信息真实、准确。

（3）供方资质监管机制科学、完善，能及时发现各类供方资质问题。

（4）建立规范、完善的供方定期评审机制，对供方产品与服务提供情况进行有效监控。

2. 医院供方管理环节的主要风险

医院供方管理环节的主要风险包括以下方面：

（1）供方选择不当，可能导致采购物资质次价高，甚至出现舞弊行为。

（2）供方选择过程中没有严格执行相关法规，可能导致采购业务违法违规。

（3）未建立供应商信息库，未对供应商信息新增和变更进行严格管控，可能造成供方信息管理混乱，甚至出现舞弊现象。

（4）缺乏有效的供方资质监管机制，可能造成未能及时发现供方资质过期的情况，导致医院从无资质供方采购医用材料或药品，影响医疗服务质量。

（5）未建立规范、完善的供方定期评审机制，未对供应商进行定期评估并根据评估结果采取相应措施，可能导致供应商问题未被及时反映并处理，为医疗安全及医院管理埋下隐患。

3. 医院供方管理的控制措施

医院在建立与实施供方管理内部控制时，应当强化对下列关键方面或者关键环节的控制：

（1）建立健全供方管理制度，规范供方管理流程，合理设置岗位，明确相关岗位职责权限，确保供方选择流程符合国家相关规定，不相容职责相互分离。

（2）医院应设置药品、耗材试剂、设备等专业委员会，各专业委员会应发挥其指导、管理作用，对药品、耗材、试剂、医疗设备准入需求合理性与必要性进行把控。

（3）供方选择须秉承公开、公平、公正原则，并严格遵守政府采购管理相关规定，按照采购物资的品类和金额选择适当的供方评选方式。采购方式包括询比价、公开招标、邀请招标、竞争性谈判、竞争性磋商等。

（4）供方选择结果须按规定提交相关领导审批，选择过程须形成书面记录并归档保存。

（5）医院须建立供方信息库，对供方主文档信息进行维护。

（6）供方主文档信息的新增、变更、停用等须按医院规定权限和程序获得适当审批，审批过程应留下书面痕迹并归档保存。

（7）供方主文档信息维护须经过独立人员复核方能生效，复核过程应留下书面痕迹。

（8）所有供方均须提供相关资质证明文件。供方资质证明文件须由采购部门归档保管。应设立专人定期检查供方资质，对供方资质到期情况进行监控，资质文件的归档与监控均须形成书面记录。

（9）采购管理部门应当综合各部门意见制定科学、合理的供应商评价标准，定期组织相关部门对供应商产品、资质、合同及订单履行情况、产品质量、售后服务、付款期限等进行评价，并根据评审结果拟定相应措施。

（10）医院应当明确临时性采购的供应商选择程序，防范临时性采购过程中出现的供方选择、质量控制等风险。对于多次向其进行临时采购的供应商，应当及时进行供应商评审。

（二）医院采购合同及订单管理

1. 医院采购合同及订单管理的控制目标

医院采购合同及订单管理的控制目标包括以下方面：

（1）采购预算和计划编制合理，采购活动按照医院业务计划有序开展。

（2）采购申请充分、合理，相关审批程序规范、完善，采购的货物或服务符合业务需要。

（3）采购业务须依法订立合同，合同经过适当审批，合同条款合理合法。

2. 医院采购合同及订单管理环节的主要风险

医院采购订单及合同管理环节的主要风险包括以下方面：

（1）采购预算和计划编制不合理，导致采购和医院业务活动相脱节，造成资金浪费或资产闲置等问题。

（2）采购申请不充分、不合理，相关审批程序不规范、不正确，可能导致采购的货物或服务不符合业务需要，造成资产损失、资源浪费或舞弊现象发生。

（3）采购订单或合同未经适当审批，影响合同条款的合理性与合法性，可能导致因重大差错、舞弊、欺诈等行为使医院利益受损。

3. 医院采购合同及订单管理的控制措施

医院在建立与实施采购合同及订单管理内部控制时，应当强化对下列关键方面或者关键环节的控制：

（1）建立健全采购管理制度，合理设置岗位，明确相关岗位职责权限，确保采购申请与采购审批、采购申请与采购执行、采购合同及订单的编制与审核等不相容岗位相互分离。

（2）采购部门须汇总各业务部门需求，合理编制采购计划和预算，并按规定提交相应权限人审批。

（3）采购活动须依据采购计划和预算有序开展，超预算和预算外采购项目须按制度规定审批通过后方能执行。

（4）采购申请须列明申请原因、采购要求、技术参数等关键信息，按规定获得预算归口管理部门、分管领导等相关部门及领导审批后方能交采购部门执行采购。

（5）采购部门负责依据制度规定筛选供方。

（6）紧急采购、突发采购须提交特殊审批程序，医院应当明确对紧急采购、突发性采购业务授权划分，在选择相关业务采购供应商时应当经过相关授权部门审批。

（7）采购合同须列明交付、验收及结算条件，明确供方质量责任及承诺，明确退换货及索赔条款及信息保密条款等。

（8）采购合同须按照医院合同规定进行审批与签订。

（9）采购部门负责对采购过程文档进行归档，并牵头负责政府采购质疑投诉答复工作。

（三）医院采购验收管理

1. 医院采购验收管理的控制目标

验收是指对采购物资和劳务进行检验接收，以确保其符合合同相关规定或产品质量要求。医院采购验收管理的控制目标主要包括以下方面：

（1）验收标准明确，验收程序规范，接收的物资质量合格、数量正确。

（2）采购物资得到及时入账，库存物资账实相符，财务信息真实完整。

（3）有质量问题或积压的物资得到及时退换处理，避免由于超质保期不能退换而损害医院利益。

2. 医院采购验收管理环节的主要风险

医院采购验收管理环节的主要风险包括以下方面：

（1）验收标准不明确，验收程序不规范，可能导致接收物资质量不合格、库存资产账实不符、出现舞弊等情况，导致医院遭受物资损失。

（2）采购物资未及时入账，导致库存物资账实不符，无法准确进行结算，并影响财务信息的真实完整性。

（3）有质量问题或积压的物资未得到及时退换处理，可能造成由于超过质保期而不能退换，导致医院遭受经济损失。

3. 医院采购验收管理的控制措施

医院在建立与实施采购验收管理内部控制时，应当强化对下列关键方面或者关键环节的控制：

（1）建立健全采购验收制度，合理设置岗位，明确相关岗位职责权限，确保采购执行与收货、收货与账务处理等不相容岗位相互分离。

（2）验收人员须根据采购合同中约定的验收相关条款以及所购货物或服务等的品种、规格、数量、质量和其他相关内容进行验收，验收须留下书面记录并由各验收人员签字确认。

（3）仓库/药库人员须按照国家规定，对相关医用材料及药品进行批次登记管理。

（4）验收合格的货物或服务须由仓库/药库人员及时办理入库，编制入库单并归档保存。

（5）入库单据每月应及时汇总至财务部门，由财务人员进行入账处理。对于货到票未到的情况，财务人员应进行专门统计和暂估。

（6）验收过程中如发现异常情况，须立即向采购部门报告，采购部门须查明原因、及时处理，并形成书面记录归档保存。

（四）医院采购付款管理

1. 医院采购付款管理的控制目标

医院采购付款是指医院在对采购预算、合同、相关单据凭证、审批程序等内容审核无误后，按照采购合同规定及时向供方办理支付款项的过程。医院采购付款管理的控制目标是付款审核严格、付款方式恰当、付款金额控制合理。

2. 医院采购付款管理环节的主要风险

医院采购付款管理环节的主要风险是付款审核不严格、付款方式不恰当、付款金额控制不严，可能导致医院遭受损失。

3. 医院采购付款管理的控制措施

医院在建立与实施采购付款管理内部控制时，应当强化对下列关键方面或者关键环节的控制：

（1）建立健全采购付款管理制度，合理设置岗位，明确相关岗位职责权限，确保采购付款申请与采购付款审批、采购付款执行与采购付款记账等不相容岗位相互分离。

（2）采购人员应根据付款相关制度规定填写付款申请，并随附发票、入库单、合同等必要单据，提交相应权限人及财务处审核，审核无误后按照合同规定及时办理付款。

（3）医院应指定独立人员定期对采购业务执行情况进行检查。检查结果应与相关人员绩效考核挂钩。

五、医院存货管理

存货日常管理包括存货接收、发出、日常监管、盘点及报废等。

（一）医院存货日常管理的控制目标

医院存货日常管理的控制目标包括：存货收发被准确、完整、及时记录，物资账实相符，物资存储安全，管理有序，存货物资的报废经过适当审批，医疗废弃物按照行政机构要求妥善处置。

（二）医院存货日常管理环节的主要风险

医院存货日常管理环节的主要风险包括以下方面：

第一，存货物资收发未被及时准确记录，导致账实不符。

第二，仓库/药库缺乏必要管理措施，可能导致物资丢失、变质或遭受意外灾害，给医院带来经济损失。

第三，药品及物资的报废及处理未经过适当审批，可能因不合理报废造成浪费，甚至出现舞弊行为。

第四，未对物资及药品的领用进行必要控制，或是审核不严格、手续不完备，可能导致物资出现过量或不当领用，造成耗占比及药占比增高。

第五，医疗废弃物未按照行政机构要求妥善处置，可能导致医院遭受行政处罚。

第六，缺少存货日常管理监督机制，导致非正常物资报废、盘亏等情况未能被及时发现。

（三）医院存货日常管理的控制措施

医院在建立与实施存货日常管理内部控制时，应当强化对下列关键方面或者关键环节的控制：

第一，建立健全存货日常管理制度，合理设置岗位，明确相关岗位职责权限，确保物资领用申请与领用审批、物资领用与实物保管、盘点监督与实物保管等不相容岗位相互分离。

第二，仓库/药库须合理设置进入权限，安装监控、消防等安全设备。

第三，应建立物资出入登记机制，并保留相关单据，确保物资收发均可追溯。

第四，由专人对药品及其他特殊物资的有效期、保存状况进行监控，并进行定期检查。

第五，物资领用均须经过适当审批，并进行妥善记录。

第六，财务部门根据物资领用记录及时进行相应账务处理。医疗废弃物须按国家相关规定委托具有资质的单位进行处理，并与其签订合同，明确相关权利与义务。

第七，建立盘点清查制度，确定盘点周期、盘点流程、盘点方法等内容，定期盘点与不定期抽查应结合开展。

第八，仓库人员须定期对库存进行盘点，由独立人员进行监盘。盘点须形成书面盘点记录，并由盘点人、监盘人签字确认。

第九，盘点差异须按规定提交审批，仓库/药库人员根据审批意见进行相应处理，处理结果须经过独立人员复核。

第十，物资报废须按医院规定获得相关部门及领导的审批后方能进行，审批须留下书面痕迹。

六、医院资金管理

资金管理主要包括现金管理、银行存款管理、票据管理、印鉴管理。

（一）医院现金管理

1. 医院现金管理的控制目标

医院现金管理的控制目标是医院确保现金收付及时，记录准确完整，记入正确期间，现金被妥善保管。

2. 医院现金管理的主要风险

医院现金管理的风险主要包括现金收付不及时、记录不准确、不完整或记入不当期间，影响财务信息的真实性、准确性和完整性，现金未妥善保管，影响了医院现金资产安全。

3. 医院现金管理的控制措施

医院在建立与实施现金管理内部控制时，应当建立以下的控制措施：

（1）医院涉及收付现金的各岗位按照资金管理制度，遵循相关业务流程，确保现金收付经过恰当审核审批，并保留相关书面记录。

（2）财务部门出纳人员负责对现金进行妥善保管。出纳人员不可同时负责账务处理及财务稽核工作。

（3）库存现金须定期进行盘点，独立人员监盘，盘点须留下书面记录并经盘点人、监盘人书面确认。

（二）医院银行存款管理

1. 医院银行存款管理的控制目标

医院银行存款管理的控制目标是银行账户相关业务需按照相关制度执行，银行收支款业务被及时、准确、完整地记录，银行存款记录与医院账面银行存款余额相符。

2. 医院银行存款管理的主要风险

医院银行存款管理的风险主要包括以下方面：

（1）银行账户的开立、撤销或变更未经过适当授权，可能影响医院银行存款的安全。

（2）银行收支款记录不准确、不完整或记入不当期间，影响财务信息的真实性、准确性和完整性。

（3）医院账面银行存款余额与开户银行账户上的银行存款记录不符，影响医院资金的安全及财务信息的准确性。

3. 医院银行存款管理的控制措施

医院在建立与实施银行存款管理内部控制时，应当建立以下的控制措施：

（1）银行账户开立、撤销和变更需由银行出纳填写并提交申请至财务处负责人及相应权限人审核，并报上级主管部门审批。

（2）银行收支款业务经过恰当审核审批，收支款记录准确、完整，并保留相关书面记录。

（3）财务处独立人员每月核对银行存款明细账和银行对账单，并书面记录核对结果。检查记录应归档保管。

（三）医院票据与印鉴管理

1. 医院票据与印鉴管理的控制目标

医院票据及印鉴管理的控制目标是医院财务处妥善保管票据及印章，票据领用、使用、作废经过适当审批和记录。

2. 医院票据与印鉴管理的主要风险

医院票据及印鉴管理的风险主要包括以下方面：

（1）票据未能得到有效保管，存在遗失、被盗风险，影响医院资金安全。

（2）印鉴保管不相容职责未能有效分离，可能导致资金被挪用、侵占、抽逃或遭受欺诈。

（3）支票购买、领用、作废未经适当登记，可能导致支票遗失或滥用未被及时发现，导致舞弊或其他损害医院经济利益的情况发生。

（4）未能定期对支票进行盘点，可能导致支票遗失或不当使用等情况未能被及时发现，影响医院资金安全。

3. 医院票据与印鉴管理的控制措施

医院票据及印鉴管理的控制措施主要包括以下方面：

（1）医院财务处出纳负责保存票据。出纳应建立票据台账，对票据购买、领用、作废等进行登记。对于废票应加盖废票章，并统一归档管理。

（2）医院财务处稽核岗负责审批票据领用申请。医院财务处保管印鉴时应注意财务章、私章不能由同一人保管。财务章和私章使用、借用需要书面记录并保存。

（3）医院应由独立人员定期对支票进行盘点，财务处稽核岗审核盘点结果，并保存书面审核审批记录。

七、医院建设项目管理

医院建设项目是指医院自行或者委托其他单位进行的建造、安装、修缮工程。医院建设项目具有资金占用量大、涉及环节多、项目周期长等特点。医院基建项目涉及财政拨付资金的使用，因此在建设项目管理中更要重视对资金使用情况的监控。医院建设项目管理主要包括立项、设计与预算、招标、建设与签证、竣工验收与决算等主要业务环节。

（一）医院建设项目立项

1. 医院建设项目立项的控制目标

医院建设项目立项的控制目标是建设项目符合医院发展规划，建设项目相关重要事项决策经过集体讨论。

2. 医院建设项目立项的主要风险

医院建设项目立项阶段的风险主要包括以下方面：

（1）项目开展前未进行充分、有效的可行性研究，可能导致决策不当，难以实现预期效益，甚至可能导致项目失败。

（2）项目评审流于形式，误导项目决策；权限配置不合理，或者决策程序不规范，导致决策失误，给医院带来巨大经济损失。

3. 医院建设项目立项的控制措施

医院在建立与实施建设项目立项内部控制时，应当强化对下列关键方面或者关键环节的控制：

（1）医院应在制度中明确对基建项目立项的管理要求，如立项工作牵头部门、决策组织以及项目建议书及可行性报告的编制、评审要求等。

（2）医院应根据当地政府及监管机构要求，编制项目建议书及可行性报告。可行性报告编制完成后，牵头部门应当组织有关部门或委托具有相应资质的专业机构进行评审。评审组人员应熟悉工程业务流程，并且不能是可行性报告编制人员。

（3）评审过程中，评审组应重点关注项目规模、选址、资金筹措、安全环保等方面情况，核实相关数据是否真实可靠，并按照医院规定权限及程序进行决策。决策过程应有书面记录，并建立追责机制。

（4）项目立项后，医院基建牵头部门应当在开工前依法取得相应证照。

（二）医院建设项目设计与预算

1. 医院建设项目设计与预算的控制目标

医院建设项目设计与预算的控制目标是按照审批下达的投资计划和预算对建设项目资金实行专款专用，严禁截留、挪用和超批复内容使用资金，批准的投资概算是工程投资最高限额，如有调整，应当按照有关规定上报并经批准。

2. 医院建设项目设计与预算的主要风险

医院建设项目设计与预算的主要风险是工程造价信息不对称，技术方案不落实，概预算脱离实际，可能导致项目投资成本失控。

3. 医院建设项目设计与预算的控制措施

医院在建立与实施建设项目设计与预算内部控制时，应当强化对下列关键方面或者关键环节的控制：

（1）医院在选择设计单位时应当引入竞争机制，按照国家及医院相关规定采用招标等方式选定有资质和经验的设计单位。

（2）医院应当向设计单位提供详细项目基础资料，并与其进行有效技术经济交流，避免因信息不完整造成设计失误、投资失控等问题。

（3）医院应当加强初步设计、施工图设计等环节管理，对方案进行严格把控，并根据国家要求上报相关部门审查、备案。对于医院与设计单位的沟通过程，建议保留会议纪要等记录。

（4）医院应当严格执行国家各项规定和标准，完整、准确地编制工程项目概预算，并组织工程、财务等部门相关专业人员、外部专家或外部专业机构对概预算进行审核。

（5）医院应当建立严格的设计变更管理制度。一般情况下应尽量避免设计变更。对确需变更的，应按照国家、医院相关规定、制度提交严格审批和审查后进行。设计单位过失造成设计变更的，应追究设计单位相应责任。

（三）医院建设项目招标

1. 医院建设项目招标的控制目标

医院建设项目招标是指建设单位在立项之后、项目发包之前，依照法定程序，以公开招标或邀请招标等方式鼓励潜在投标人依据招标文件参与竞争，通过评标择优选定中标人的经济活动。实行招投标是提高工程项目建设相关工作公开性、公平性、公正性和透明度的重要制度安排，是防范和遏制工程领域商业贿赂的有效举措。医院建设项目招标的控制目标是依据国家有关规定组织建设项目招标工作。

2. 医院建设项目招标的主要风险

医院建设项目招标的主要风险是招投标过程中如果存在串通、暗箱炒作或商业贿赂等舞弊行为，会导致招标工作违法违规。

3. 医院建设项目招标的控制措施

医院在建立与实施建设项目招标内部控制时，应当强化对下列关键方面或者关键环节的控制：

（1）医院应当建立健全建设项目招投标管理制度，明确建设项目招标范围、招标方式、招标程序、管理职责及招标各环节管理要求，遵循公开、公平、公正原则开展建设项目招投标工作。

（2）医院应当认真贯彻执行国家相关法律、法规、政策、制度，根据项目规模、资金来源等选择适当的供方准入流程。医院特别需要做好对投标人和供应商的廉政资质审查工作，防止不具备资质的单位参加招投标活动。

（3）医院纪委监察部门应当对建设项目招投标全过程进行充分监督，并提出监督意见。医院实施建设项目招投标过程中应当严格执行相关规定，评标结果须经过医院领导班子集体决策。

（四）医院建设项目建设与签证

1. 医院建设项目建设与签证的控制目标

医院建设项目建设与签证的控制目标包括使项目开工符合国家及监管机构要求，原料采购、承发包活动、安全质量风险评估、项目建设周期、现场安全质量管理、现场管理服务、建筑材料质量管理、工程监理、工程变更等事项得到有效管控，建设项目能够在保证质量的前提下按时完成。

2. 医院建设项目建设与签证的主要风险

医院建设项目建设与签证阶段的风险主要包括以下方面：

（1）在未办妥项目报建、报批和证照申领的情况下违法施工，导致发生安全责任事故、玩忽职守等违法、违规行为。

（2）工程物资质次价高，工程监理不到位，项目资金不落实，可能导致工程质量低劣，进度延迟或中断。

3. 医院建设项目建设与签证的控制措施

医院在建立与实施建设项目建设与签证内部控制时，应当强化对下列关键方面或者关键环节的控制；

（1）医院应当按照有关规定在项目施工前完成各类项目报建、报批和证照申领工作。医院应当委托有相应资质的监理机构对项目建设过程中各环节进行全程监理，确保工程进度与工程质量。

（2）医院应当定期与施工单位、监理单位等召开工程例会，对建设项目施工进度、施工质量、施工安全等问题进行讨论与协调，会议内容应形成会议纪要并得到妥善保管。

（3）建设项目中的重大设备和大宗材料采购应当采用招标方式。由承包单位采购工程物资的，医院应当采取必要措施，确保工程物资符合相关标准和要求。

（4）医院应当建立完善工程价款结算制度，明确工作流程和职责权限划分。医院应当设立工程项目专职财务人员，负责工程项目核算与财务管理工作。

（5）医院应当根据项目组成，结合时间进度编制资金使用计划，确保工程资金使用与进度协调一致。对于政府出资建设的项目，医院应当做好相关专项资金账户的管理工作，需账户资金划款时应当根据国家规定履行相关报批手续。

（6）医院应当严格控制工程变更，确需变更的，应当按照规定的权限和程序进行审批。如因人为原因引发工程变更，应当追究当事单位和人员的责任。

（五）医院建设项目竣工验收与决算

1. 医院建设项目竣工验收与决算的控制目标

医院建设项目竣工验收与决算的控制目标包括：①建设工程经过设计、施工、工程监理等参建单位的验收，确认工程与设计一致、质量合格；②按照规定组织竣工决算、竣工决算审计，办理竣工结算；③项目档案和资产及时完成移交工作。

2. 医院建设项目竣工验收与决算的主要风险

建设项目竣工验收与决算阶段的风险主要包括以下方面：

（1）竣工验收不规范，最终把关不严，可能导致工程交付使用后存在重大隐患。

（2）工程转固不及时，导致资产折旧计提不准确，从而影响财务报表相关科目。竣工决算报告编制不准确，虚报项目投资完成额、虚列建设成本或者隐匿结余资金，使竣工决算失真。工程项目档案缺乏统一、有序管理，可能导致项目档案遗失或毁损。

3. 医院建设项目竣工验收与决算的控制措施

医院在建立与实施建设项目竣工验收与决算阶段内部控制时，应当强化对下列关键方面或者关键环节的控制：

（1）医院应当建立健全竣工验收及决算的各项管理制度，明确竣工验收及决算条件、标准、程序和相关管理职责。医院应当在工程项目完成后，及时组织相关单位人员对建设项目进行决算审计和竣工验收。

（2）医院应当根据国家相关要求、规定履行验收程序，对已完工的建设项目进行承包单位初检、监理机构审核、正式竣工验收等。合同规定竣工验收前须进行试运行的，应当由医院、监理单位和承包单位共同参与试运行。试运行符合要求后，才能进行正式验收。

（3）正式验收时，医院应当与设计单位、施工单位、监理单位等组成验收组，对建设项目进行共同审验。重大项目验收，还需聘请相关专家组进行评审。

（4）达到预定可使用状态的建设项目，医院应及时对项目价值进行暂估，并转入固定资产核算。

（5）医院应当加强工程竣工决算审核，委托具有相应资质的机构实施审计，未经审计的建设项目不得办理竣工验收手续。

（6）医院应当按照国家有关档案管理规定，及时进行建设项目各环节文件资料的收集、整理、归档与保管工作。需报国家有关部门备案的档案、资料，应当及时办理备案。

八、医院业务外包管理

医院业务外包是指医院将日常经营中部分业务委托给本院以外的专业服务机构或经济组织（以下简称承包方）完成的经营行为，通常包括后勤服务、信息技术服务、咨询服务等。业务外包管理主要包括实施方案管理及承包方选择、业务外包合同审批与签订、外包业务执行与验收等业务流程。

（一）医院实施方案管理及承包方选择

1. 医院实施方案管理及承包方选择的控制目标

医院实施方案管理及承包方选择的控制目标是根据成本效益原则对业务外包实施方案进行审核，遵循公开、公平、公正原则选择外包业务承包方，防范商业贿赂等舞弊行为。

2. 医院实施方案管理及承包方选择的主要风险

医院实施方案管理及承包方选择的主要风险包括以下方面：

（1）未根据成本效益原则对业务外包实施方案进行审核，可能导致业务外包未能达到转移风险、降低成本的目的。

（2）未在业务外包承包方的选择过程中遵循公开、公平、公正的原则，可能出现接受商业贿赂等舞弊行为，导致医院经济利益受损。

（3）承包方缺乏应有专业资质，或其从业人员不具备应有专业技术资格或项目经验，导致承包方提供的服务无法满足医院需求。

3. 医院实施方案管理及承包方选择的控制措施

医院在建立与实施方案管理及承包方选择内部控制时，应当强化对下列关键方面或者关键环节的控制：

（1）医院应当制定实施方案管理及承包方选择相关管理制度，固化外包业务流程管理规定，明确相关部门职责界限。

（2）申请部门应对外包计划进行可行性分析，权衡自管及外包业务成本、风险、收益等因素，并报院领导，由其对外包方案进行讨论决策。外包方案的确定须留下书面记录并归档保存。

（3）外包业务承包方选择过程应公平、公正、公开，根据外包业务性质，通过询比价、谈判或招标方式选择供方。外包商选择结果需要经过相关部门恰当审批，并保留书面审批记录。

（二）医院业务外包合同审批与签订

1. 医院业务外包合同审批与签订的控制目标

医院业务外包合同审批与签订的控制目标是业务外包合同经过适当审批，防止因合同条款问题导致医院利益损失，业务外包合同签署授权恰当、有效。

2. 医院业务外包合同审批与签订的主要风险

医院业务外包合同审批与签订环节的主要风险是医院合同未经适当审批，未能发现合同中法律、价格等条款存在问题，导致出现重大差错、舞弊、欺诈等现象，使医院利益受损，医院合同签署授权或盖章不当，可能导致超越权限签订合同。

3. 医院业务外包合同审批与签订的控制措施

医院在建立与实施业务外包合同审批与签订内部控制时，应当强化对下列关键方面或者关键环节的控制：

（1）合同内容和范围方面，明确承包方提供的服务类型、数量、成本，明确界定承包方提供服务的环节、作业方式、作业时间、服务费用等细节。

（2）合同权利和义务方面，明确医院有权督促承包方改进服务流程和方法，承包方有责任按照合同协议规定的方式和频率，将外包实施进度和现状告知医院，并对存在的问题进行有效沟通。

（3）合同服务和质量标准方面，应当规定承包方最低服务水平要求以及如果未能满足标准应实施的补救措施。

（4）医院应按照合同审批的相关程序将业务外包合同提交相应审批部门及院领导审批，审批通过后的合同方能进入签署盖章流程。

（三）医院外包业务执行与验收

1. 医院外包业务执行与验收的控制目标

医院外包业务执行与验收的控制目标是验收方式合理，验收程序规范，加强外包业务结算管控，防范违约风险或经济损失。

2. 医院外包业务执行与验收环节的主要风险

医院外包业务执行与验收环节的主要风险是验收方式不合适或是验收程序不规范，可能导致医院不能及时发现业务外包质量低劣等情况，造成医院利益损失；外包业务结算审核不严格，可能出现错误付款、重复付款，给医院带来违约风险或经济损失。

3. 医院外包业务执行与验收的控制措施

医院在建立与实施外包业务执行与验收内部控制时，应当强化对下列关键方面或者关键环节的控制：

（1）医院应当制定外包业务执行与验收相关管理制度。医院应指定专门部门，对外包业务提供情况进行监控、验收，验收过程须规范、合理，验收须形成书面记录并经验收人员签字确认后归档保存。

（2）验收过程中发现异常情况的，应当立即报告，查明原因，视问题严重性与承包方协商采取恰当补救措施，并依法索赔。

（3）归口管理部门根据验收结果对业务外包是否达到预期目标作出总体评价，据此对业务外包管理制度和流程进行改进和优化。

（4）外包业务须严格按照合同条款进行结算，外包业务款项支付前须按医院规定提交相应审批，审批须留下书面痕迹并归档保存。

九、医院合同管理

合同是指医院与自然人、法人及其他组织等平等主体之间设立、变更、终止民事权利义务关系的协议。合同管理作为医院业务层面内部控制的重要组成部分，具有业务流程长、涉及利益复杂等特点。合同管理主要包括合同订立与评审、合同履行与跟踪、合同保管与纠纷处理等业务流程。

（一）医院合同订立与评审

1. 医院合同订立与评审的控制目标

医院合同订立与评审的控制目标是对所有应签订合同的交易或事项均签订合同，合同经过适当审批，合同条款合理、合法，医院合同签署授权恰当、有效。

2. 医院合同订立与评审环节的主要风险

医院合同订立与评审环节的主要风险包括以下方面：

（1）外包方案的制订及承包方选择外包业务实施及验收未订立合同，合同对方主体资格未达要求或合同未经适当审批，影响合同条款的合理性与合法性，导致出现重大差错、舞弊、欺诈等现象，使医院利益受损。

（2）医院合同签署授权不当，可能导致超越权限签订合同，可能影响合同签署有效性，造成医院损失。

3. 医院合同订立与评审的控制措施

医院在建立与实施合同订立与评审内部控制时，应当强化对下列关键方面或者关键环节的控制：

（1）建立合同管理制度，明确合同订立及评审等业务流程的职责分工及管理要求。医院对外发生经济行为，应当订立书面合同。

（2）合同订立前，应当进行合同调查，了解合同对方主体资质、财务状况、信用状况等有关内容，实地了解和全面评估其技术水平、产品类别和质量等生产经营情况，确保对方具备履约能力。

（3）业务部门负责起草合同文本并发起合同审批程序。合同须上报国家有关主管部门审查或备案的，医院应当履行相应程序。

（4）合同经有权限的院领导审批后，交由医院办公室加盖公章。合同正本由合同档案管理部门归档保管并登记合同台账。

（二）医院合同履行与跟踪

1. 医院合同履行与跟踪的控制目标

医院合同履行与跟踪的控制目标是合同双方按合同履行相关义务，合同变更、解除经过适当审批，建立规范、有效的合同纠纷处理机制。

2. 医院合同履行与跟踪环节的主要风险

医院合同履行与跟踪环节的主要风险是合同未全面履行或监控不当，可能导致诉讼失败、经济利益受损；医院合同变更、解除未经适当审批，可能导致医院经济损失，损害医院信誉与形象。

3. 医院合同履行与跟踪的控制措施

医院在建立与实施合同履行与跟踪内部控制时，应当强化对下列关键方面或者关键环节的控制：

（1）医院应当严格履行合同，落实合同执行责任部门与责任人，对合同履行情况进行监控，强化对合同履行情况及效果的检查、分析和验收，确保合同全面有效履行。

（2）医院对于条款有误、显失公平或存在欺诈行为的合同，以及因国家政策调整、外部环境变化等客观因素已经或可能导致医院利益受损的合同，执行责任部门须按规定程序及时上报，并经双方协商一致，按照规定权限和程序办理合同变更或解除事宜。

（3）医院应当加强合同纠纷管理，在履行合同过程中发生纠纷的，执行责任部门应按规定程序及时上报，并依据国家相关法律法规，与对方协商一致后解决。

十、其他特殊医院业务管理

医院是我国医疗服务提供主体，同时也担负着医疗研究职责。医院日常运营中，除上述医院管理与经济活动外，还会涉及如科研管理、医疗质量监控、医院教学管理等特殊业务。

（一）医疗质量管理

医疗质量管理是医院管理重中之重。随着医改不断深入，社会对医疗质量关注度与日俱增。同时，随着外资医院及私立医院数量不断增加，医院面临的竞争日趋激烈。医疗质量已直接影响到医院的可持续发展能力。因此，医院必须强化医疗质量监管，使医院医疗质量管理工作系统化、标准化、规范化，有效防范医疗质量风险。

1. 医疗质量管理的控制目标

医疗质量管理的控制目标包括：①对医院医疗服务体系进行有效监控，促进医疗服务质量不断提升；②及时有效地处理医患矛盾，防范医疗纠纷产生；③妥善处理突发事件，及时为社会提供医疗救助。

2. 医疗质量管理环节的主要风险

医疗质量管理环节的主要风险包括以下方面：

（1）未明确医疗服务质量相关管理职责及管理要求，可能影响医疗服务质量管理的规范性和有效性。

（2）未对医疗服务质量进行考核，无法促进医疗服务质量的不断提升。

（3）未能有效预防医疗事故发生或未能妥善处理医疗事故，可能导致医院遭受经济损失和声誉损失。

（4）未及时获取患者对服务质量的反馈，可能无法有效提高医疗服务水平，无法提升患者满意度。

（5）未建立有效的患者投诉机制，可能无法将医疗服务过程中出现的问题及时有效地传递到相关管理人员，从而无法及时解决医疗服务过程中的问题。

（6）未建立医患纠纷处理程序，无法保证医患纠纷得到妥善处理。

（7）未建立医疗突发事件救援机制，可能在突发情况下无法有效组织相关人员完成救援工作。

3. 医疗质量管理的控制措施

为加强医疗质量管理风险管控，医院应当强化对下列关键方面或者关键环节的控制：

（1）医院应明确医疗质量监管部门，并制定医疗质量管理相关制度，明确各类诊疗业务操作标准。

（2）医疗质量监管部门应定期对医疗服务、医疗质量、医院感染控制、医疗费用等情况进行检查，对数据进行统计分析，对各科室医疗服务及医疗质量情况进行监督考核。对于检查过程中发现的可改进之处，应监督相关科室限期整改。医疗服务及质量评价结果应纳入各科室月度考核体系内。

（3）医院应建立医疗事故预防及处置机制，发现医疗事故时应及时按规定上报，医院医疗事故处置责任部门应组织相关科室共同讨论医疗事故处置方案。按要求需要报监管部门的，应及时上报。

（4）医院应通过医德医风检查、患者满意度调查等方法，督促医疗工作者提高服务水平，进而提升患者满意度。建立有效的患者投诉机制，确保患者投诉能够被及时反馈并得到有效处理。

（5）建立应急预案，明确医疗救治领导小组成员职责，确保发生灾难或突发事件时，医院能及时有效地提供救助服务。

（二）医院科研项目管理

医院科研项目是指以患者或健康人为研究对象的，以服务卫生事业或直接服务于患者为目的的研究活动。根据科研经费来源不同，科研项目可分为国家各级政府成立基金支撑的纵向科研项目（课题）、来自企事业单位的横向科研合作开发项目（课题）和医院自筹科研项目（课题）。

1. 医院科研项目管理的控制目标

医院科研项目管理过程中的主要目标是：①科研项目先进、科学、可行；②科研经费使用合理，研究成本得到有效控制；③科研活动按时、有效开展和完成；④科研成果的产权归属清晰。

2. 医院科研项目管理环节的主要风险

医院科研项目管理环节的主要风险包括以下方面：

（1）医院科研项目立项、申报前未经过严谨的可行性分析，科研项目选题不适当，无法申请到研发基金或难以顺利结题。科研项目进度把握不当，导致无法按时结项。

（2）科研项目开展不符合伦理或法律要求。科研相关经费使用缺少适当的监督管理，研究成本未能得到有效控制，可能导致研究成本超出预算，甚至出现舞弊情况。

3. 医院科研项目管理的控制措施

为加强科研项目管理风险管控，医院应当强化对下列关键方面或者关键环节的控制：

（1）设立归口管理部门，对科研项目立项、预算、经费使用、进度、成果等进行归口管理。

（2）建立健全科研经费管理相关制度，明确科研项目管理中对立项、预算、经费的管理要求，确保相关岗位职责明确，不相容职责有效分离。

（3）科研项目归口管理部门负责总体把握科研方向，确保医院研究方向与发展规划一致。

（4）科研项目归口管理部门应组织项目申报人进行可行性分析，并指导项目申请人撰写申请基金标书。

（5）科研项目应依据规定详细编制预算，列明研究所需支出的内容、范围、使用标准等。

（6）需要委托外单位承担的合作类医院科研项目，应通过公开、公平的方式确定合作单位，并签订外包合同，明确成果的产权归属、科研进度和质量标准等相关内容。

（7））项目研发人员应与医院签订保密协议，明确保密义务。

（8）科研项目负责人负责对项目开展进行单据控制，费用支出、阶段汇报、预算调整申请、结项报告等均应形成书面记录并归档保管。

（9）科研活动应遵循法律及伦理要求，科研项目归口管理部门应定期对科研活动进行检查。

（10）科研项目归口管理部门负责督促科研项目负责人监控科研项目进展情况，如费用支出合理性、预算使用情况、项目进度等。

（11）独立监督部门负责不定期对科研项目的合同签订、经费使用、资产管理等情况进行检查，对于异常情况应及时查明原因并进行追责。

（12）若项目发生重大人员变动、预算调整、项目撤销等情况，项目负责人应及时向科研项目归口管理部门汇报，归口管理部门指导项目负责人按照规定程序报批。

（13）项目完成后，项目负责人应及时提出验收申请，科研项目归口管理部门组织相关专家对项目进行鉴定验收和结题工作。对于项目结余资金，应根据相关规定由单位统筹安排或按原渠道回收。

（14）科研归口管理部门应当对各类科研成果进行登记，妥善保管专利证书等证明材料，分类归档。

（15）对于科研成果的推广和应用，项目人员须事先上报科研归口管理部门并征得医院同意方可实施。

（三）医院教学管理

教育是教学医院的基本职能之一。教学是连接医疗工作和科研工作的纽带。如何管理好临床教学，确保临床教学质量，培养出高素质的学生，是医院教学管理工作的重点。

1. 医院教学管理的控制目标

医院教学管理过程中的主要的控制目标是妥善完成医学院教学任务，教学费用得到合理有效使用，教学质量得到保证并不断提升。

2. 医院教学管理环节的主要风险

医院教学管理环节的主要风险是未能按时完成教学任务，教学费用使用不合理、不合规，教学质量未得到有效监控。

3. 医院教学管理的控制措施

为加强医院教学管理风险管控，医院应当强化对下列关键方面或者关键环节的控制：

（1）明确教学管理责任岗位并建立相关管理制度，对教学计划安排、教学费用使用、教学工作评价考核等内容进行规定。

（2）教学工作计划管理岗接收到医学院下发的教学任务后，应登记备案，并根据教学任务编制教学安排。教学安排经过适当复核后交由教学实施部门实施。

（3）财务部门收到医学院拨付的教学经费后，应进行独立登记备案，并及时通知教学工作管理岗。

（4）教学工作管理部门定期对教学工作开展情况进行检查，对教师工作情况进行评估。对于检查过程中发现的问题，应督促相关人员及时整改，对于优秀教师可进行适当激励。

（5）对于教学工作中发生的专家督导费、技能操作与辅导费、监考费、教学论文修改费、会务费等，申请人员应填制申请单，并随附相关支持单据，报相应权限人审批，审批后交至财务处安排付款。

第九章　医院财务管理实践

第一节　医院财务收支管理

医院收入是指医院为开展医疗业务及其他活动依法取得的非偿还性资金。怎样组织和管理好医院的各项收入，对完成计划，保证事业所需资金，促进卫生事业的发展，有着十分重要的意义。

一、收入管理的原则

（一）正确组织合理收入、执行物价政策

医院机构多，服务面广，遍布城乡。由于各单位的工作任务不同，业务内容也不尽一样，所以收入项目多，政策性强，涉及面广。它关系到国家、单位、个人三者的经济利益，特别是人民群众的切身利益。因此，不能片面地强调收入，不得擅自提高收费标准，扩大收费范围，损害群众利益。必须执行物价政策，按规定的标准收费，做到不多收、不滥收、不少收，使单位的服务耗费得到一定补偿，既有利于事业的发展，又不增加群众不合理的经济负担。

（二）合理制订收费标准

医院应严格执行国家规定的收费标准。如果医院开展新的医疗项目，在没有统一规定收费标准前，应维护国家和服务对象双方的利益，本着按成本收费的原则，正确计算、制订合理收费标准，报经物价部门和上级主管部门批准后，方能执行。

（三）编制收入计划，落实有效措施

单位要根据业务状况和有关资料，编制切合实际的收入计划。执行收入计划要靠单位广大职工的努力。在创收过程中，各科室要落实具体措施，并按收入来源的渠道，进行核算和管理，促使各项收入计划得以实现。

（四）开辟财源，加强收入管理

医院要增加资金来源，除随着国民经济的发展，国家相应增加预算拨款外，同时还要靠单位内部挖掘人才和设备的潜力，充分发挥职工积极性；开发新技术，扩大服务面，增加服务项目，提高服务质量；增加收入，加强管理，在提高社会效益的同时，提高经济效益。

（五）建立健全收费管理制度

要加强收入凭证的管理工作。特别要加强对定额、有价凭证的印刷、保管、编号、领发、登记、销号等环节的管理，防止差错，堵塞漏洞，提高管理水平。

二、医院收入的管理

医院收入是指医院在开展医疗、预防、科研和教学等业务活动中所取得的收入。它包括业务收入和国家预算拨给的基本支出、项目支出，这些收入是医院开展各项业务活动的财力保障。医院业务收入按其内容可分为医疗收入，财政补助收入，科教项目收入和其他收入。

（一）医疗收入的管理

医疗收入分为门诊收入、住院收入。其中门诊收入、住院收入又分为挂号收入，床位收入检查收入、药品收入，治疗收入，放射收入，手术收入，化验收入，输血收入，输氧收入、接生收入、家庭病床收入、其他收入等。

1. 门诊收入的管理

门诊收入：挂号收入、诊察收入，检查收入、化验收入、治疗收入、手术收入、卫生材料收入，药品收入，药事服务费收入，其他门诊收入。凡到门诊就诊的病人，不管采取哪种缴费方式，必须先挂号缴费后就诊。每日终了，挂号员应将挂号收据存根与所收现金核对无误后，编制挂号收入日报表，一式两联，一联连同现金（或进账单）一并交财会部门记账，一联由财会部门复核后加盖"现金收讫"章，退给挂号室留作存根。

（1）现金收费及其管理

现金收费是病人就诊以现金交付医药费的形式。①门诊收费员收到现金后，应在划价的处方笺、治疗单上加盖"现金收讫"章及填写门诊收据，门诊收据是现金收入管理的重要原始凭证，一式三联：一联交病人收执，作为报销单据；一联交给有关科室，作为科室核算的依据；一联留作存根。②门诊收费员必须做到当日收款，当日结算上交，不得拖延积压。每日终了，门诊收费员要将当日的门诊收入按科分项汇总，并与所取现金、支票核对无误后填制门诊收入日报表。门诊收入日报表一式两联，连同现金或进账单，一并交财会部门，经复核后加盖"现金（转账）收讫"章，一联退还门诊收费处代收据，一联留财会部门记账。③如因特殊情况发生退费时，收费处应妥善处理。结账前退费，应收回收据和处方笺或治疗单，并由有关科室注明原因，将其附在存根

264

上写明"作废"字样；如结账后退费，除索回收据、处方、治疗单和注明退款原因外，收费员应开红字收据冲销应退费用。④收费处如发生收款差错，不得隐瞒，不准以长补短，应及时报财会部门处理。

（2）记账收费及其管理

记账收费是病人凭合同记账单（或医疗证）就诊，由门诊收费处将医药费用记入该病人的记账单（证）账户，定期汇总按月结算方式。包括公费医疗和劳保医疗合同记账。采用记账收费的单位事先应与医院签订经济合同，并缴纳一定的预交款。门诊收费员根据公费医疗或合同证记账及划价的处方笺、治疗单等办理记账手续。记账时应认真核对医疗证或合同记账单，并按公费医疗、劳保医疗的有关管理规定记账，属于病人自费的医药费用，要按规定收费，协助管理好公费、劳保医疗。每日终了，收费处将记账金额汇总填入门诊收入日报表，并将记账汇总表或合同账单与门诊收入日报表交财会部门审批记账。财会部门定期向有关单位办理结算。

2. 住院收入的管理

住院收入：床位收入、诊察收入、检查收入、化验收入、治疗收入、手术收入、护理收入、卫生材料收入，药品收入，药事服务费收入、其它住院收入。住院收入的管理主要是病人入院的结算户和出院病人结算日报表编制。

（1）病人入院的结算户

①病人住院必须持住院通知单和病历办理住院手续，住院结算处凭其开设"住院费用分户账"。对自费病人应按规定收取一定的住院预交金，并开给病人预收款收据。预收款收据一式三联，一联交病人作出院时的结算凭证，一联作为登记住院费用分户账的依据，一联交财会部门作财务处理。对记账病人除了收医疗证和合理记账单外，还应收取转账支票，作为预收款。②每日终了，住院结算处要汇总当日入院病人的预收款，将预收款收据

一是根据处方记账；二是根据医嘱记账。根据处方记账，是当病人住院后，医生视其病情开出有关检查、治疗、处方等单证，经划价后送住院结算处盖章，凭正联进行检查、治疗、取药，凭副联登记"住院费用分户账"，并汇总编制一式二联的"住院病人收入日报表"，一联留库，一联交财会部门记账。根据医嘱记账，是医生将检查、治疗、用药等内容登记在"医嘱本"上经划价后，住院结算处据以记账。住院病人的医药费财会部门应按月结算。病人出院时，应持出院通知，到住院处办理结算。住院结算处根据"住院费用分户账"结算病人住院期间的费用，开具"住院结账单"一式三联，一联交出院病人作为报销单据，一联据以编制"出院病人费用结算日报表"，一联交财会部门作为"出院病人费用结算日报表"的附件。

（2）出院病人结算日报表的编制

出院病人医药费用结算日报表，是住院结算处根据"住院结账单"和有关单据填制一式二联，连同现金、支票及有关单据一并送财会部门，经审核无误后，加盖"现金（转账）收讫"章后，一联退住院结算处代收据，一联留财会部门记账。

（3）欠款管理

医院要本着救死扶伤的精神，正确处理好治病和收费的关系。对急需抢救的危重病人，如当时确实缴不齐预交金时，要一面进行抢救，一面催病人家属设法筹借医药费用。为了严格控制病人欠费发生，病人在院期间所发生的费用超过预交金时要随时催缴，一时确因经济困难无法筹借或筹借不齐的，应及时办理欠费手续，由病人或病人家属填写欠费单，并由病人单位或所在乡镇、街道组织出具担保。欠费单一式三联，一联交病人据以还款，一联附在欠费分户账作催收依据，一联交财会部门记账。加强病人欠费的管理和催收工作，对防止医院资金占压和造成呆账损失有着重要作用。

（二）其他医疗收入的管理

其他医疗收入主要是家庭病床收入和业余医疗服务收入。医院开设家庭病床、业余医疗服务等收入，应由医院财会部门统一收费，统一管理和核算。财会部门应建立专项收费登记，分科结算，医疗业务科室和个人均不得直接向病人收费。

1. 药品收入管理

药品收入分为门诊药品收入，住院药品收入。门诊，住院药品收入又分为中药收入、中成药收入和西药收入。具体管理办法如下：

（1）门诊、住院药房从药库领回药品后，均应按药品类别、品名、规格进行领入和销售登记，及时反映药品的收、发、结、存情况。

（2）要提高门诊、住院药房划价、司药人员的业务素质，做到划价、发药准确，不出差错。

（3）及时报账。每日终了，门诊、住院药房根据处方笺分别按中药、中成药、西药分类计算出本日销售药品的收入。为了保证每日药品收入和药房发出药品的金额一致，药房应与门诊收费处和住院结算处核对，如有差错要在药品销售日报表中填列金额和原因。药品销售日报表一式两联，一联报财会部门审核无误后，盖上财会收款章作为回单，据以登记药房药品明细账。另一联由财会部门留存，作为记账依据。门诊、住院药房应将当日的处方笺装订成册，加上封面，并在封面上写明处方日期、张数、金额并经有关人员签章后，妥善保存。

2. 制剂收入的管理

制剂收入分为中成药制剂收入和西药制剂收入。制剂类似工业生产单位。制剂生产过程也是活劳动和物化劳动耗费的过程。制剂收入在扣除成本费用后，即为制剂纯收入，其具体管理办法，可参照工业企业执行。医院自制的药品价格应按批发价入库。

3. 其他收入的管理

其他收入包括救护车收入，进修培训实习收入和废品变价收入等。这部分收入数额小，零星分散，但必须由财会部门统一核算和管理。各科室均不得将这些收入作为"小金库"。其他收入项目中有收费标准的要按标准收费。如进修实习费收入、救护车收入等。收到款项应开具统一收据，并将款项及时报财会部门记账。

三、医院支出管理的要求

（一）医院支出要严格执行国家法律法规和财经制度

如财务制度中规定的成本开支范围和开支标准，医院必须严格遵守，不得随意扩大成本开支范围和开支标准。在国家有关财务制度中，没有统一规定的支出范围和标准，可由医院自行确定，但要报医院主管部门和财政部门备案。若医院的规定违反法律法规和国家政策，主管部门和财政部门应责令其改正。

（二）要按预算和计划控制各项支出

医院支出要做到事先有计划，有预算，杜绝支出的随意性和盲目性，以保证医院的资金得到合理运用。财务部门在支出管理中应发挥重要作用，首先要会同各部门做好支出的预算编制工作，并根据支出预算安排好所需资金；在支出实际发生时，要认真审查支出的合法性和合理性，不符合法律法规和财务制度的支出坚决不能报销。支出发生后，还要与支出预算进行比较，找出实际支出与预算的差异。如果实际支出比预算支出小，应总结经验；如实际支出大于预算，应找出问题所在，予以纠正，还要确认超支责任，以此作为奖罚的依据。

（三）支出应按来源渠道分别列支，分类管理

医院的资金来源渠道比较多，资金构成比较复杂，在对医院各项支出进行管理时，应注意根据资金的来源渠道，按照专款专用、分户核算的原则，按规定用途、开支标准和开支范围分别列支，监督使用。

四、控制医院支出

（一）控制日常支出

实行全面成本核算后，医院日常的开支按科室、人员等进行分摊，开展科室统计核算有利于健全成本管理责任制。医院科室是直接使用和消耗成本的单位，因此在控制日常的医疗支出和药品支出，分析成本超支原因和节约的有效途径方面，科室的作用显而易见。因此，为有效进行成本控制，还应实行院科二级负责制，建立以科室为二级成本责任中心的成本核算体系。通过在医院各部门、科室建立若干责任中心，将权、责、利有机地结合起来，围绕各责任中心的经营活动实行自我控制，形成一种严密的内部成本控制制度，让科室、职工积极参与，将科室的成本消耗与科室、个人利益直接挂钩，使科室人员对医院日常支出能有感性的认识，才能进一步上升到理性地、变被动为主动地节约成本。而且科室成本核算还应注意避免片面地追求降低成本，忽视医疗服务质量的提高。因为提高服务质量，降低诊疗成本才是医院成本管理的最终目的。

（二）降低人员支出

由于人员支出在医院成本支出中约占 20% 以上，主要包含在医疗支出中的工资、奖金、对个人和家庭的补助支出等，因而合理配置人力资源，减少人员成本支出是当务之急。为健全成本管理体制，在人员岗位制度上应建立因事设岗、以岗定员、逐级聘用、优化组合、竞争上岗的人事制度，推行全员聘用制，实行减员增效，形成人员能进能出、职务能上能下、待遇能高能低的用人机制，杜绝人力资源闲置、浪费的现象。对于医院后勤服务人员，人力资源闲置、浪费而且工作效率较低、整体素质不高的现象较为普遍和严重，这就要求医院也要按市场经济的需求，加速推进后勤社会化的进程，把许多可以也应该由社会承担的服务职能还给社会，减少医院在人员和管理上的支出，达到减员增效的目的。

（三）杜绝不必要支出

管理费用中的公务费、交通工具消耗、业务招待费等均属于可控成本，管理空间较大，而且医院在这方面存在的浪费现象也比较严重。因此，医院行政开支要严格按预算进行控制，尽量减少不必要、不合理的开支，这应由主管领导把关，把对管理费用的控制落到实处，一方面要求领导干部必须以身作则，二是要实行目标管理，把管理费用控制在最低水平。

（四）坚决抵制浪费

对于资本性支出，应切实做好大型投资的可行性研究，定期检测资产负债率，避免资源浪费。大型医疗设备的引进属于医院内部的长期投资，其特点是耗资多、变现能力差。要避免事先未实行严格测算而盲目引进大型医疗设备，否则会造成极大的奖金浪费。所以，成本管理应从测算水平提高到成本预测、成本控制和成本评价水平，才能从源头上杜绝资产重置、闲置现象的发生，杜绝资产的盲目购进、流失、积压，发挥其管理职能。选择适合资产的折旧方式，提高资产利用率。而资产一旦闲置，也应做好维护保养工作，以降低资产折旧速度，并及时进行报批处理，以最大限度地减少损失。加强固定资产使用过程中的保养维护工作，降低维修成本。在固定资产使用过程中，特别是大型仪器设备，维修费用较高，因此应实行定期保养制度，并对小故障及时维修，避免大故障发生，从而大大降低维修费用，这也是医院加强成本管理不容忽视的一方面。

第二节　医院财务岗位设置

一、财务部门岗位设置

公立医院应具有财务会计、注册收费、资产管理、二级财务、物价医保、内部审计、成本核算等职能，为此应设置相应的岗位并明确岗位职责。

目前，我国公立医院普遍采用直线职能型组织结构模式，医院实行党委领导下的院长负责制。按照分工不同，院长下设财务、人事、医务、护理、总务、信息、科教等职能部门。按职能不同，财务部门下设二级职能部门，包括财会、内审、核算、医保、价格、注册、收费、库房财会、食堂财会、三产财会、其他财会等部门。

二、财务负责人委派制

为进一步加强医院财务会计管理工作，积极发挥财务核算与监督的职能，提高会计核算质量，促进医院健康发展，可尝试实行财务负责人委派制。明确委派财务负责人岗位的职责、权利与考核。

（一）财务负责人委派制的积极意义

财务负责人委派制强化了财务监控力度，提高了医院财务管理规范化水平，进一步激发了财务负责人的工作热情，是一项值得推广总结的重要措施，对提高医疗卫生单位财务管理水平有着重要的指导意义。具体表现在：

（1）财务负责人委派制的实施，能够促使医疗卫生单位的财务监管体系逐步建立和完善。

财务负责人委派制度的实施，打破了过去单一的财务监管体制，引入和强化了外部监管，使医疗卫生单位的经济运行和财务活动更趋透明，逐步形成以外部监管与内部监管相结合的双重监管体系，从制度设计上大大提高了医疗卫生单位财务活动的安全性。财务负责人委派制度的实施，还可以摆脱委派财务负责人与派往医院之间的人事依附关系，提高委派财务负责人的工作独立性，从而进一步提升会计监督力。

（2）财务负责人委派制的实施，能够促使医疗卫生单位的财务工作逐步标准化。

通过财务负责人的集中培训，可以全面提高委派财务负责人的专业能力，通过定期交流，可以发现委派财务负责人疏忽的个别问题，从而达到共同发现个别医疗卫生单位财务管理中存在的不足，共同提出日趋合理的、统一的处理方式，共同实现整个医疗卫生系统的财务管理逐步规范、统一和标准化的目标。

（3）财务负责人委派制的实施，能够促使医疗卫生单位的财务负责人管理能力逐步提高。

通过财务负责人的相互交流，能够使委派财务负责人在不同级别、不同专业特色的医疗卫生单位中得到实践锻炼，逐步丰富其管理经验，使其在不同的医疗卫生单位学到不同的管理长处，通过融合与吸收，能进一步提高自身的管理素质，以更好地回报所在医疗单位。

（二）财务负责人委派操作流程

1. 摸清现状，借鉴学习

委派之前，卫生主管部门应对各家对象医院现有财务管理状况、财务机构设置、财务人员配备、财务人员资历、财务人员实绩等基本情况做全面的调研，结合各级医院外部环境分析，对该地区各家对象医院实行"委派制"做充分的可行性论证。"他山之石，可以攻玉"，卫生主管部门还应积极走访、学习周边地市公立医院委派制运行模式，借鉴各地成功经验，结合本地实际，加以改进运用。

2. 积极发动，择优录用

经过前期的论证与反复研究后，卫生主管部门应结合当地实际情况，出台具体操作规定，明确委派财务负责人的实施意义、运作模式、产生流程、报考条件、配套责权利等相关条款，积极召开各家对象医院动员会议，鼓励发动符合条件的人员报考。在委派财务负责人的选拔上，坚持"高标准、严挑选"的原则，予以设置较高的报考条件，本着重管理、重经验、重实绩的"三重"原则，择优选择合适人员。最终，经过人员摸底、信息公布、积极发动、自愿报名、择优选用等环节，产生出委派财务负责人名单。

3.结合实际，合理安排

在财务负责人委派时，应注重结合对象医院实际、财务负责人个人实际以及相互的匹配性，合理委派财务负责人，做到既能充分地发挥委派制的优点，又能最大限度地满足各医院管理力量的需要，还能充分考虑到委派财务负责人的实际情况。例如，个别财务负责人应重点岗位轮岗制的要求，已于近期做了院际岗位调整，则该财务负责人原则上暂不再委派到原医院，以确保在传承原有相关制度的基础上维护委派制的严肃性。

4.委以重任，授予权限

委派的财务负责人既肩负着卫生主管部门交给的监督重任，又肩负着派往医院的财务管理工作，同时还负责本单位财务人员的管理工作以及会计法规、主管部门规定的其他职责，肩上的责任是很重的。因此，卫生主管部门同时也应授予其配套的职权，包括对违反财经纪律及制度行为的制止权、对违规行为的报告权、对派往单位的经济管理权、对医院重大经济决策的参与决策权、对财会人员的任免建议权等。

（三）财务负责人委派制的注意事项

1.应注重自律与他律相结合

委派财务负责人具有双重身份，在业务上接受卫生主管部门的指导、积极发挥监督职能，在行政上又接受医院的管理、积极发挥核算职能。财务负责人是否能正确履行职责、把握核算与监督的界限，直接关系到改革的成效得失。主管部门一方面应注重加强对委派财务负责人的培训，要求其自觉对照法律、法规及规章制度执行，另一方面应明确其考核细则，会同所在医院考核，严格考核、管理机制，为委派财务负责人正确履行职责保驾护航。

2.应注重刚性与人性相结合。

财务负责人委派制一旦制定，任何人均必须严格按制度执行，但在实际执行过程中，制度的制定还应注重把握"经"与"权"之间的度，尤其是在不违反制度原则性的同时，应注重人性化管理，以推进制度和谐、高效地执行。例如，委派对象医院的规模、等级不同，导致财务负责人行政级别也存在差异，卫生主管部门在推行委派制时，应充分考虑到这一细节，给予保留其原有职级及待遇，解决委派财务负责人的后顾之忧。

3.应注重培养大局意识

委派之前，主管部门应做好组织发动工作，明确委派制的意义、优点及长远规划，鼓励财务人员积极参与；委派之际，主管部门应及时把握委派财务负责人的思想动态，及时纠正思想偏差、帮助卸下思想包袱，促进其摆正工作定位，积极服从组织分配；委派之后，主管部门应定期或不定期了解各委派财务负责人的工作现状，帮助解决工作困难和后顾之忧。尤其是注重"整体思想"的引导，促使摒弃原有医院之间的隔阂壁垒，确保委派财务负责人全身心地投入到新医院的工作中。

4. 应注重委派制的后续管理

当前，推行财务负责人委派制只是该项工作的开始，在今后的实践过程中应逐步加以完善并加强后续管理。首先，应进一步完善委派财务负责人选拔任用制度、档案管理制度、违规报告制度、业绩考核制度、人员激励制度、权限约束制度、任用回避制度、教育培训制度等，切实打好制度基础；其次，应及时关注、处理与总结委派过程中出现的各种特殊情况，作为下一轮委派制改进的依据；再次，应积极调动委派财务负责人工作积极性，克服定期轮岗后个别委派财务负责人满足现状、懈于进取的现象，搭建进取、晋升的平台，鼓励优秀委派财务负责人脱颖而出；最后，应加强交流、学习，注重委派财务负责人素质的整体提高，以全面提高整个卫生系统财务管理水平，确保委派制健康、循序地发展。

（四）财务负责人委派制可能出现的问题

1. 会计职能重点发生偏差

会计的基本职能是对经济活动进行核算与监督。但是出于避免国有资产的流失、抑制社会腐败现象等目的，在公立医院中实行的财务负责人委派制，由主管部门委派财务负责人到各家医院履行财务监督职能，相对更注重强调委派财务负责人的报告权。这就使得公立医院财务负责人委派制从一开始就出现了职能重点偏差的现象，即过分地强调了会计的外部监督职能，相对制约了会计的内部管理职能。委派财务负责人既需要履行单位财务负责人的监督职能，还需要发挥财务负责人的财务核算与管理职能，工作精力受到限制，不同的委派人员胜任能力不同，则成效也大不相同。

2. 委派财务负责人责权执行不力

为确保委派制的成功推行，往往要求委派人员履行单位财务负责人的一切职责，并及时向主管部门报告重大事项，同时，也给予配备较大范围的权限，包括对违反国家财经纪律、法规、制度和有可能在经济上造成损失、浪费行为的制止权与纠正权；列席医院党政联席会议，参与重大业务计划、经济合同、经济协议等事项的审议，负责各种经济合同、协议的会签；对所在单位会计人员提出任免建议等。也就是说，为确保委派的成效，委派财务负责人不管是委派总会计师还是委派财务科长，往往要求其发挥委派总会计师的职责，并赋予较大的权限。但是，委派财务科长却是医院的中层干部，接受所在医院财务分管院长的领导，工作安排主动权掌握在院方，履行权限时往往会受限或主观上缩手缩脚，权限履行不充分，那么职责履行也很难充分保证了。

3. 委派财务负责人易与相关岗位职能、权限交叉

一是与审计尤其是内部审计职能发生交叉。内部审计是高层次的综合性经济监督，对经济活动进行全过程、全方位的监督与评价，以此规范医院的经营行为、揭露矛盾、找出存在的问题、预防投资决策失误、维护财经纪律。因此，内部审计的职能是经济核算、管理控制、评价鉴证与服务。其中，经济核算、管理控制职能与委派财务负责人的职能发生交叉。

二是与单位财务负责人权限发生交叉。如果是委派财务科长，其额外授予的制止权、纠正权、审议权、会签权、任免建议权也是本单位财务负责人的职能。

三是与总会计师职能、权限交叉。在不设置单位财务负责人的公立医院中，其职能、权限往往由总会计师担当。而如果是委派财务科长，赋予了较高的职责与权限，就与总会计师职责、权限发生了交叉。由此，会导致相互推诿、相互矛盾现象的出现，不利于医院内部管理。

4. 委派财务负责人主观能动性不足

首先，因为委派财务负责人往往只注重自身职责的发挥，并不十分关心所在公立医院的经营成果与管理效率，更不关心公立医院社会效益的发挥和医疗技术的提高，没有全身心地扮演好"管家婆"的角色，不利于所在医院的健康发展。

其次，委派制一旦形成后，委派财务负责人一般不会离开这一"轮回"，淘汰、晋升的机会明显减少，委派财务负责人个人的奋斗积极性下降，工作热情也会受到一定程度的影响。

最后，由于定期轮换的要求，委派财务负责人为各单位服务均是"阶段性"的，而非"长远性"或"永久性"，所在公立医院往往也不愿意为外来人员培养教育过多地"埋单"，使委派财务负责人专业素质、管理能力的再提高受到一定的限制。

（五）对完善公立医院财务负责人委派制的建议

针对上述可能出现的问题，本书提出以下改进建议：

1. 统一会计委派制形式

无论是财务科长委派制还是总会计师与财务科长委派相结合的委派制，都不可避免地存在上述问题，为此，本书提出统一会计委派制形式，即一律实行总会计师委派制，促使其积极发挥监督与管理职能，财务科长由所在医院选任，主要从事会计核算管理工作。其可行性与优越性体现在：

从实践经验看，实行总会计师委派制成效显著。首先，根据各地市实行委

派制实践经验，实行总会计师委派制的往往比较成功，而采用另外两种委派制形式的，推行起来相对困难，实行总会计师委派制，能够保证委派人员责权利配套，顺利地发挥委派人员职能。其次，国家《总会计师法》明确规定："设置总会计师的单位不得再设置与总会计师职权重叠的副职。"这就很好地避免了委派人员与相关岗位职能、权限交叉的问题。最后，实行总会计师委派制，将财务人员真正提高到了"内当家"的地位，委派人员的工作积极性大大地提高，使改革取得较好的成效。

2. 主管部门、接收单位与委派人员三方合力

首先，要使三方形成目标一致，关键是靠制度。应建立委派人员选拔任用制度、档案管理制度、违规报告制度、业绩考核制度、人员激励制度、权限约束制度、任用回避制度、教育培训制度等，以制度约束三方行为，自然形成合力。

其次，制度执行过程中，主管部门应注重刚性与人性相结合，把握"经"与"权"之间的艺术，根据实际情况，灵活权衡与变通，推进制度和谐、高效地运行。

最后，接收单位、委派人员应注重自律与他律相结合，将主管部门制定的考核目标自觉地运用到实际工作中去，确保改革顺利进行、成效显著提升。

第三节　医院财务人员继续教育

为进一步提高财会人员的政治素质、业务能力与职业道德水平，使其知识和技能不断得到更新、补充、拓展和提高，公立医院有必要定期不定期地组织财会人员接受继续教育。

现阶段，随着我国医疗市场开放程度的不断提高，各医院对于会计基础管理工作也越来越加重视，并提出更高的要求，其能够确保决策的科学合理，为会计信息工作做好保障，使得医院的成本管控工作更加精细化，在一定程度上提高企业医院的管理质量和效率，为医院创造更大的经济效益。加强医院会计基础工作，也是对于日常资金流动管理的保证，通过高质量的会计核算确保医院的财务管理工作顺利进行。在某种程度上，医院也能够以此提升医院内部整体控制水平，提高医院的管理效率，加强对于医院各部门以及各个环节之间的控制和管理，重视其在医院成本、收支以及结余方面的考核，提出针对性的解决措施。

一、新形势下强化医院会计基础工作的重要性

(一) 改进医患关系维护患者利益

一方面，加强医院的会计基础工作，确保医疗价格的有效公开和透明，能够使得患者对于自身的费用状况有所了解，明显改善医患关系，这主要体现在部分患者对于医院的收费存在一定的偏见，认为医院的收费不合理。以口腔科的治疗包为例，患者认为医院应当是要提供一个无菌操作性工具，且在住院费方面也未能够形成动态的收费过程，难以确保医院及时打印出住院清单。而通过会计基础工作的强化，能够实现对于医疗收费项目以及标准的公示，使得患者能够满意就医。与此同时，医院也可以设立相应的医疗物价咨询渠道和投诉渠道等收集患者的反馈结果，根据实际情况对相应的医疗物价进行调整，进一步规范收费流程，以能够为患者争取更大的利益。

另一方面，加强医院的会计基础管理工作能够有效地改善医患关系。在当前大环境下，医患问题层出不穷，而造成医患纠纷的主要原因之一是由于医疗费用的不合理，医患之间信息不对称，尤其是患者家属在患者身体情况不好时，对医院存在较大的意见。而通过加强会计基础工作，医院内部会计人员能够实现对于会计档案的保存和管理，尤其是对于能够体现出医院的收支票据等具有法律效力文件，即使在医患关系进一步恶化时也能够当作法律来进行使用，维护医院和患者双方的利益，更好地解决医患纠纷问题。另外，其在日常活动中也能够做到积极明示医院的各项医疗费用支出细则，减少患者对医院的猜疑，从根本上避免医患双方信息不对称的关系。

(二) 严格规范医院记账凭证管理

在新形势下，强化医院的会计基础工作有利于规范医院记账凭证管理，具体主要体现在以下几个方面：

一是规范医院的原始凭证，尤其是在采取的临时凭证的操作过程中应当加以规范。明确凭证的具体内容，不能过于简单，确保在办理时手续齐全。通过会计基础工作，财务人员能够进一步明确相关的经济事项，在编制记账凭证时杜绝不规范现象，例如不同部门的业务事项信息记录在不同的会计凭证上，避免录入信息有误，信息流量标注不准确等情况。

二是对于会计电算化档案信息管理能够更加规范，现阶段，大部分医院已经基本实现了会计电算化，但是在会计档案的管理方式上也提出了更高的要求，会计人员应当要确保会计档案信息的及时收集、及时归档以及加强对于会计档案的保存等，提升对于会计档案的整体数据分析能力，以能够进一步提高会计电算化的管理效率。除此之外，通过会计基础工作还能够进一步提升医院

的内部会计管理制度，主要是在账务处理程序方面，稽核方面，预算管理方面，数字方面以及各类资产的管理方面，都能够进行相应的管理和考核，使得医院内部各环节管理工作都能够有序可循。

（三）强化医院会计核算工作会计核算是会计管理最基层的工作

医院的会计核算一方面要满足核算职能，另一方面要实现会计对业务的监督。医院应着力从如下方面着手强化会计核算：

一方面，医院的财务会计人员能够按照既定的相关要求完成登记账簿的工作，确保会计信息真实性的同时，避免存在账实和账表内容出现不符的情况，影响到会计信息的真实性。在会计核算方法的选择方面也要具有一定的严谨性，要求医院会计人员业务操作相当熟练，对会计科目了解应当明确清楚。尤其是对于医院的收入、支出具体账目以及固定资产的数额等应当要进行准确的核算，确保医院的账务记录情况和财务状况相符合，避免医院内部出现资金流失等现象，不利于医院会计的可持续发展。

另一方面，在医院的正常运营过程当中能够对资金的流向和使用进行管控。以权责发生制进行财务关系的核算，同时对纳入财务预算管理的部分现金收支业务进行预算会计核算，及时明确核算管理工作当中的问题，持续创新管理会计平台，以实现现代化的共享平台下的财务核算工作。在一定程度上还能够兼顾到医院的成本核算和业务需求，对于医院各科室的业务流程进行了相应的改进和规范，对于患者的诊疗过程及新设备的使用维护的采购等进行全程化的管理，并进行实时的跟踪和效益分析，明确医院的竞争优势。

（四）提升会计信息真实性优化医院资源配置

在新形势下，强化医院的会计基础工作有利于提高医院会计信息的真实性，优化医院的资源配置。

一方面，随着我国医疗各项改革的不断深入以及经济的快速发展，会计基础工作在医院的内部管理以及各项决策中起着非常重要的作用，其能够为医院的各项决策提供更加真实、准确的财会数据信息，避免由于会计信息错误造成医院的重大决策失误，为后续各项环节的正常运转打下坚实的基础，进而提高医院资金的利用效率。

另一方面，随着医院规模的不断扩大，其部门以及业务量也是不断激增，医院内部控制管理工作的难度也不断加大。然而部分医院仍然沿用传统的财务管理的方式，未能够与时俱进跟上时代的发展步伐，经常会导致医院在管理的过程中出现资源浪费或者资源配置不合理等情况，在加大医院的资金成本的同时也难以很好地提升企业的经济效益。但是加强对于医院基础财务工作的管控能够聚合其内部资源和各项经营活动，有利于财务管理人员统一进行规划，确保后续各项工作能够顺利开展。另外，其还能够充分发挥财务管理的职能作用，加强医院潜在风险的管控，以能够在运营的过程当中提高医院的风险防控水平，并对各种问题进行监督，增强医院的核心竞争能力，在激烈的市场竞争中占据一席之地。

二、新形势下强化医院会计基础工作具体路径

（一）构建健全的医院会计管理制度

在当前市场竞争当中，医院必须强化自身的内部管理，通过构建科学、完善的医院会计管理制度，以满足现阶段医院财务发展的各项需求，才能够获得更好的发展空间，具体可以从以下几方面着手实施：

一是要建立健全的会计管理制度，即医院财会人员应当能够根据会计工作的实际需求以及外部经济大环境的情况完善医院会计基础工作制度细则等，进一步明确对于医院内部支票管理、发票管理、现金收支等方面的管理，确保医院的会计基础工作能够受到良好的约束，使其正常发展。另外，在具体落实的过程当中，应当确保会计基础管理制度等落到实处，发挥其自身的职能作用，确保其对管理会计工作形成约束，提高医院会计基础工作的质量，并加强对于医院会计基础工作的精细化管理。例如对于医院外部大环境下的会计政策的解读、内部从业人员的职业判断以及会计基础工作的具体方法等应当严格按照会计管理制度予以落实，编制会计凭证，明确具体会计凭证以及查阅账目方面的要求，进一步完善对于票据的管理、完善、等级等相关工作。

二是要提升医院会计电算化的程度，在互联网大数据时代之下，医院应当积极引用电算化软件配合医院会计基础管理工作，以能够为医院财务人员提供准确的运算数据，提高医院整体电算化管理的效率。与此同时，通过加强对于经济数据的分析，也能够更好地反馈出当前各个科室在该阶段的运营状况，及时发现其中存在的问题，有针对性地采取解决措施。

（二）充分利用多种管理会计方法

一是在医院内部加强预算管理，确保涉及医院的各项经营环节，包括医院各科室的日常支出、各项目活动的专项支出等，应当要纳入到财务管理工作当中，并要求医院的管理人员，技术人员参与到预算管理工作当中，及时对预算管理的工作提出针对性的建议，根据反馈等进行明确，提升预算管理的力度。另外在此过程中应当加强对于材料支出定额控制指标、药品支出比率的控制，通过控制指标来提高预算执行水平，并根据收集的实时的数据进行及时的数据分析，进行合理的预算调整和预算分析，确保实现既定的预算目标。

二是强化成本管控职能。医院应当明确成本核算的具体标准并将其落实到

位，提高医院成本的规范化水平，同时也要对内部的财务基础工作进行分级核算，院级核算以及单元核算的分级核算体系，将核算工作责任进一步明确划分和落实，避免整体规模过大而出现会计管理不到位或者管理重复的情况，进而有利于提高医院整体的成本核算水平，以进一步实现降本增效。

三是做好医院财务分析。例如，通过对医院的会计指标进行环比、同比分析，可以综合分析医院在不同阶段运营质量；通过对会计指标进行比率或比例分析，可以对医院运营质量状况进行定量评价。通过财务分析，可以支撑医院科学决策，促进事业发展。例如，烟台市福山区人民医院积极落实，对财务岗位工作职责进行明确的划分，对于会计核算进行相应的细化，在医院内部增设核算会计岗位，明确医院的欠费利息并进行台账的跟踪管理，定期进行专项财务分析，确保医院运行的效率与效果。

（三）加强会计监督与内部审计

在医院的等级构架管理中，大部分领导者具备较强的医院实务能力，财务领域方面的检查等也是由医生负责，难以满足医院的监督需求。基于此，医院应当要设置专门的会计内审部门，加强对于会计的管理，提升医院整体服务质量，具体可以从以下几个方面实施：

一是要构建健全的会计监督制度，进一步明确检查的内容和评判的标准，定期医院财务会计工作进行检查，除了年度检查、季度检查和月度检查等，还要注重加强部门之间的沟通和交流，不断完善检查内容和评判标准。

二是要加强医院的内部审计职能，医院应当在内部设置独立的内部审计部门，并指派专门的内审人员对医院的实际会计审计情况进行掌控，以能避免医院内部财务人员违规操作等现象，确保医院的会计监督工作顺利实施。需要注意的是，医院应当要确保监督管理部门的独立性，使得其监督结果的客观性和有效性，与此同时，也能够加强对于工作人员的约束。

三是医院要将会计监督和检查的结果和绩效薪酬等相挂钩，构建与之相适配的奖惩机制，以能够积极调动医院员工的积极性和工作的主动性，以进一步提高医院财会的工作质量。

（四）提升医院会计基础工作信息化建设水平

首先，医院应当建立完善的医院信息化管理体系，实现医院财务管理、成本管理、资产管理的相互连通和共享，提升医院内部各部门的信息的传递效率和质量，以便部门人员之间能够实现信息的共享，更有利于会计管理工作的开展，为医院的重大决策等提供基础的数据支撑，不仅如此，在会计信息系统的具体设计方面应该要注重会计信息系统和医院资金系统的集成，能够实现自动生成凭证结算单，提高会计核算的效率。要注意的是，在医院积极开展信息化建设时，一定要杜绝盲目跟风，应当对其进行科学的筹划，管理者在政策方面应当给予人力、物力、财力方面的支持，也能够更好地开展会计管理信息化建设。

其次，医院会计基础管理工作应当开展标准化管理，根据各项活动内容的不同采用不同的核算方式，确保会计管理工作顺利开展。不仅如此，医院财会人员也应当加强对于数据的分析，确保会计表格格式保持一致，提升内部数据汇总统计处理以及分析的效率，增强医院会计信息化管理能力。

最后，随着信息化系统的快速发展，信息数据的来源也越来越多样化，与此同时，财会人员在收集信息的工作量也在不断地增大。这就要求医院财务系统不断更新，可以通过自己开发软件对接平台，引进成熟系统软件，委托有开发能力的软件公司，根据需要个性设计等方式来构建，包括操作系统、数据库、软件机构、网络技术等在内的全新的会计应用平台，可实现对于信息的自动化收集和管理分析等，及时明确医院现阶段财会基础存在的问题并及时进行改进，以进一步提升医院会计信息化的基础性工作，实现信息的共享。

三、从新医院会计制度的实施引发对会计人员继续教育的思考

新医院会计制度的颁布，是财政部经过一至两年时间的探讨，以医院会计制度征求意见稿为基础，通过对财政部等多方意见的综合，最终颁布的新医院会计制度。

（一）新旧会计制度的区别与联系

1. 对权责发生制有了新的要求

这次医院会计制度改革，是在权责发生制的基础上明确了医院的收入、费用、负债、资产与净资产等几项会计要素，对其实施方法也提出了具体的要求。医院被划分为事业单位，而医院与事业单位在核算上有很大的区别，医院是属于自主经营的主体，它对成本核算是有很高要求的，要以成本核算为基础来提高对资金的使用效率。因此医院对权责发生制的实施存在一定的困难，对待摊费用的使用也不合理，也就无法准确地把权益性支出与资本化支出区分开来，这种情况导致的结果是会计信息无法满足成本核算精细化的要求，所以明确成本核算中权责发生制的实施是有很大的现实意义的。在资产负债的结构与发生当中也明确了修购基金的取消、固定资产折旧的计提，旧的会计制度中修购基金的计提是以医院的收入或者结余作为基础的，与固定资产的价值没有直接关系（修购基金的提取是按固定资产原始价值的一定比率为基础的，在提取修购基金是不减少固定资产的原始价值）。这种计提方法导致计提与固定资产价值具有较大的差异性，甚至超过固定资产本身价值，不能真实反映出固定资

产现有价值，导致核算金额的不准确。

2. 体现预算与财务信息的一致性

新《医院会计制度》将预算管理和财务管理的目标和基础同时确定为新会计的模式，旧医院会计制度没有同时体现这两种信息，只是在购买资产时以财政性资金作业支出，是作为预算支出的部分，无法计提折旧，而新的会计制度是在计提折旧时预存"待冲基金"，待销资产和领用存货的时候不作为成本费用计算，直接冲销待冲基金。

3. 会计科目、收入与支出的变化

这次医院会计制度对实务工作进行了改革，收入和支出的反映更全面，设定的会计科目实用性也更强。由于医院是以医务、教学、科研三大主体而存在的，现行的医院会计制度不包括科教资金的管理，科研教学的资金直接规入往来款或者专用基金中，使医院的收入数据不完整，削弱了数据的对外说服力。而新的医院会计制度对医务、教学、科研重新分类，将其纳入了科教项目，对大收大支重新进行了定位，加强了数据的可信度。

现今社会经济都在整体提升，对医院的经济环境也提出了新的要求，新旧医院会计制度的更替与衔接对会计人员来说也是新的考验，会计人员对新旧制度如何衔接，会计制度精神领悟的程度，专业技能、文化素养和职业道德如何继承和发扬都是值得深思的问题。加强会计人员的继续教育，通过不断学习和钻研新的会计知识来达到社会对新会计制度体系的要求，使医院顺利通过新旧会计制度的过渡势在必行。

(二) 对会计人员进行继续教育的必要性

1. 会计人员继续教育是社会主义市场经济体制不断深入的需要

我国由计划变为市场经济以来，对会计人员数量以及素质和能力方面的要求也不断地提高，从事会计工作人员的队伍也在不断地发展及壮大之中。在这种庞大的会计体系中开展继续教育是适应各社会形势的需求，也将进一步提升我国市场经济的水平。

2. 会计人员继续教育是各项新准则、新制度和新规定贯彻执行的需要

对会计人员继续教育的加强既是《会计法》《会计从业资格管理办法》等相关法律法规的要求，也是会计建设的重要内容，必须当作会计工作的重要组成部分来落实。

3. 会计人员素质的提高，需要将会计人员继续教育纳入到学习的工作进程中

通过对会计继续教育的学习不仅使会计人员具备较高的政治素质和职业道德，同时也使会计人员应用合理的知识结构在工作中忠于职守，爱岗敬业，刻

苦钻研，廉洁奉公，这也是对会计继续教育最基本的要求。

4. 适应了会计教育改革与国际会计教育接轨的时代要求

利用现代网络科技的远程继续教育形式，扩大了教育规模的深度与广度，减少了国家的投资，实现人的智能化，提高国民整体素质，使会计人员将会计知识和会计学习理念贯彻终身。

四、会计人员继续教育的特点

（一）具有强制性手段

财政部颁发的《会计人员继续教育暂行规定》中，对会计人员继续教育的学习内容有具体的要求，要求学员必须接受规定的时间继续学习教育。由培训单位培训，各级财政部门下发证书，每个会计人员必须接受一年一次的学习教育。

（二）培训内容的人性化

会计继续教育根据会计专业技术职务资格分为高级、中级、初级三个层次，按照会计人员对文化知识掌握度、操作技能熟练度等方面存在的层次性和差异性来划分，便于各类会计人员来针对性的学习，加强了其人性化的培训。

（三）持续永久性

通过这几年的社会经济发展来看，会计知识更新的进度也在不断加速，社会知识经济时代对会计人员的要求也在不断提高，所以它是一项必须长期坚持而且永不中断的工作。

（四）对会计内容具有较强的针对性

会计继续教育的内容不仅要新颖而且更要专业，需要朝着会计知识更新、会计理论更新为主要内容的技能操作方向转化，因此其针对性较强。

（五）学习内容自由性

会计继续教育通常是以自主学习为主、培训教育为辅；以专门专业的培训为主，其它学习形式为辅的形式来学习的；它既可以拿会计专业文凭，考取相应的专科、本科文凭，也可以取得专业技术职称资格，取得初、中、高级会计证书；既可以脱产学习也可以业余学习，学习的内容具有相对的自由性。

（六）形式多样性

当今社会是网络社会，继续教育教学的重要手段将逐步向计算机与信息网络转换，它的学习模式可以是面对面地授课，自己安排学习时间，也可以通过有线电视、计算机等形式学习，学习的形式比较随意多样性。

五、加强医院会计人员的职业道德教育

随着经济的发展，会计的作用越来越重要。现代医院面临着更加复杂的外

部环境，会计人员必须加强职业道德教育，促进医院财务管理、确保医院经济安全运行。本文就如何加强医院会计人员的职业道德教育展开了讨论。

会计的职业道德是会计人员在从事会计工作中必须遵循的行为准则，也是会计人员应该具备的基本素质。在当前随着医疗体制改革的不断深入，医院面临着更加复杂的经济形势。随着经济的发展，社会上一些不良的风气比如拜金主义和享乐主义等影响了会计人员的职业行为，尤其是医院会计每天面对大量的金钱，容易抵制不住金钱的诱惑走上犯罪的道路。与医院有业务往来的器械供应商、药品供应商和材料供应商为了与医院搞好关系，让医院快速回款，经常会给医院会计人员一些礼品或者礼金，这也会导致会计人员的职业道德收到严重的影响。由于医院经济运行相对独立，平时也没有审计和纪检检查部门的监督，这也给医院会计人员利用职务之便编制虚假的会计信息提供了便利条件，有些医院会计人员对待不同人员采取不同的职业态度，对待熟人就比较松懈，不认真检查原始票据是否真实可靠，对待不熟悉的人才认真对票据进行审核，这也是缺乏会计职业道德的表现。医院的会计工作规范是医院会计人员职业道德的具体要求，医院会计职业道德属于个人道德品质的范畴，会计制度无法进行硬性的规定，医院也无法对考核医院会计人员的职业道德，如果会计人员缺乏行业自律就会影响医院正常的经济秩序，给医院的经济运行造成更大的损失。因此医院必须重视对会计人员的职业道德教育，发扬会计人员爱岗敬业的精神，自觉的抵制社会不良现象的侵袭，做一个合格的医院会计人员，医院应该从以下几个方面来加强会计人员的职业道德教育：

（一）爱岗敬业、诚实守信

医院的会计人员一定要热爱本职工作，安心会计工作岗位，对会计工作要认真负责，热爱自己的工作岗位是会计人员能够遵守职业道德的最基本的规范，尤其是医院的会计人员人数众多，除了医院内部的经济核算以外，还有负责门诊住院收费的会计人员。这些会计收费人员的职业道德素质直接影响到了他们对待病人的服务态度，也体现了医院的基本形象和口碑。病人到医院看病，收费窗口的服务态度使他们对医院的第一印象，这也直接影响了医院在人民群众中的地位，因此作为医院的会计人员，对内要做好科室核算和成本费用控制工作，对外要为病人服好务，把好医院经济发展的关。这样才能是一个具有较高职业道德素质的会计人员。诚实守信要求医院的会计人员要说老实话、办老实事，以诚信为本，不弄虚作假，不被利益所诱惑。随着医院的不断发展，医院要和很多器械和卫生材料供应商进行业务往来，这时会计人员要保持应有的职业谨慎，不能与信誉不好的企业发生往来关系，同时由于往来单位众多，医院要将每一笔往来款项登记清楚，回款要准确，不能出现误差。医院的会计人员是日常接触现金最多的人员，平时一定要洁身自好，不能受到利益的趋势驱使作出违法的事情，不要接受器械供应商的贿赂，对于医院的费用开支票据审核要严格，确保医院的资金安全。

（二）严格遵守会计法律法规

医院会计人员要严格遵守会计法和医院会计制度等法律法规，以事实为依据，严格按照会计制度的规定对医院的各项经济业务进行会计处理，对医院各科室和病人负责，接受医院内部审计部门和上级部门的监督，保证医院会计工作的客观性和公正性，避免出现账务处理混乱以及其他违反会计法律法规的行为，让医院的财务走向法治化的道路。

（三）会计岗位定期轮岗、向社会公开招聘

现代医院的竞争除了医疗水平的竞争以外，更重要的是人才的竞争。尤其是高素质的会计人员能够为医院领导献计献策，保证医院经济健康稳定的发展，也能促进医院财务管理工作的开展和保证医院各项工作有序运行。因此医院应该培养一批高素质的会计人员，更好的为医院的经济发展把好关、服好务。目前医院的会计人员水平普遍不高，能力低下，工作积极性也不够，因此医院要想提高财务管理水平，就应该定期从社会上招聘一些高素质的会计人才补充到会计人员的队伍当中。同时由于会计人员如果在某一个工作岗位上工作时间过长就容易产生腐败的现象，因此医院要将重要的会计岗位定期进行轮换，这一方面有利于在工作上互相牵制，同时也有利于会计人员对医院财务全面业务的熟悉，提高会计人员的综合素质。

（四）加强对会计人员的后续教育

会计人员的职业道德水平与后续教育有直接的关系。会计工作是医院工作的重中之重，随着医院改革步伐的加快，医院发展面临着新的经济形势和新的业务需求，原有的会计知识已经不能满足医院经济发展的需要，因此必须加强会计人员的后续教育，不断掌握新的医院财务管理相关知识，医院会计人员不能仅仅局限于对会计知识的掌握，还要懂得税法、经济法等相关行业的知识，只有这样才能拓宽工作思路，为医院的经济发展献计献策，共同推动医院的发展。

（五）加强医院的会计监督

会计人员的职业道德光靠自律是不够的，还需要有相应的监督机制。只有加强会计监督，才能保证会计核算的真实性和准确性，及时发现会计处理存在的漏洞，避免会计人员的违法行为，强化医院内部控制，制定相关的奖惩措施，对于违反会计职业道德的行为要坚决抵制。

总之，良好的会计职业道德是医院会计人员应该具备的素质，医院会计人员必须不断的加强理论学习，提高自身的会计水平，不断加强自身的职业道德建设，只有这样才能为医院的发展做出自己的贡献。

六、医院财务人员在职继续教育的对策

（一）加强对财务人员的正确引导，增强财务人员参与继续教育的热情

随着国家全民医保工作的逐步推进，医院遇到了前所未有的发展机遇。住院及门诊病人增长较快，工作人员没有增加的情况下，工作量也随着加大；医院历来对医务人员的三基教育抓得紧，而对于财务人员的培训教育工作却没有开展。在工作强度增大，历年没有开展培训工作的情况下，不少财务人员对在职继续教育存在着较为明显的抵触情绪。加强与财务人员的沟通，特别是与基层财务人员沟通，正确引导，转变思想，使他们认识医院财务人员在职继续教育的重要性和紧迫性，改变被动接受教育为主动参加培训。只有在自觉、自主的情况下进行的教育培训才能达到较好的培训效果。

（二）根据岗位设置，分层次，多形式培训

医院财务人员的现状及财务岗位设多而广的情况决定了医院财务人员在职培训不能搞"一锅煮""一言堂"，要分层次进行培训。分层次培训有两层含义：一是按人员年龄及素质分层。对新事物接受能力强，专业素质相对较高的年轻财务人员，可以要求适当高些，做为重点培训的一类，因材施教；二是按财务岗位进行分层。医院财务岗位有基础的收费岗位，政策性强住院费用核算岗位、农合医保结算岗位，也有要求专业素质好，业务水平高的财务分析、内部审计等岗位。这一分层可以针对性培训，因岗施教。

（三）在培训内容上，根据医院情况，制定详细的培训计

可以请计算机中心进行软件操做，功能运用的授课；可以请临床护士长进行科室业务流程与医嘱知识讲授；可以与银行进行合作，请银行专业人员对金融方面的知识进行授课；可以请检查院法院同志结合案例讲授职业犯罪及职业道德；可以请财务科长等讲授医院财务制度、相关规定；可以请大专院校老师讲解会计基础知识。在培训形式，要充分考虑到在职继续教育的特点，采用形式生动的多媒体课件进行授课；采用案例教育的形式，将工作存在的问题以案例形式演示出来，并组织财务人员集体讨论；采用专题座谈会的形式，将财务工作某一个方面的工作难题为主题进行座谈，让大家充分发表各自意见，在讨论中达到有效沟通，增进理解，加深问题认识，拓宽解决思路。我院在财务人员在职继续教育中为调动大家积极性和参与性采用让收费人员就一个方面的问题进行备案，自己授课。这种方法可以调动年轻收费员的积极性，对自己的经验教训加以归纳总结和推广。这种方式很受欢迎，课堂上的互动气氛很浓，效

果很好。通过这种方式培训，工作差错失误明显减少。

（四）加强对在职继续教育的管理和考核

医院财务人员在职教育是一项长期工作，须要医院相关制度管理和培训考核加以保证。为了保证继续教育的效果我们在年度培训结束后进行考核。考核时需考虑结合培训内容、结合工作实际、结合在职成人教育特点进行出题，并适当出些与工作业务拓展有关的主观题，充分调动财务人员的积极性。

七、对医院财务人员培训的一些建议

（一）转变培训的观念，提高对财务人员培训工作的认识

随着医改的不断深入，医院财务管理已经从粗放型管理逐渐演变为精细化管理，财务管理在医院管理中的地位和作用越来越重要。预算管理、成本管理、绩效管理等越来越多的管理需求让医院管理者对财务人员的素质要求也越来越高。

加强财务人员的培训，可以使财务人员掌握新技能，补充新知识，适用新环境，极大地开发自己的潜能，不断提高工作效率和工作质量，最终完成复杂的工作任务，提升医院的财务管理水平。因此，医院的管理者在职工培训方面也要转变观念，适当注重财务人员的培训，切实提高财务人员队伍素质，为医院越来越重要的财务管理工作做好人才储备和智力支持。

（二）结合医院财务部门工作性质的特点，拓宽内部培训方式，注重实效

1. 引入企业内部培训师理念，逐步建立自己的内部培训师制度

企业内部培训师制是指由企业中富有经验的、有良好专业技能或管理技能的资深技术专家或管理人员，对新员工或经验不足的员工进行有针对性的专业辅导和支持。内部培训师制具有较强的针对性和灵活性。医院可借鉴企业的内部培训师理念，结合财务人员的特点建立自己的内部培训师制度。

一般而言，在医院工作年限较长的财务人员对医院内部的运作情况和各种规章制度比较了解，这种工作经验丰富的财务人员可担当内部培训师，可由他们自主将自己所熟悉的工作模块和规章制度拿出来与大家交流学习。需要强调的是这种学习不是灌输式的，而是互动式的。这样不仅有助于改善目前财务人员岗位工作相对封闭，岗位之间交流学习机会少的这种状况，还能进一步拓宽各岗位的会计视野，让大家更加了解彼此的岗位工作和岗位职责，发挥集体的智慧，帮助各自的岗位做进一步的提升和完善，使得岗位之间的联系更加紧密，衔接更加顺畅。

2. 推行集体讨论式培训

遇到工作上的问题，大家一起研究商量，探讨解决办法财务部门岗位众

多，工作中难免出现问题，推行集体讨论式培训是一个很好的办法。这种研讨式培训方式简单易行，针对性强，而且集思广益，效果也比较好。讨论会议中，每个人可以依据自己的知识和经验发表自己的见解，然后大家共同商量，找出最好的办法，这样不仅问题得到了解决，而且训练了财务人员分析、解决问题的能力，大家也得到了一次业务提升的机会。

集体讨论式培训一般是针对特定问题布置的，时间不固定，为了节省培训时间，可在培训前先把问题给大家提出来，让大家有思考的时间，这样讨论会议才会进行得更有效率。

3. 有条件地安排院际之间财务的交流学习

各医院财务部门在财务工作上都有自己先进的地方，如果有条件，可安排一些人员进行院际之间的交流和学习，吸取别人在会计核算和财务管理方面先进的经验和技术，同时借鉴别人在这方面的教训，从而更好地激励自己、发展自己。

（三）加强与上级培训机构的沟通，帮助提升外部培训的效果

目前，财务人员的外部培训效果差强人意，主要原因还是上级培训机构不了解一线财务人员真正的培训需求。医院财务部门可以主动加强与上级培训机构的沟通，将财务人员的培训需求、培训建议以及培训效果反馈给上级培训机构，帮助上级培训机构调整培训内容、培训方式，以满足医院财务人员的外部培训需求，切实提高外部培训的效果。

（四）建立财务培训制度，健全财务人员培训体系

完善的培训体系需要建立一系列的培训制度来支持，例如培训计划制度、培训考评制度、内部培训师制度、培训效果评估制度等等。培训计划制度可制定培训计划编制的依据，计划内容的具体要求，培训内容、培训方式、培训工具的选择，要让计划成为培训工作的指南。内部培训师制度可制定内部培训师的资格要求，内部培训师的奖惩规定等等。培训效果评估制度可制定培训效果评估的原则和方法。只有建立合理的财务培训制度，健全财务人员培训体系，培训实施和管理才能有据可依，才能避免培训工作的随意性和盲目性，才能保证财务人员培训工作有效运转，才能取得良好的培训效果。

医院财务人员培训是医院的一项人力资源管理活动，主要目的在于提高财务人员的知识技能，改进财务人员的工作方法，优化财务人员的工作流程，改善财务人员的工作态度，激发财务人员的工作热情，提高团队合作的能力，使财务人员更加胜任本职工作，从而发挥出最大的潜力，更大程度实现其自身价值，提高工作满意度，增强对医院的归属感和责任感，实现个人和医院的双重发展。

总之，医院财务人员培训不仅有利于医院财务工作，也有利于财务人员素质的提升，只有医院和财务人员双方重视和努力，财务人员的培训才能有序、有效地开展。

第十章　成本核算在医院改革中的应用

第一节　医院综合改革的成本核算需求

一、公立医院成本核算目的

（一）公立医院成本核算的定义

公立医院的成本核算是指将公立医院业务活动中所发生的各种耗费按照核算对象进行归集和分配，计算出总成本和单位成本的过程。成本核算应遵循合法性、可靠性、相关性、一致性、重要性、权责发生制、分期核算、按实计价、收支配比等原则。

（二）公立医院成本管理的目的

公立医院成本管理是指公立医院通过成本核算和分析，提出成本控制相关措施，从而降低医疗成本的活动。成本管理的目的是真实、全面、准确地反映公立医院成本信息，强化成本意识、降低医疗成本、提高医院绩效，增强公立医院在医疗市场中的综合竞争力。

（三）公立医院成本核算的意义

1. 落实责任

公立医院成本核算有利于将技术经济责任制落实到各科室，提高经济管理水平，是公立医院实施科学管理的必要保证。

2. 下达计划

公立医院成本核算有利于加强公立医院的计划管理，规范公立医院业务和管理流程，优化公立医院资源配置。

3. 激发热情

公立医院成本核算有利于发挥广大职工的积极性、创造性，引导职工参与管理。

4. 提高效益

公立医院成本核算有利于提高公立医院经济效益和社会效益，促进公立医院顺应市场经济的客观要求，并同时考虑优化成本结构与总量，既提高自身造血能力，也积极缓解"看病贵"问题。

5. 决策依据

公立医院成本核算有利于政府部门做出相应决策，客观真实的成本核算结果是发改委审批收费价格标准、财政部门确定补偿机制、医保部门拟定支付方式与标准的重要参考依据。

6. 掌握主动

公立医院成本核算有利于提升公立医院话语权，提高公立医院与商业保险合作谈判话语权，提高自主定价项目的科学性与可靠性。

7. 便于比较

公立医院成本核算有利于横向比较公立医院成本差异，发现自身成本管理上的不足，从而加以持续改进。

8. 正确引导

公立医院成本核算有利于引导临床医生按诊疗规范"因病施治、合理检查、合理治疗"，这在病种核算应用中的成效尤为明显。

9. 整合信息

公立医院成本核算有利于推动公立医院管理信息系统的进一步整合。

二、公立医院成本核算概要

（一）公立医院成本核算的基础要求

为正确核算公立医院成本，更好地为公立医院改革服务，公立医院成本核算应明确以下基础要求：

1. 明确组织机构职责

成立由院长为组长的成本管理领导小组，提高对公立医院成本核算的重视程度；建立成本核算机构，便于开展日常成本核算工作；明确成本管理领导小组、成本核算机构和其他相关部门的职责。

2. 界定成本核算职责

公立医院进行的成本核算应符合合法性、可靠性、相关性、一致性、重要性、分期核算、权责发生制、按实计价、收支配比等原则。

3. 划分成本核算类别

根据成本和核算对象的关系，公立医院成本核算可分为直接成本和间接成本；根据核算主体对成本的控制程度，公立医院成本核算可分为可控成本和不可控成本；根据成本的功能，公立医院成本核算可分为医疗业务成本和管理费用。

根据核算对象的不同，公立医院成本核算可分为科室成本核算、医疗服务项目成本核算、病种成本核算、床日成本核算和诊次成本核算，这是目前最常用的成本划分方式。

4. 确定成本核算重点

一般公立医院成本核算重点为科室成本核算、床日成本核算和诊次成本核算。三级公立医院要求进一步进行医疗服务项目成本核算、病种成本核算。

（二）公立医院成本核算的阶梯范畴

1. 成本分摊

各科室成本实行分项逐级分步结转方法进行分摊，分三次分摊。

（1）第一级分摊为管理费用的分摊，就是将行政后勤科室的管理费用向临床服务类、医疗技术类和医疗辅助类科室分摊，分摊参数可采用人员比例。其中：

核算科室分摊的管理费用＝（科室职工人数/除行政后勤类外的全院职工人数）×当期该项管理费用总额　　　　　　　　　　　　　　　（10－1）

（2）第二级分摊为医疗辅助类科室成本分摊，就是将医疗辅助类科室成本向临床服务类和医疗技术类科室分摊，分摊参数可以采用收入比重、工作量比重、占用面积比重和内部服务量比重等。

（3）第三级分摊为医疗技术类科室成本分摊，就是将医疗技术类科室成本向临床服务类科室分摊，分摊参数一般为收入比重，分摊后形成门诊、住院临床服务类科室全成本。

2. 科室成本

科室全成本包括医疗业务成本和管理费用，其中：

科室直接成本＝直接计入的直计成本＋分摊计入的公摊成本　（10－2）

临床服务类科室全成本＝科室直接成本＋分摊管理费用＋分摊医辅成本＋分摊医技成本　　　　　　　　　　　　　　　　　　　　　　　　　　　（10－3）

医疗全成本＝临床服务类科室全成本＋财政项目补助支出所形成的固定资产折旧、无形资产摊销　　　　　　　　　　　　　　　　　　　　　　（10－4）

医院全成本＝医疗全成本＋科教项目支出所形成的固定资产折旧、无形资产摊销　　　　　　　　　　　　　　　　　　　　　　　　　　　　　（10－5）

3. 医疗服务项目成本

医疗服务项目成本是将项目开展科室的医疗成本按一定方法分摊至服务项目的过程。医疗服务项目成本中的人员成本、卫生材料等能直接归集到医疗服务项目的直接归集，其他成本按一定方法分摊，分摊系数包括收入分摊系数、工作量分摊系数和操作时间分摊系数、约当当量系数等。

（1）收入分摊系数法下医疗服务项目成本核算公式：

医疗服务项目成本＝服务项目医疗收入/科室总医疗收入×（科室二次分摊后成本－单独收费的药品和材料成本）　　　　　（10－6）

（2）工作量分摊系数法下医疗服务项目成本核算公式：

医疗服务项目成本＝服务项目工作量/科室总工作量×（科室二次分摊后成本－单独收费的药品和材料成本）　　　　　（10－7）

（3）操作时间分摊系数法下医疗服务项目成本核算公式：

医疗服务项目成本＝服务项目操作时间/科室总操作时间×（科室二次分摊后成本－单独收费的药品和材料成本）　　　　　（10－8）

（4）约当当量系数法下医疗服务项目成本核算公式：

约当当量系数＝服务项目成本/科室总成本　　（10－9）

医疗服务项目成本＝约当当量系数×科室总成本　（10－10）

（5）医疗服务项目单位成本公式

医疗服务项目单位成本＝项目总成本/项目工作量　（10－11）

（6）作业成本法下医疗服务项目成本核算公式

医疗服务项目成本＝直接成本＋Σ成本动因成本　（10－12）

4. 病种成本

病种成本核算是将为治疗某一病种所耗费的医疗项目成本、药品成本及单独收费材料成本进行叠加。

（1）病种成本核算方法

历史成本法下：

病种单位成本＝Σ（某病种出院病人核算期间内各医疗服务项目工作量×各该项目单位成本＋药品成本＋单独收费材料成本）/某病种出院病人例数

（10－13）

标准成本法下：

病种标准成本＝乙临床路径下某病种各医疗服务项目工作量×某项目单位成本＋乙药品成本＋乙单独收费材料成本　　　　　（10－14）

（2）病种成本核算路径

病种成本核算路径是，先核算项目成本，再核算治疗成本，最后据此核算病种成本。由此，病种成本核算公式如下：

病种成本＝乙医疗项目成本＋乙单独收费材料成本＋乙药品成本（10－15）

三、公立医院成本核算方法

应公立医院改革深化的要求，针对进一步进行医疗服务项目成本核算、病种成本核算的要求，本书对公立医院成本核算方法，尤其是公立医院项目成本核算和病种成本核算的方法选择进行进一步探讨。

（一）核算意愿

1. 核算工作量问题

医疗服务收费项目有几千种，传统成本核算方法已不适用现有成本核算的需要，精细化核算必将带来大量的工作量，短时间内需拉出一支精通公立医院医疗业务活动各环节的专业队伍用于医疗服务项目的成本核算，难度相对较大。为此，建议对国内已积累先期探索经验的地市进行推广介绍；整合现有望海康信、东华、凯昌、北大医信等先期探索医管软件的信息服务公司优点，借助信息技术平台；各级主管部门狠抓支持程度，促进发挥管理效益。

2. 核算方法及标准问题

采用不同的医疗服务项目成本核算方法，会产生不同的核算结果；同时，医疗服务项目为非标准化产品，属个性化服务类项目，各家公立医院的资产使用、人员工资、材料选取、材料价格、服务流程（如接单、收费）等均千差万别，核算结果也大相径庭。核算结果可用于横向比较本院成本控制的不足之处，但很难以此统一项目成本标准，也就很难作为政府相关决策的依据。为此，建议进一步明确相对统一的核算方法与标准。

3. 核算成果价值问题

核算成果可运用于公立医院加强自身成本控制，便于政府职能部门进行行业管理，但核算准确性、可参考性还有待于进一步完善，同时应用价值也会受一定的影响。为此，建议先行在公立医院试点城市进行探索尝试，尝试采用"由点到面"的方式，例如从手术、医技等项目开始，再逐步增加和推开，积累一定经验后推广应用。

4. 核算投资成本问题

进行医疗服务项目成本核算，公立医院将投入大量的人力、财力和物力，尤其是需要决策层、管理层相当部分的精力，对于结余率相对不高的计划定价与预算管理模式，公立医院项目核算自主意愿不高。为此，建议继续放开医疗服务价格自主定价权，在允许特殊项目自主定价的基础上，顺应当前国家定价机制改革的春风，鼓励以具有说服力的医疗服务项目成本核算结果申报价格或争取获得更大的自主定价话语权，如应用在非基本医疗服务项目的价格确定方面，提升公立医院医疗服务项目成本核算的自主动力。

（二）核算原则

医疗服务项目成本核算原则除遵守合法性、可靠性、相关性、一致性、重要性、分期核算、权责发生制、按实际成本计价、收支配比、一致性、重要性等常规原则外，建议还应遵循以下原则：

1. 目的导向

目前，已知的医疗服务项目成本核算的目的主要有：为公立医院自主定价提供参考，为财政补偿机制拟定提供参考，为医保按项目（及 DRGs）支付提供参考，为公立医院横向比较、发现短板提供参考。医疗服务项目成本核算应紧紧围绕所求目标，以目标为导向进行核算分析。

2. 相对准确

会计核算追求数据的准确无误，但成本核算并不追求严格的平衡精准，应以实现核算目标为总体方向，不拘小节，以便于更深层次地挖掘核算目标而不是过程。

3. 效率效益

医疗服务项目成本核算的最终目标是控制成本，提高议价话语权，即挖掘公立医院内部管理潜力，提升公立医院在新医改中的造血能力。为此，医疗服务项目成本核算不能为追求核算结果的完美而消耗过多的资源，建议核算方法的选择、数据的提取、成本的分摊等环节与过程均需考虑核算本身的成本，提高核算本身的效率、效益。

4. 易于理解

医疗服务项目成本核算属交叉学科，涉及医疗、护理、医技、财务、管理等多行业、多部门的专业知识协作配合，为此，无论是语言文字的表达，还是计算公式与方法都应尽量体现通俗化，方便各学科之间的交流。

5. 操作性强

医疗服务项目成本核算方法、流程初步确定后，应尽量精简流程、简化环节，方便各级操作者的常规化执行。

6. 协作配合

医疗服务项目成本核算对象为医疗活动，需要成立以院长为组长的核算领导小组，合理调动公立医院各个方面的人力资源，尤其是各科医疗服务项目实际操作的医务人员，才能实现核算目标。

7. 及时动态

医疗服务项目成本核算结果获得后，应根据实际信息（例如人员、物耗单价）的变化进行及时调整，实现信息的及时更新与动态调整，更好地为决策与管理服务。

8. 循序渐进

医疗服务项目成本核算是一项新兴事物，存在许多不确定的缺陷与不足，需要不断完善与改进，应遵循 PDCA 原则，持续改进。

（三）核算方法

以下简要介绍与比较目前相对推崇的几种医疗服务项目成本核算方法。

1. 当量法

当量法，即点数法，是以某一个项目作为当量项目，并确定该项目成本当量系数为1，根据为完成各医疗服务项目单位服务量所需的各成本要素数量，和成本基本当量项目的成本要素量进行比较，分别确定各医疗服务项目的成本当量系数。包括综合成本当量系数法、分项成本当量系数法和作业成本法基础上的成本当量法。当量法的系数确定存在一定的主观性，分摊标准也相对单一，而医疗服务项目并非标准化产品，实际病情千差万别，导致核算结果与实际情况会存在一定的差异，当前，当量法在国内公立医院医疗服务项目成本核算实践应用中并不多见。

2. 比例系数法

公立医院的成本比例系数法是将无法直接计入成本对象的间接成本，按照历史成本的比例大小进行分摊的方法。是以收入成本率为核心分摊成本的方法，整体原则为"能直接计入的医疗服务项目的成本直接计入，不能直接计入医疗服务项目的成本按比例系数分摊计入"。

医疗服务项目单位成本＝（直接计入该医疗服务项目成本＋分摊成本×该项目的比例系数）/工作量 （10－16）

比例系数法便于操作，能用相对较少的计算成本对大量的医疗服务项目进行快速核算，在核算过程中也回避了统计各医疗服务项目单项成本（包括人力、物资消耗、风险、技术等）差异的难点，便于在全国推广，但同时也暴露出相对单一的缺点；并且，不甚科学的收费定价标准会导致由此计算分摊的成本结果再次出现相对不合理的现象，也无法纠正原先在收费价格制订过程中已经出现的不合理现象。

3. 作业成本法

作业成本法简称"ABC法"，是一种以"服务项目消耗作业，作业消耗资源"为指导思想，根据公立医院的医疗业务流程和财务数据，以医疗作业为中心，以作业量为成本分配基础，以医疗作业为成本分配的基本对象，通过对成本发生消耗的原因即成本动因的确认和计量，根据成本动因按照多种分配标准分配资源到医疗作业，再由医疗作业到医疗服务的成本核算和管理方法。

医疗服务项目单位成本＝直接成本＋∑成本动因成本总体 （10－17）

作业成本法核算医疗服务项目成本，是将各医疗服务项目对应到科室作业中，将作业成本中能够直接计入医疗服务项目的进行直接归集（包括人力成本归集、直接材料成本归集、固定资产折旧成本归集等），对不能直接计入医疗服务项目的作业成本进行作业动因设置。作业动因可以根据医疗服务项目执行人员类型、作业时长、工作量、工时、项目消耗材料比例、项目耗用设备额定功率等进行设置；通过直接成本计入及作业动因的设置后，进行计算，将作业成本分配到医疗服务项目成本中，产出医疗服务项目单位成本。在检索到的文献中，涉及医疗服务项目成本核算的多建议采用作业成本法，其中北京市属医院的实践总结居多。

企业作业成本法的适用条件主要有六个：一是间接费用占全部制造成本的比重较高；二是管理层对传统成本计算系统提供信息的准确程度不满意；三是生产经营活动十分复杂；四是产品品种结构十分复杂；五是经常调整生产作业，但很少调整会计核算系统；六是计算机信息技术较完善。公立医院运用作业成本法，恰好符合这六个条件。因此，作业成本法在公立医院成本核算中具有广阔的发展前景。

作业成本法在公立医院改革中的引进与应用，其优势在于：一是拓宽了公立医院的成本核算范围；二是为公立医院提供了相对准确的成本信息；三是作业成本信息可以为进一步完善公立医院改革战略决策提供依据；四是能为公立医院提供便于不断改进的业绩评价体系；五是便于公立医院调动各部门进一步挖掘潜力的积极性；六是有利于公立医院杜绝浪费，提高经济效益。作业成本法在发挥医疗服务项目成本核算中有着无可替代的优越性，但也存在一些缺陷，列举其中最主要的两个缺点：一是成本动因的选择具有一定的主观性；二是实施作业成本法将一定程度上失去成本信息的纵向和横向可比性。但总的来说，传统成本核算方法相对单一，误差相对较大；作业成本法正是迎合了公立医院医疗服务消耗不同工作量、存在不同成因的特点，核算成果的准确性将得到明显提高，这也是目前医疗服务项目成本核算比较倾向于运用作业成本法的原因所在。公立医院医疗服务项目数量较多，操作过程相对复杂，技术方法多种多样，间接成本占比较高，比较适合引进作业成本法进行医疗服务项目成本核算。

作业成本法与传统成本核算方法的区别具体见表10-1，对当前作业成本法存在的问题及对策建议见表10-2。

表10-1　　　　作业成本法与传统成本核算方法的区别

项目	作业成本法	传统成本核算方法
核算对象	各项（个）作业（中心）	类别成本或单位成本
分摊标准	根据动因多样分析选择	多按照职工人数分摊
计算程序	根据资源、作业分配	一般为一次性分配

项目	作业成本法	传统成本核算方法
管理延伸	延伸到成本管理	多仅限于成本计算
分析角度	追溯过程成因	多为事后分析

表10-2 作业成本法在公立医院改革应用中可能存在的问题及对策建议

项目	问题	建议
核算依据	公立医院所获得的成本信息仍然是来源于对历史成本的追踪，以历史成本为依据，不能即时获得或同步获得成本核算成果	这是属于系统性问题，是其他成本核算方法也同样暂时无法解决的现实问题，只是作业成本法应用的参数较多而已，可暂时不予过多考虑，及时予以信息维护与更新
主观因素	成本核算过程中，动因的确定与分配是依据专业人员的经验知识，这就会存在一定的主观性。	可相对加以改进，采用科学的统计学方法收集核算经验并加以判断，用大量历史数据予以检验
复杂程度	成本动因的多样化，使项目成本核算的复杂度与工作量明显加大，遇到相对复杂的医疗服务项目，核算难度将呈几何级数增长	极为复杂的部分医疗作业及时放弃传统的作业成本法，采用时间驱动作业成本法、工作量驱动作业成本法，局部借鉴2001年版《医疗服务项目成本分摊测算办法》等予以简化
标准程度	诊疗活动并非是制造业产品，提供的医疗服务标准化程度相对较低，即使运用临床路径，也存在地区差异和病种差异，基础数据的差异性使许多精确的分析公式无法运用，核算难度相对较大	采用大量历史数据予以归一

项目	问题	建议
作业划分	许多医疗服务项目是相互关联的，患者接受检查、护理、治疗等诊疗活动，需视具体病情和个体状态确定所需提供医疗服务项目的内容、数量、顺序和频率，有时一项医疗资源同时参与两项或更多项作业，并且作业与资源之间对应着不同的成本动因，使作业划分难度相对更大	极为复杂的部分作业及时放弃传统作业成本法，采用时间驱动作业成本法、工作量驱动作业成本法
考虑范畴	作业成本法虽是建立在全成本核算的基础上，但对资金占用成本、机会成本、时间价值等还未能予以充分的考虑。	这是属于系统性问题，可暂时不予过多考虑。
生产能力	作业成本法是在假设资源保持满负荷运转的前提下进行核算的，相对忽视"剩余生产能力"，何况"剩余生产能力"也较难估计。	按月或按日归集成本，在此基础上按次分摊，力争实现全部生产能力的分摊。

4. 时间驱动作业成本法

时间驱动作业成本法（Time－Driven Activity－Based Costing，简称TDABC），又叫作估时作业成本法，时间驱动作业成本法是通过直接估计单位作业消耗的生产能力来分配资源的成本并最终核算出成本对象的成本，而生产能力通常是以时间来度量的。用时间来度量资源，将时间作为主要成本动因，使时间驱动作业成本法能省去传统作业成本法先将成本归集到作业，再分配到各项业务的复杂过程。

5. 工作量驱动作业成本法

工作量驱动作业成本法是借鉴时间驱动作业成本法的相关程序和原理，在时间动因相对不甚科学或无法更为科学分摊时，尝试用工作量代替时间作为动因。目前，尚未有相关实践报道，但其实在实际的工作中早已经常运用，只是未予以提高到理论概括的高度。工作量驱动作业成本法是作业成本法尤其是时间驱动作业成本法必要和有益的补充。

6. 作业成本法下的标准成本核算

作业成本法下的标准成本核算就是通过获得众多公立医院基本数据的均

值，将各家公立医院的数据统一到只有一套数据，然后遵循作业成本法的计算流程与方法予以核算，获得标准的医疗服务项目成本。目前，作业成本法下的标准成本核算并未经过深入的实践检验。管理学中的"手表定律"认为标准太多容易让人无所适从，在寻找公立医院内部成本管理短板，拟定医疗劳务价格标准，构建医保支付标准，建立财政补偿机制时，医疗服务项目标准成本无疑更为清晰。当下，假设运用这一系列数据的均值（如呈正态分布则更佳），采用作业成本法，则可以获得一套医疗服务项目标准成本，避免了各家公立医院、各个环节因主观判断差异导致核算结果的差异，也大大减少了各家公立医院的核算过程成本。各家公立医院只需提供基础数据，由政府相关职能部门负责汇总、加工后获得均值，再一次性核算。由此，可以将公立医院按等级分别划类，分别采集达到统计意义样本量的公立医院数据，以临床路径为指引，以作业成本法为基础，每一数据均获得样本均值，计算获得医疗服务项目标准成本。

7. 分析核算法

可以根据医疗服务项目，结合实际操作步骤，灵活采取多种方式，通过分析核算医疗服务项目成本，具体包括人员经费、材料物资、折旧维修和其他费用等。其中：

首先，人员经费的分配。人员经费按各医疗服务项目的人员经费分配系数与该医疗服务项目的业务量加权后，计算出各医疗服务项目的人员经费分配率，各医疗服务项目的人员经费分配率乘以该科室人员经费总额，就可以求出各医疗服务项目的劳务费用分配数；人员经费分配系数等于各医疗服务项目的平均操作时间乘以各类操作人员的人数和技术系数之积。人员经费分配系数，按照各类技术人员的工作水平以某一级别技术人员平均工资水平为比例基数，用其他级别技术人员的平均工资除以基数，依次得出各医疗服务项目人员费用分配系数。

平均操作时间＝（最短时间＋4×一般时间十最长时间）/6（10—18）

其次，材料物资的分配。材料物资费用，能直接计入各医疗服务项目的材料物资消耗直接计入各医疗服务项目成本。不能直接计入的，采用分配系数，与该医疗服务项目的业务量加权后，计算出各医疗服务项目的直接材料物资分配率，各医疗服务项目的材料物资分配率乘以该科室直接材料物资总额就可以求出各医疗服务项目的直接材料物资的分配数。直接材料物资分配系数，可采用技术测定法或经验结计法计算每一医疗服务项目的材料物资耗用量或耗用金额，然后确定某一医疗服务项目材料物资耗用量或耗用金额为比例基数，用其他医疗服务项目的耗用金额除以基数，依次得出各医疗服务项目直接材料物资分配系数。

　　然后，折旧维修费和其他费用的分配。折旧维修费单项医疗服务项目单独使用的设备，其折旧费、维修费，直接计入该医疗服务项目成本，科室共同使用的固定资产的折旧费、维修费及其他费用，按医疗服务项目操作时间分配系数与医疗服务项目工作量加权后计算分配率，然后按共同使用固定资产和折旧费、维修费及其他费用的总额乘以分配率，就可以求出各医疗服务项目的分配数。操作时间分配系数，可采用技术测定法或经验结计法，对每一医疗服务项目多次测得的不同技术数据或由多人估计所得的不同经验数据，用水平法计算其平均操作时间，然后确定某一医疗服务项目平均操作时间为比例基数，依次得出各医疗服务项目操作时间分配系数。

　　最后，核算医疗服务项目的单位成本。

　　医疗服务项目单位成本＝该医疗服务项目年成本/该医疗服务项目年服务量

$$(10-19)$$

　　8. 方法选择

　　对医疗服务项目成本核算的各主要方法进行比较后，建议可以首先选择作业成本法下的标准成本核算，各家公立医院提供基础数据，由主管部门汇总标准化后核算一套标准的医疗服务项目成本。先期已探索获得医疗服务项目成本核算结果的公立医院数据可作为政府相关职能部门有力的参考。其次可选择采用作业成本法为主，并且对金额不高、相对复杂、交叉较多的医疗服务项目作业优先考虑工作量驱动作业成本法及随后的时间驱动作业成本法，相对简化作业成本法。必要时，局部采用分析核算法更切合实际需要。

　　（四）核算流程

　　公立医院在改革进程中，深入进行医疗服务项目成本核算，其主要核算流程如下：

　　1. 构建组织机构

　　成立以院长为核心的医疗服务项目成本核算领导小组及以财务部门为主导的医疗服务项目成本核算工作小组，明确各自责权利。

　　2. 做好前期准备

　　在人员方面，财务部门配备专职成本核算员，相关核算部门需指定部门兼职成本核算员；在硬件方面，配备必要的医疗服务项目实施期间的办公场所及所使用的硬件设备。其他基础工作方面，给予财务部门牵头进行成本核算所必需的、一定的调配信息、物资、设备等的权限，各相关部门配合做好数据统计、核实等前期准备工作。

3. 实行具体核算

以作业成本法为例，公立医院依次按以下流程进行核算：确定核算科室、核算项目和数据采集时间段→进行数据采集，包括具体医疗服务项目的基本信息、物资领用、固定资产折旧、人员支出、其他支出数据等→制作基础字典表→划分科室作业→科室作业数据整理、归集→确定资源动因→资源成本分配计算，计算出科室作业成本→医疗服务项目数据整理、归集→确定作业动因→作业成本分配计算，计算出医疗服务项目的单位成本。

（五）注意事项

公立医院改革进程中，在医疗服务项目成本核算过程中，建议适当关注以下方面内容：

1. 遵循"二八原则"

相对关注单价较高的成本，防止因差错导致结果发生较大偏差。

2. 注重服务差异

有些成本因医疗服务类型不同，同一成本也会发生较大变化，应区别对待，如同一台 CT 或 MRI 仪，可分平扫与增强，消耗的各项成本完全不同。

3. 规范项目内涵

尽量使用会计科目表达成本内容，便于统一、对比与理解；核算采用的公式中，指标体系和指标内涵应明确、便于理解与划分。

4. 方便数据获取

尽量改善日常计量工具，使一些原本需要分摊的间接费用尽可能直接获取，尤其是专业较为细化的病种所在病区，其核算准确性将能得到明显提高。如水电气等费用，有条件的尽量安装单元计量表，则不再需要通过分摊而是可以直接读取，既准确又方便。

5. 改革计耗方法

改革公立医院库房物资管理及成本取数途径，改变"以领代耗"的核算方式，提高医疗服务项目成本核算的准确性。

6. 把握归集原则

对于直接材料、专用设备等能直接归集的成本直接归集，对于不能直接归集的间接成本采用分摊的方法。

7. 关注细节盲点

医疗服务项目成本核算过程中，尤其是在采用作业成本法时，不能忽略或遗漏管理类基础成本的发生，无论医疗服务项目是否开展，该成本仍将或多或少地发生。

8. 明确核算基础

无论采用何种核算方法，都应建立在科室全成本核算的基础之上。

9. 规范作业工序

在集成制造高度发达的今天，企业的每一道工序几乎都是稳定的、标准的，单位作业计算相对精确；而公立医院是个复杂的体系，其提供的医疗服务因服务者与被服务者个体差异而存在一定的差异性，为此，在核算过程中，应建立相对规范与标准的作业，即建立医疗服务项目作业库。

10. 体现区域差异

不同的地域、不同的医疗学术与实务学派，其诊疗活动存在一定的差异，应允许适度调整医疗服务项目作业库。

（六）病种成本核算

1. 核算的问题总结

（1）核算对象范围问题

核算对象范围问题在于：一些罕见病或许就没有相对应的、较为完善的治疗模式，或并未能纳入 ICD－10 国际疾病分类标准，而因患者的个体差异，病情变化也千差万别，同一疾病的复杂程度也不一样，所需的治疗方案也会有所调整。多个诊断的复合病种即使按主要诊断进行统计归类，其核算结果的可比性也会相对较差。以项目成本核算为基础的病种成本核算必须以基本覆盖全面的项目成本核算结果为基础，但现有的项目成本核算尚不够成熟。单病种是单纯的一种疾病，无合并症或有合并症但病情稳定不需要特别治疗，临床路径相对清晰。为此，建议以单纯性病种（单病种）为突破口分步实施，成熟一批推行一批；对先期常见病，多发病，治疗并发症少、技术比较成熟、难度相对较低、临床路径较为成熟、项目成本结果相对稳定的单病种先进行试点核算。病种选择应当遵循以下几项原则：常见病、多发病；没有其他并发症、合并症的单纯性疾病；有比较明确的诊疗规范和治愈标准；治疗处置差异小；病程易于控制，疗效确切，预后良好；成本易于核算；等等。

（2）核算工作量问题

项目成本核算是建立在三级分摊基础上，按一定方法（如作业成本法）核算的，核算已相对烦琐，如以此为基础再进行病种成本核算，其工作量将持续增大。为此，建议予以逐步推进，从典型病种开始，借力信息软件的强大支持，循序渐进，待成熟后予以逐步推广。

（3）核算成果价值问题

由于地域、经济区域间物价水平、经济状况、医疗资源差异较大，原始成本的价格差异导致病种成本核算结果也存在明显的区域性差异，其核算结果仅能作为区域决策的参考。建议全国范围内仅统一核算方法与口径，结果标准以区域标准为宜。

（4）核算投资成本问题

相对复杂的核算流程，即使是积极引进相关软件维护，也将给核算工作带来较大的工作量，人力、财力和物力的前期投入相对较大，投资时应充分考虑投资效率问题，有必要适当简化核算流程，如在作业成本法方面。

2. 核算原则

（1）可行性

病种核算对象应选择常见病、多发病，保证有一定的病例数据及积累，以确保核算工作能顺利开展，并获得有一定价值的核算结果。

（2）渐进性

由于导致基础数据变化的因子较多，单病种及其临床路径均并非全覆盖，所以病种成本核算应循序渐进，从个别典型案例开始，一些易于控制费用的病种先行试点，如临床发生频次较高的病种，诊断明确、治疗方法相对固定、治疗效果比较明显的病种，以手术治疗为主的病种，具有系统治疗代表性的病种，同质性较强的病种，以一定标准易于进行费用控制的病种，等等。待经验成熟后，逐步予以扩大。对于已经开展按病种收费试点的地区，可结合国家公布的 104 个病种逐步扩大试点范围；尚未开展按病种收费试点的地区，可在国家公布的 104 个病种范围内遴选部分病种进行先期探索。

（3）区域性

根据经济发展水平和疾病谱分布的地域特点，以及患者的就医取向，也可以配套结合发改委定价权限区域，确定不同地域的病种成本对照标准。

（4）区别化

不同等级的公立医院，其物耗、人员、技术等均略有差异，病种成本核算时应区别对待。同样，为此拟定的对照标准、定价标准及医保结付标准均应区别对应。

（5）目标化

病种成本核算，对公立医院内部管理来说，核算的目的主要是为进一步加强公立医院精细化管理、挖掘内部成本潜力；对公立医院上级相关部门来说，主要是作为定价与支付方式改革的参考。以目标为导向，则核算时侧重点也就不同。

（6）累积化

积累了一定时间段的数据，获得的病种成本则更为合理。

（7）规范化

临床医师必须对病案首页的填写及填写质量负全部责任，正确填写疾病诊断名称，上级医师、主任医师应严格把关，保证病种分类的准确性。对无法确诊的疾病或出现多个诊断的疑难复和患者的病种应另行归类统计，以提高统计、核算资料的利用价值和可比性。

（8）模糊化

通过马氏田口法，我们就能知道病种成本的影响因素较多，且各影响因素的影响程度也将产生不同的病种成本结果；通过病种费用水平离散程度的分析，可获知病种成本主要受患者个体差异、治疗方法、医疗技术水平、医院等级和所在地域等多重因素影响。为此，病种成本的核算结果不可能非常精确，只能是相对模糊化，用于发挥其指导作用。同时，建议"病种成本核算"一词用"病种成本估算"表达更为确切。

（9）引导性

即通过定价引导和标准设立的倒逼机制，进一步提升公立医院主动进行病种成本核算的意识，促进管理出效益。

（10）经济性

病种成本的核算，其信息产生的效益应当超过提供信息的成本，核算才值得推广借鉴。

3. 核算方法

病种成本是公立医院为诊断和治疗某疾病所付出的各种耗费的总和，包括物质资料价值（即物化劳动）和必要劳动价值。

病种成本核算是以病种为核算对象，按一定流程和方法归集相关费用计算病种成本的过程。病种成本核算是对患者从入院到出院全过程发生的各种耗费进行完整地、系统地记录、归集、分配和计算。病种成本核算是科室成本核算和项目成本核算的延伸。

《医院财务与会计实务》对病种成本核算方法的阐述主要有历史成本法和标准成本法，均是基于项目成本核算的病种成本核算方法。

《管理会计》中定价决策的基本方法有两种，分别是以成本为基础的定价法和以市场为基础的定价法。

（1）目标成本法

目标成本法是一种以市场为导向、对公立医院进行结余计划和成本管理的方法，以大量市场调查为基础，根据患者认可的价值和竞争者的预期反应，估计出在未来某一时点市场上的目标售价，或直接根据政府职能部门确定的定价，加上财政补助收入，减去公立医院的目标结余，从而得到目标成本。目标成本法计算简便，科学有效，对于自主定价的特殊医疗服务项目尤为有效；但当前绝大多数常见医疗服务项目均为政府定价，则病种成本核算前提是需样板公立医院完成标准的病种成本核算，政府职能部门据此作为市场定价的重要依据，核定给其他同级医院。同时，病种成本目标的实现，需要制订最初的目标成本计划，首先结合循证医学依据，通过临床路径制订和设计诊疗方案；然后根据诊疗方案编制目标成本计划，在优化诊疗方案阶段，如修改了临床路径和诊疗方案，需根据所做的修改同步修订目标成本计划。

（2）历史成本法

历史成本法，即通过较大样本的病例回顾性调查，以调查资料为依据，计算服务项目成本，同时将间接成本按一定的分摊系数分摊到病种医疗成本中，最后归集为病种成本。历史成本法在已经获得医疗服务项目成本核算的结果下，就显得较为简便，便于按照项目叠加的方式收集病种成本；而且，医疗服务项目成本已包括了应该分摊的间接成本，核算既方便又减少了随意性。但历史成本法是通过病例回顾性调查获得的基础数据，不随今后实际情况的变化而变化；而且仅代表的是核算所在公立医院以往的情况，并不能单一地作为政府职能部门决策考核的所有依据。为此，公立医院必须已核算出本院至少绝大部分医疗服务项目成本核算结果，才能据此计算获得病种成本。历史成本法下，病种成本计算公式如下：

某病种总成本＝∑（该病种出院病人核算期间内各医疗服务项目工作量×各该项目单位成本＋药品成本＋单独收费材料成本）　　　　（10－20）

某病种单位成本＝该病种总成本/该病种出院病人例数　　（10－21）

以上医疗服务项目工作量可以从收费系统取得，各项目单位成本可以项目成本核算结果为准。

（3）标准成本法

标准成本法，是对每个病种按病例类型制订规范化的诊疗方案，再根据临床路径所需医疗服务项目的标准成本核算病种成本。病种的临床路径一旦确定，就可以相对简洁、合理地预测出病种的标准成本，标准成本法相对更为科学。但并不是所有病种都有规范的临床路径，所以标准成本法也应局限在这一范围之内选择；初次建库时工作量大，对信息系统要求也较高。标准成本法核算病种成本，需完善更多的临床路径，需计算出尽可能多的项目成本，需建立一套较为完整的病种成本库，才能据此核算出相对科学的病种成本数值。标准成本法下，病种成本计算公式如下：

某病种标准成本＝∑临床路径下该病种各医疗服务项目工作量×该项目单位成本＋乙药品成本＋乙单独收费材料成本　　　　　　　（10－22）

以上项目工作量可从主管部门确定的病种临床路径所包含的医疗服务项目计算取得，各医疗服务项目单位成本可以项目成本核算结果为准。

（4）实际成本法

实际成本法是在全成本核算的基础上，根据《医院会计制度》和《医院财务制度》的要求，以病种为核算对象，对医疗服务过程中的各项实际耗费进行分类、记录和归集，形成病种成本。实际成本法计算比较直观，综合考虑了病种的全成本，同时可以规范医师的诊疗行为。但由于患者个体差异和医师对病种诊疗习惯的差异，病种成本核算结果差异较大。运用实际成本法核算病种成本，必须进行大范围的测试得出病种成本均值，才能作为决策依据。

（5）其他方法

较常见的有基于 GA－BP 神经网络的单病种成本核算、基于知识发现（KDD）的单病种成本核算等。这些方法精度相对较高，但对数据计算能力要求较高，尤其是以较为严格的数学模型为前提，数据计算能力要求较高，不宜推广。

（6）建议

综上，本书对于授权自主定价的特殊医疗服务项目可采用目标成本法，并积极收集同类公立医院的前期核算数据作为参考依据。在样板公立医院完成标准的病种成本核算后，政府相关职能部门可以据此作为收费定价的重要依据，核定给其他同级公立医院。此时，其他同级公立医院可据此运用目标成本法，计算出病种目标成本，为加强公立医院内部控制，积极降低运营成本提供很好的参考与动力。当前的病种成本核算首要的是满足政府相关职能部门决策需要，尤其是发改委定价与医保病种支付标准。为此，建议首选以标准成本法进行病种成本核算；有条件的，为政府相关职能部门提供决策依据时采用标准成本法，而满足院内管理需要时则以历史成本法核算，同时对照两者之间存在的差异，促进公立医院加强内部成本控制。

4. 核算路径

《医院财务与会计实务》中对以项目成本核算为基础的病种成本核算的路径是这样描述的：医疗项目成本到病种成本的临床路径：

病种成本核算主要是指对出院病人在院期间为治疗某病种所耗费的医疗项目成本、药品成本及可收费材料成本进行叠加，进而形成病种成本。因此，病种成本核算公式如下：

$$病种成本 = \sum 医疗项目成本 + \sum 单收费材料成本 + \sum 药品成本$$

（10－23）

（七）研究的局限性

本书对公立医院成本核算方法，尤其是公立医院项目成本核算和病种成本核算的方法选择进行了进一步探讨，但研究过程中存在一些局限性。

1. 主观性

本书研究采用了文献复习法、实地调查法和德尔菲法，但在文献的取舍、内容的确定、方法的筛选、观点的判断上均存在一定的主观性与可能的片面性。

2. 一视性

文献取舍时，不论文献质量的好坏、样本含量的大小，均一视同仁，对原始文献的研究结果未进行统计学合并分析。

3. 实践性

在分析建议环节，对提出的理论观点未进行实践检验，未进行案例验证。上述几方面均有待于在今后的理论与实践探索中做进一步深入研究。

五、公立医院成本核算障碍

目前，科室成本核算已经得到普及推广，并在公立医院管理中起到了重要的作用，医疗项目成本、病种成本在实际工作中尚未得到全面、系统、持续的开展，开展难度相对较大，主要表现在：

（一）医疗项目成本核算难度较大

医疗服务项目成本核算数据量大、关系错综复杂，在计算时，如管理费用及其他一些公共费用这些间接费用需要分摊，而大量的间接费用分摊能否被核算科室认可也存在疑问，诸多因素导致医疗服务项目成本核算难度大幅增加。

（二）医疗项目成本核算系统缺失

医疗服务项目成本的归集与分摊尚没有明确的标准和路径。在科室成本核算中，公立医院有 HIS 系统强大的信息系统作为支撑，以科室为单位对工作量、人、财、物等相关成本进行归集，而医疗服务项目成本核算暂时还不能达到这一标准，因此医疗服务项目成本核算开展难度相对大些。

为此，公立医院应积极结合当下综合改革的各项内容，突出流程变革，借力分配改革，切合改革需要，打破数据结构的时间与空间限制，寻找更多的数据来源，尤其是借助日益健全的信息网络、各类大数据平台，获取更多更有价值的成本信息。通过自行开发的业务系统、外购的软件、大型设备附带的操作系统等，记录和保留有价值的信息数据，从中进一步挖掘医疗服务项目项目成本核算的可用信息。在公立医院成本管理方面，尤其应关注以下几方面：

1. 统一数据库平台

打破公立医院内部各部门的"信息孤岛",建立公立医院内部层面的统一的数据平台,促使公立医院自行开发的系统、外部购买的信息软件及大型设备附带的操作系统等各途径采集到的数据能实现整合共享,在此基础上进一步有效挖掘利用。

2. 普及信息化管理

医疗服务项目资源消耗的过程涉及诊疗过程的各个环节,普及业务层面的信息化管理,提升医疗全过程信息化水平,不仅能优化医疗业务流程,提高医务人员工作效率,减少医疗卫生资源浪费,还能及时记录医疗业务活动过程中的相关成本,为公立医院管理者和决策者提供一手的信息数据。

3. 培养复合型人才

数据挖掘技术和医疗项目成本核算均需要高素质的专业人才。利用数据挖掘技术进行医疗项目成本核算,涉及一定的信息、财务、医疗、管理、数据分析等专业能力,不仅要精通专业领域相关知识,而且要熟悉相关领域的常规流程与规则,对人员素质的要求相对较高。公立医院需要加强专业人才的培养和引进,加强各部门之间的沟通和融合,培养成本管理的复合型人才。

4. 完善该制度体系

公立医院的成本管理是一个系统工程,在公立医院改革实践中,需要精细化地逐一细解各项成本项目,在查明个性问题的基础上,探究共性问题。为此,以提高公立医院改革绩效为目标,构建完善的公立医院成本管理制度体系很有必要。

六、公立医院综合改革对成本核算的主要需求

当前,在国家卫生计生委的统一部署下,各省市公立医院综合改革侧重点略有不同,但总体上的主线是:以破除"以药养医"机制为突破口,实行"药品零差价"销售改革,同步调整医疗劳务价格,部分省市适当降低大型医疗专用设备检查、化验收费标准,改革医保支付制度,探索 DRGs 支付方式,完善财政补偿机制,调整内部分配方案,精细医院内部管理等。

为此,公立医院实行"药品零差价"销售后结余亏损补偿来源主要有:医疗劳务价格的适度提升、财政补偿机制的适当调整、医院内部潜力的不断挖掘。这些,均必须以相对客观、准确的成本核算结果为依据,作为公立医院综合改革决策的重要依据。

在公立医院改革进程中,成本核算主要需要应用于定价机制的改革、医保支付制度的改革、医院内部挖掘潜力的改革、医院提升产出效益的探索,成本核算工具尤其是管理会计领域先进的核算方式、工具和方法的引进，显得尤为重要。

第二节　成本核算在定价机制改革中的应用

一、成本核算医院定价机制的措施

成本核算在医院定价机制改革中的应用主要体现在以下几个方面：

（一）规范公立医院成本核算工作

国家卫生健康委和国家中医药管理局制定了《公立医院成本核算规范》，明确了医院成本核算的定义、原则、组织机构与职责、成本项目、范围和分类，以及成本核算的具体步骤和方法。

（二）医疗服务定价

医院应准确核算医疗服务成本，为政府相关部门制定医疗服务价格或收费标准提供依据和参考。这包括诊次成本、床日成本、医疗服务项目成本、病种成本等的核算。

（三）内部价格行为管理

医疗机构应建立价格管理体系，科学管理医疗服务成本，提升价格管理质量。包括成本测算、成本控制、价格调价管理、新增医疗服务价格项目管理、价格公示、费用清单和价格自查制度。

（四）医疗服务价格改革

国家医保局强调要提高医疗服务价格工作的主动性、科学性、规范性，统筹衔接分级诊疗、医疗控费、医保支付等改革，引导公立医疗机构加强内部精细化管理，形成综合效应。

（五）技术劳务价值的支持

在价格调整中优先考虑技术劳务价值为主的项目，客观反映技术劳务价值，推动项目总价合理下降，向群众传导改革红利。

（六）新增医疗服务价格项目管理

对基于临床价值的医疗技术创新项目，开辟绿色通道，支持医疗技术创新发展，并做好创新性、经济性评价。

通过这些措施，成本核算在医院定价机制改革中发挥着重要作用，有助于提升医疗服务价格的合理性、透明度和公立医院的内部管理水平。

二、管理会计中的主要定价方法

（一）销售定价的定义

管理会计中的销售定价是在调查分析的基础之上，选择相对合适的定价方法，根据具体情况运用不同的价格政策，为销售的产品确定恰当售价，实现经济效益最大化的过程。

（二）影响价格的因素

1. 价值因素

价格是价值的货币表现，生产的社会必要劳动时间决定价值量的大小，提高劳动生产率，缩短必要劳动价值，可以相对降低价格。

2. 成本因素

成本是影响定价的基本因素，长远看，一个单位其收入应大于成本，才能保持其健康生存并保持持续发展。

3. 供求因素

一般来讲，市场供求变化对价格影响较大。市场经济规律下，供大于求时，价格会有所下降；供不应求时，价格就上升。

4. 竞争因素

市场竞争程度同样影响着定价。完全竞争市场上，价格由市场决定；不完全竞争市场上，竞争强度取决于工作难易程度与供求形势。定价时应充分了解竞争者的定价政策。

5. 政策因素

宏观上，国家会通过财政政策、货币政策左右市场价格总体发展趋势；行业中，许多限制性政策要求，例如行政事业单位很多执行政府指导价，将直接决定其具体定价。

（三）价格定价的目标

企业定价目标有实现企业利润最大化，保持或提高市场占有率，稳定市场价格，应付和避免竞争，树立企业形象和产品品牌，等等。

对行政事业单位来讲，尤其是公立医院，定价的主要目的之一是客观体现医务人员劳动价值，之二是保证公立医院有一定的生存与发展能力。

（四）常见的定价方法

1. 以成本为基础的定价方法

以成本为基础的定价方法，其定价基础主要有变动成本、直接成本和全部成本费用。

（1）全部成本费用加成定价法

全部成本费用加成定价法是在全部成本费用的基础上，加上相对合理的利润来定价。这里的相对合理的利润一般指成本利润率或销售利润率。

成本利润率定价法下，定价公式如下：

$$成本利润率＝预测利润总额/预测成本总额×100\%\qquad(10-24)$$
$$单位价格＝单位成本×（1＋成本利润率）/（1－适用的税率）$$
$$(10-25)$$

销售利润率定价法下，定价公式如下：

$$销售利润率＝预测利润总额/预测销售总额×100\%\qquad(10-26)$$
$$单位价格＝单位成本/（1－销售利润率－适用的税率）\qquad(10-27)$$

（2）保本点定价法

保本点定价法是以保本的目标来确定销售价格，采用保本点定价法确定的价格是所能承受的最低价格。定价公式如下：

$$单位价格＝（单位固定成本＋单位变动成本）/（1－适用的税率）$$
$$＝单位完全成本/（1－适用的税率）\qquad(10-28)$$

（3）目标利润法

目标利润法是根据预期目标利润、销售量、成本、适用税率等因素确定销售价格的方法。定价公式如下：

$$单位价格＝（目标利润总额＋完全成本总额）/销售量/（1－适用的税率）$$
$$＝（单位目标利润＋单位完全成本）/（1－适用的税率）$$
$$(10-29)$$

（4）变动成本定价法

变动成本定价法是在有剩余生产能力的情况下，增加一定数量的生产量时仅增加变动成本，而不增加固定成本。定价公式如下：

$$单位价格＝单位变动成本×（1＋成本利润率）/（1－适用的税率）$$
$$(10-30)$$

2. 以市场需求为基础的定价方法

最优价格应该是取得最大销售收入或利润时的价格。分需求价格弹性系数定价法和边际分析定价法。

（1）需求价格弹性系数定价法

一般情况下，市场的供需变动，实质上是体现在价格的变动上。需求增大，则价格上升；需求减小，则价格下降。反过来，也可以通过价格的调整作用于市场的需求。在其他条件不变的情况下，需求量随价格的变化而变动的程度，就是需求价格弹性系数。其计算公式如下：

$$E = \triangle Q/Q_0 \ / \ \triangle P/P_0 \qquad (10-31)$$

其中：E——表示需求价格弹性系数；

　　　$\triangle Q$——表示需求变动量；

　　　Q_0——表示基期需求量；

　　　$\triangle P$——表示价格变动量；

　　　P_0——表示基期单位价格。

运用需求价格弹性系数确定销售价格时，其计算公式如下：

$$P = P_0 Q_0^{(1/|E|)} \ /Q^{(1/|E|)} \qquad (10-32)$$

其中：P_0——表示基期单位价格；

　　　Q_0——表示基期销售数量；

　　　? E——表示需求价格弹性系数；

　　　P——表示单位产品价格；

　　　Q——表示预计销售数量。

（2）边际分析定价法

边际分析定价法是根据微分极值原理，分析不同价格和销售量组合下的边际收入、边际成本和边际利润之间的关系，进行定价决策的定量分析方法。其中：

边际是每增加或减少一个单位所带来的差异；边际收入、边际成本和边际利润分别是销售量每增加或减少一个单位所形成的收入、成本和利润的差额。利润函数的一阶导数等于零，则边际利润为零，边际收入等于边际成本，利润达到最大值。这时的价格即为最优销售价格。

当收入函数和成本函数均可微，则直接对利润函数求一阶导数得到最优售价；当收入函数或成本函数为离散型函数，则通过列表法，分别计算各自价格和销售组合下的边际利润，由此，在边际利润大于或等于零的组合中，边际利润最小时的价格就是最优售价。

（五）价格的运用策略

在管理会计中，尤其是企业单位，为进一步提高市场占有率和市场竞争力，主要的价格运用策略有折让定价策略、心理定价策略、组合定价策略和寿命周期定价策略。

在行政事业单位，尤其是公立医院，运用较多的是组合定价策略，根据诊疗流程和临床路径，将经常需要同时运用的诊疗手段尤其是检查项目，建立检查组套，方便医务人员提高工作效率、减少差错；而在允许自主定价的特殊服务项目中，可能会运用到心理定价策略。由于公立医院其资产属于国有资产，为防范国有资产的流失，一般不允许其自主决定降低收费标准，为此折让定价策略很少运用；同样，为确保收费标准的前后一致性及公立医院收费标准的严肃性，公立医院也很少运用到寿命周期定价策略。

第三节　成本核算在医保支付制度改革中的应用

我国目前正处于医疗卫生事业深化改革的关键时期，在医疗卫生事业改革的过程中，医院管理体制将不断变化。在新的形势下，国家明确了医保结算方针，以适应人民群众的多样化医疗需求。科学的医保结算方式，能够在很大程度上解决人民群众看病难、看病贵的问题，能够让国家的医疗救助制度落到实处。随着新会计准则的落地，现行的医保结算方式备受关注。医保结算方式影响着医疗卫生服务效果，同时也在很大程度上影响着医院会计核算工作。医保结算方式的不同，容易给医院会计核算工作带来不确定性。医院会计核算工作需要与医保结算工作相融合，强化二者之间的对接，提高医保结算效率。研究医保结算方式对医院会计核算的影响，对于提高医保结算工作水平，强化医院会计核算管理有着重要的意义。

一、公立医院医保配套改革

在公立医院的综合改革进程中，破除"以药养医"机制，实施"药品零差价"销售以后，为弥补药品差价亏损，一般会加大财政补偿力度，适度提升医疗劳务价格。为此，与物价收费相匹配的医保报销范围与比例也会同步发生变化，为防止医疗劳务价格的调整再次导致"看病贵"问题，医保报销范畴与标准也需要有所调整。

为此，在公立医院的综合改革进程中，医保配套改革内容主要有：扩大医疗服务项目医保覆盖范围与报销比例，体现医疗劳务价值；弥补价格调整引起的医保报销赤字，确保医保保障力度；适度调整参保人员在基层医疗机构、县级医院、市级医院和外地医院的报销比例，引导患者合理就诊；调整医保支付方式，推进基本医疗保险结算制度改革，有效控制基本医疗保险费用的不合理增长。

二、现行医保结算方式和优势

现行医保结算方式主要分为门诊结算、住院结算、费用报销三个模块。

门诊结算主要是指医保参保人员在医院门诊就诊时，出示自己的医保卡和证件，医院根据参保目录和国家相关规定，核定患者的医疗费用进行结算。属于医保部分的费用直接从医保账户中扣除，剩下的部分由患者自行支付。

住院结算的方式，主要是参保人员住院时出示自己的医保卡和证件，医院根据医保目录核定患者的医疗费用，将费用直接结算到医保账户中，医保账户余额不足的部分由患者或家属支付。

费用报销的方式，是参保人员在享受医疗服务后，凭借医疗费用清单和相关证明材料向当地医保部门申请报销，报销金额根据医保目录和规定，经审核后直接汇入患者的银行账户。需要注意的是不同地区的医保结算方法可能存在一定差异，具体政策和操作流程以当地医保部门规定为准。

医保结算主要是用于计算和支付医疗费用。医保结算通过医疗保险支付给医疗机构，以抵销患者的部分或者全部医疗费。医保结算的完成步骤一般是确定医疗费用，确认医保覆盖范围，扣除医保支付费用，患者支付剩余费用。

现行比较热门的医保结算方式是 DRG/DIP，这种方法明确了人次平均费用限额、总额付费、病种分值付费、床日分值付费、医疗服务项目、人数平均费用定额、床日平均费用限额、年人均限额、年人均定额等内容。

现行医保结算方式具有多种优势，既能够正常执行医保政策，又能够推动医疗改革向前发展。我国医疗体制改革的核心目标是提高医院为人民服务的水平。医保结算方式按照费用总额进行预算，实施分病种付费，采用医疗服务项目结算方式，做好住院费用计算。

不同的结算方式，对医院会计审核都会产生不同的影响，现行医保结算方式能够满足患者基本用药，规范临床诊疗行为，避免出现大处方、高耗材等情况。现行医保结算避免了重复检查问题，能够让患者合理用药，帮助患者节约治疗成本，有效解决医患矛盾，提高医疗服务水平。

现行医保结算方式实施质量管理和内部控制，医院的各项工作遵循医院特殊的规章制度。出院结算方式更加高效便捷，减轻了群众的就医负担，切实保护社保资金使用安全平稳。现行的医保结算方式有效控制医疗成本，维护医院社保和患者之间的利益平衡，最大限度保障医院高效运转。现行医保结算方式实施内部核心部分会计核算，运用会计管理方式全面剖析存在的问题。医院会计核算工作随着医保结算方式不断创新，帮助医院在制度和机制的完善过程中实现了长远健康的发展。

三、现行医保结算方式对医院会计核算的影响

（一）对成本核算准确度产生影响

医保结算分为不同的结算方式，每一种结算方式都会对医疗收入和费用产生不同的影响。因为结算方式的不同，费用确认上存在时间差，有些医保结算方式容易对医院会计核算产生消极影响。因为费用核算的时间差异，财务工作

人员无法第一时间确认具体差额，这就导致医保会计核算在很大程度上缺乏数据的准确性。医院会计核算要求各项数据具有高度的精准性、可靠性，财务工作人员需要对各项费用严格把关。特别是在成本核算过程中需要依据会计核算的大量数据。但是，在现实中发现有些医疗费用结算和报销结果缺乏真实性和有效性，医院医保结算工作总体效率不高。

当前，医院正处于医疗体制改革的关键时期，医保结算方式会影响核算期间的数据。有些数据在会计核算时无法确认结算差额，医疗保险机构在拨付医疗款项时容易出现滞后问题。例如，一些医疗收入通常没有按照月份进行结算，很难保证会计核算信息的准确性。这种问题也容易造成会计核算工作时效出现偏差。虽然医院拥有完善的财务管理制度，但是，在会计核算中也容易发现结算差额不同的问题，数据不精准就很难为医院管理层决策提供可靠的依据，更无法让医院会计核算有准确的依据。成本数据出现问题就容易导致医疗资源匹配不科学，医院在长远的发展中容易受到数据问题的影响。我国医保结算方式发生变化，医院运用的结算方式也要随之进行改革，这样才能够保证会计核算的真实性。医院能够根据患者的情况，有针对性地开展诊疗活动，采用科学合理的医保结算方式，患者节约了不必要的费用，避免医疗资源浪费。医院在发展建设的过程中能够运用数据化管理提高整体水平。

（二）对医疗服务结算产生影响

我国现行的医保结算方式主要采用实付实收方式，费用计算依据国家法律法规要求和医院诊疗服务规定，在许可范围内进行计算，医院获得的收入有清晰的来源。过去的医保结算方式注重结算数量，现行的医保结算方式强调费用应用质量。医保结算方式进行改革主要是为了推进卫生体制改革，积极解决人民群众看病难看病贵的问题。新的医保结算方式避免了不明确的收费问题，规避了医院和社会矛盾。

近年来，我国医疗保险制度逐渐完善，医院在获取医疗费用时有更加严格的要求，医院设定了新的标准，财务人员在收取费用时按照会计准则和财务工作相关要求执行。我国在医疗改革中明确了医疗费用收入准则，提出了会计数据精准的要求。医院管理层在整体规划时，要根据推行的医保结算方式进行改革。例如，医保结算以实付实收为标准，医疗费用处理根据各项规定执行。在医保费用结算时需要注意保障医疗保险机构、医院和患者之间的利益平衡。

（三）对医院当期收入有较大影响

医院在运营的过程中，医保结算差额影响了会计核算工作。医保结算方式发生变化，医院当期收入也会发生波动。有些医院对医疗收入控制不严，容易出现数据不确定性。诊疗活动的各个阶段出现的医疗收入有较大差别，现行的医保结算方式有时会造成有些医疗机构在支付医疗款项时出现滞后现象。医院得不到医疗保险机构的拨款，医疗保险机构的支付款项实际上是上个月的预拨款项。在这种情况下，医院实际收入与应收账款之间就会存在差异，医院会计核算工作无法与结算匹配，各项工作规范执行不到位，财务人员难以掌握真实的收入数据，医院财务情况容易受到结算方式变化的影响。

（四）对住院治疗和出院结算的影响

现行的医保结算方式改变了原有的住院出院结算方式，在住院治疗中，医疗服务费用更加清晰，规避了医生乱开药行为。现行的医保结算方式治疗费用条理清晰，不会造成医疗资源浪费，对医生给患者开具的药品清单也有明确的规定。患者在住院期间所使用的药品和医疗服务都有明确的记录。现行医保结算方式让住院患者基本用药得到保障。在出院结算上，诊疗结束以后，患者可凭借医保卡快速完成费用结算。结算过程中，各项诊疗服务用药情况条理清晰，医院会计核算工作减轻了人力物力财力。患者不仅能获得高效的医疗服务，而且还能够快速完成结算。

四、医保改革依赖成本核算

医保支付方式的变革，依赖于强大的成本核算基础，依赖于相对准确的成本核算结果。

（一）医保付费方式分类

医保付费方式按支付主体分，可分为供方支付和需方支付；按付费与诊疗行为发生的先后顺序，可分为后付制、预付制和混合制；按具体实施办法，可分为按服务项目支付、按病种支付、按服务人头支付、按服务人次支付、按住院床日支付、总额预付制、按工资标准支付、按绩效支付、混合支付制等方式。当前，应用较多的是按服务项目支付，但随着公立医院综合改革进程的不断推进，按病种支付尤其是探索DRGs支付方式将是医保支付方式改革的主流方向。

（二）常见付费方式比较

1. 按服务项目付费

按服务项目付费方式符合一般市场规律，操作简便，便于理解，患者、公立医院和医保部门之间的关系、职责界限明确，充分保证了参保人员的自主选择权，有利于调动公立医院与医务人员的工作积极性，促进医疗技术水平的快速提高。但典型的后付制方式容易产生医疗诱导需求、过度医疗现象发生；新技术的开展还容易导致均次费用的过快增长；由于医疗服务项目种类较多、适用状况千差万别，导致费用审核、支付工作量较大，医保监管成本相对较高。

2. 按病种付费

按病种付费方式其优点在于手续简便，支付标准更加科学，费用控制效果良好，患者利益得到较好保障，公立医院在服务标准范围内努力提高服务效率，增进医疗技术，减少不必要的医疗服务，降低管理成本，并间接促进提高医保部门的标准化管理水平。

五、医保改革中的实践应用

按病种付费的依据是病种的成本标准，而病种成本标准又来于标准的医疗服务项目成本。由于病种分类相对复杂，尤其是探索 DRGs 支付方式下，对信息化和医疗服务项目、病种成本核算的要求就显得更为迫切。

（一）项目成本核算列举

××市××公立医院医疗服务项目成本核算。

以××市××公立医院心电图室为例，将心电图室 8 项医疗服务项目分别划分为登记作业、准备作业、检查作业和诊断作业，心电图室实行全成本核算，按照四类三级分摊的方式逐级分摊成本后归集，采用时间驱动作业成本法计算医疗服务项目成本。具体核算结果见表 10－3。

表 10－3　　　　××市××公立医院心电图室时间驱动
作业成本法下医疗服务项目成本核算

项目	单位服务所需时间（分钟）	产能成本率（元/分钟）	医疗服务项目成本（元）
床旁常规心电图检查	20	2.73	63.45
常规心电图检查十二通道	10	2.73	26.32
常规心电图检查十五导联	15	2.73	39.59
常规心电图检查十八导联	15	2.73	40.90
心电图踏车负荷试验	38	2.73	97.03
心电图药物负荷试验（阿托品试验）	38	2.73	97.03
心电图药物负荷试验（心得安试验）	120	2.73	280.71
动脉硬化检查	30	2.73	92.45

（二）各科常见病种梳理

以某一时间段出院病人为统计对象，按某一病种占本专业出院病人总数的比例由高到低排列，可以列示出公立医院各专业常见病种及单位医疗服务费用，如例 10－2。

但各家公立医院按自身特点、临床路径归类常见病种，其推广应用价值相对较小，有必要按ICD－10国际疾病分类标准，对病种进行标准化的定义和划分，在此基础上核算病种成本，其信息利用价值就明显提高，并为标准化病种成本核算打下扎实的基础。以下简单列举某一病种某一小类中常见疾病的名称和对应的ICD－10编码。

××市××公立医院主要专业常见病种及单位医疗服务费用。见表10－4。

表10－4　　　　××市××公立医院××××年××月～
××××年××月主要专业常见病种及单位医疗服务费用统计表

科室	疾病名称	出院病人数（人）	本专业所有出院病人数（人）	占本专业所有出院病人比例	医疗服务收入合计（元）	出院病人床日数合计（床日）	每床日医疗服务费用（元/床日）
骨科	取出内固定装置	213	2586	8.24%	64514	113	
	腰椎间盘脱出	99	2586	3.83%	77789	113	
	肱骨骨折	80	2586	3.09%	93312	140	
	锁骨骨折	73	2586	2.82%	77660	144	
	手开放性外伤	6	2586	0.23%	27588	58	
	小计	471	2586	18.21%	340863	568－	600
普外科	急性阑尾炎	565	3430	16.47%	38182	63	
	胆囊结石伴慢性胆囊炎	407	3430	11.87%	109140	184	
	腹股沟斜疝	181	3430	5.28%	40363	158	
	结节性甲状腺肿	88	3430	2.57%	41811	100	
	创伤性脾破裂	35	3430	1.02%	167034	221	
	小计	1276	3430	37.20%	396529	726	546

科室	疾病名称	出院病人数（人）	本专业所有出院病人数（人）	占本专业所有出院病人比例	医疗服务收入合计（元）	出院病人床日数合计（床日）	每床日医疗服务费用（元/床日）
胸外科	肋骨骨折	169	914	18.49%	111847	160	
	肺恶性肿瘤	129	914	14.11%	184634	249	
	自发性气胸	24	914	2.63%	74266	145	
	脓胸	6	914	0.66%	104070	176	
	肺大泡	4	914	0.44%	77193	65	
	小计	332	914	36.32%	552011	795	694
神经外科	脑挫伤	162	862	18.79%	127668	130	
	脑挫伤伴硬膜下血肿	109	862	12.65%	266009	197	
	脑溢血	58	862	6.73%	253065	194	
	创伤性蛛网膜下腔出血	18	862	2.09%	65450	89	
	脑恶性肿瘤	16	862	1.86%	135781	111	
	小计	363	862	42.11%	847973	721	1176
泌尿科	输尿管结石	480	1461	32.85%	43581	72	
	肾结石	153	1461	10.47%	68410	142	
	前列腺肥大	118	1461	8.08%	92583	155	
	肾挫伤	38	1461	2.60%	49127	91	
	膀胱炎	7	1461	0.48%	27728	61	
	小计	796	1461	54.48%	281428	521	540
儿外科	腹股沟斜疝	189	711	26.58%	22685	85	
	肠套叠	23	711	3.23%	27493	77	
	肠梗阻	18	711	2.53%	17472	61	
	小计	230	711	32.35%	67651	223	303

续表

科室	疾病名称	出院病人数（人）	本专业所有出院病人数（人）	占本专业所有出院病人比例	医疗服务收入合计（元）	出院病人床日数合计（床日）	每床日医疗服务费用（元/床日）
肿瘤科	胃恶性肿瘤	104	2249	4.62%	186785	215	
	肝恶性肿瘤	31	2249	1.38%	110589	184	
	甲状腺恶性肿瘤	30	2249	1.33%	85862	143	
	直肠恶性肿瘤	26	2249	1.16%	199292	337	
	结肠恶性肿瘤	20	2249	0.89%	179530	259	
	小计	211	2249	9.38%	762058	1138	670
妇科	子宫肌瘤	146	713	20.48%	60499	126	
	急性盆腔炎	21	713	2.95%	29248	88	
	卵巢囊肿	16	713	2.24%	48743	107	
	慢性子宫颈炎	6	713	0.84%	23087	79	
	子宫恶性肿瘤	1	713	0.14%	10819	17	
	小计	190	713	26.65%	172396	417	413
眼科	老年性白内障	140	994	14.08%	62900	107	
	眼挫伤	93	994	9.36%	41662	118	
	青光眼	29	994	2.92%	39706	116	
	视网膜脱离	16	994	1.61%	27440	94	
	玻璃体混浊	1	994	0.10%	5177	9	
	小计	279	994	28.07%	176885	444	398
口腔科	唇开放性外伤	13	383	3.39%	27174	81	
	上（下）颌骨骨折	12	383	3.13%	221248	252	
	舌下腺囊肿	8	383	2.09%	22237	77	
	慢性颌下腺炎	8	383	2.09%	33268	84	
	小计	41	383	10.70%	303927	494	615

科室	疾病名称	出院病人数（人）	本专业所有出院病人数（人）	占本专业所有出院病人比例	医疗服务收入合计（元）	出院病人床日数合计（床日）	每床日医疗服务费用（元/床日）
耳鼻喉科	声带息肉	435	1958	22.22%	30438	65	
	慢性扁桃体炎	101	1958	5.16%	23833	81	
	鼻中隔偏曲	72	1958	3.68%	29782	94	
	鼻息肉	53	1958	2.71%	36047	94	
	中耳炎	25	1958	1.28%	36030	115	
	小计	686	1958	35.04%	156130	449	348
消化内科	胃溃疡伴出血	33	1359	2.43%	33799	117	
	肝硬化	32	1359	2.35%	40147	139	
	胆囊结石伴慢性胆囊炎	23	1359	1.69%	43980	104	
	急性胃炎	16	1359	1.18%	17622	97	
	胆源性胰腺炎	8	1359	0.59%	28094	60	
	小计	112	1359	8.24%	163641	517	317
呼吸内科	慢性支气管炎	307	1190	25.80%	120041	164	
	肺炎	267	1190	22.44%	30071	100	
	急性支气管炎	99	1190	8.32%	23275	64	
	支气管哮喘	28	1190	2.35%	47110	99	
	结核性胸膜炎	23	1190	1.93%	26192	123	
	小计	724	1190	60.84%	246690	550	449
内分泌科	糖尿病	288	755	38.15%	92593	208	
	小计	288	755	38.15%	92593	208	445

续表

科室	疾病名称	出院病人数（人）	本专业所有出院病人数（人）	占本专业所有出院病人比例	医疗服务收入合计（元）	出院病人床日数合计（床日）	每床日医疗服务费用（元/床日）
血液科	再生障碍性贫血	23	580	3.97%	66397	167	
	贫血	20	580	3.45%	68955	144	
	慢性粒细胞白血病	11	580	1.90%	39836	116	
	血小板减少症	10	580	1.72%	34218	83	
	慢性淋巴细胞白血病	8	580	1.38%	84855	143	
	小计	72	580	12.41%	294261	653	451
心内科	冠心病	732	2009	36.44%	167303	257	
	高血压	510	2009	25.39%	55753	180	
	风湿性心脏病	76	2009	3.78%	92620	189	
	肺源性心脏病	25	2009	1.24%	113716	196	
	扩张型心肌病	6	2009	0.30%	41573	57	
	小计	1349	2009	67.15%	470965	879	536
神经内科	脑梗死	488	1233	39.58%	69032	138	
	脑出血	126	1233	10.22%	100809	213	
	脑动脉供血不足	99	1233	8.03%	65310	124	
	癫痫	59	1233	4.79%	65060	96	
	蛛网膜下腔出血	28	1233	2.27%	211763	261	
	小计	800	1233	64.88%	511974	832	615
肾内科	泌尿系统感染	146	820	17.80%	30135	70	
	梗阻性肾病	81	820	9.88%	28515	55	
	急性肾盂肾炎	35	820	4.27%	39717	93	
	慢性肾盂肾炎	15	820	1.83%	29019	75	
	小计	277	820	33.78%	127385	293	435

续表

科室	疾病名称	出院病人数（人）	本专业所有出院病人数（人）	占本专业所有出院病人比例	医疗服务收入合计（元）	出院病人床日数合计（床日）	每床日医疗服务费用（元/床日）
儿内科	上呼吸道感染	931	3164	29.42%	19617	84	
	支气管肺炎	660	3164	20.86%	16030	64	
	急性支气管炎	286	3164	9.04%	21099	115	
	急性肠炎	278	3164	8.79%	15220	77	
	急性胃肠炎	48	3164	1.52%	14627	63	
	小计	2203	3164	69.63%	86593	403	215

（三）病种费用核算

根据本书之前阐述的病种成本核算方法获得的单病种成本，可以作为医保管理部门核定病种支付的重要标准；但另一方面，公立医院也可以逐步积累单病种真实费用，作为医保管理部门核定病种支付的另一参考标准。

（四）病种付费注意事项

实行病种付费可以增加患者就诊费用的透明度，提高公立医院的美誉度，促进公立医院在付费标准范围内进一步挖掘潜力、加快周转、减少不必要的检查与治疗，一定程度上遏制了"看病贵"问题，但也需防止由此带来的过度压缩治疗、医疗质量相对下降的现象发生。尤其应注意以下几个方面：

（1）从病种单一、并发症少的病种着手。

（2）从典型的、常见病种出发，成熟一个推出一个。

（3）由点到面，逐步试点，成熟后再予推广。

（4）病种付费标准确定后，应根据实际医疗技术的进步、临床路径的变化、医疗成本的调整而及时调整，使付费标准更为科学合理。

（5）病种付费应结合地域差异、公立医院等级差异而有所差异，实行价格差异政策，体现标准的相对公平。

（6）病种付费实施过程中，应加强对诊疗过程的监管，防止公立医院及其医务人员为过度追求利润而减少必要的治疗和检查项目，人为提高药品比例。

（7）明确标准病种之外病情额外变化及相应费用额外发生后的结算方式。

（8）病种付费可以与预交金制度联系起来，纳入医保病种付费的，其预交金额度可大幅减少，降低患者不必要的资金压力，也能压缩公立医院的资金管理成本。

（9）如公立医院在医保实行病种付费的同时，实行按病种收费的方式，则需建立并完善按病种收费的患者谈话制度、充分履行告知义务，防止因信息不对称而由此产生不必要的纠纷。

（10）完善病种诊疗必要的常规与程序，建立标准化的病种临床路径。

六、优化医保结算方式和医院会计核算工作协调发展的策略

（一）加强医保结算和医院会计核算工作的联系

在医疗改革的新时期，医保结算方式不同，对医院会计核算工作造成的影响不同。加强二者之间的紧密联系，能够让医保结算工作和医院会计核算工作之间数据传输更加准确，费用结算更加清晰。医保机构和医院财务管理部门需要共同做好该项工作，完善资金管理模式，构建医保结算工作新格局。医院需要建立科学的医保管理机制，完善各项配套工作。

医院在医保结算和会计核算工作上，需要设立独立的核算部门，由专业人员做好该项工作。在医保费用结算和会计核算工作中强化动态管理，做好多方面管控，保障医保患者收费情况透明规范。医院要加强与医保工作者的沟通协调，了解医院不同时期的情况，明确医保费用使用情况，确保会计核算工作符合规范化要求。医院会计核算工作需要真实反映医院的运营情况，加强医院会计核算的宏观控制，有利于更好地促进医保结算工作健康发展。

在实践中，要积极建立沟通平台，强化医保管理机构和医院财务部门之间的联系，做好双向沟通，及时处理会计核算工作的疑难问题，对不同病种支付的医疗费用有清晰的规划和记录，全面提高会计工作整体效率。

（二）实施专业化的核算管理

医院会计核算工作和医保结算工作，具有较强的专业性，该项工作较为复杂，责任主体较多，工作内容较多。因此，在工作中需要实施医保结算和会计核算工作的专业化管理，保障会计信息数据准确、真实、完整。在实践中，医院要引入专业管理人才，全面提高管理人员的职业素养和业务技能，强化资金管理，从根本上保障会计核算工作符合要求。随着医保结算方式不断改革，会计核算工作随之发生较大变化，医院在这项工作中要加强专业化管理，构建专业化人才队伍，开展有针对性的工作，如在工作中做好收支管理、库存管理、项目核算管理、财务报表管理、财务风险管理、监督管理。

（三）建立健全医保管理会计核算体系

新的医保结算方式对医院会计核算工作提出了新的问题。医院会计核算工作，需要在现行医保结算方式体制下保障资金管理应用到位。在实践中要加强

财务会计人员的专业化管理，建立完善的医保体系，强化预算资金管理，医保收费管理，补助资金管理，实施动态监控管理。

在医保结算方式上规范会计核算标准化内容，运用科学的医保结算方式，保障资金结算规范化应用。在结算过程中设置辅助账，明确各项拨款资金，充分利用现代化手段实施全过程、全周期管理。建立互联网费用查询平台，医院和患者都能够随时查看医保费用使用情况。实施费用追踪管理，明确费用使用的具体情况。

医院会计核算工作受医保结算方式影响，因此，医院在管理过程中，需要根据医保结算情况做好会计核算工作，及时发现医保结算方式中存在的问题，积极分析问题，解决问题。根据医院自身运营情况做好医保结算方式和会计核算工作的关联，加强专业化管理，完善医保会计核算体系，构建科学的智能化平台，实施数字化管理。医院要进一步优化现行的工作模式，在满足患者基本用药和诊疗服务的前提下，提高整体管理水平。医院要运用现代化管理方式，完善医保结算工作和会计核算工作之间的联系，运用现代化管理方法推进二者之间的相互融合。

第四节　成本核算在强化内部管理中的应用

公立医院实行综合改革后，尤其是实行"药品零差价"销售后，产生的药品差价亏损，部分需要由公立医院挖掘内部成本潜力，提升管理效益来弥补。为此，公立医院应主动引进管理会计的各类工具与方法，通过积极响应成本领先战略，抓住成本控制的关键点，推行标准成本对照管理，深入分析各项成本的构成因素，对比分析成本增长的原因等方式，挖掘内部管理潜力，提升公立医院整体运营效率与改革成效。

一、成本领先战略的确立

（一）成本领先战略的主要目的

1. 提升管理效益

为顺应公立医院"药品零差价"改革，药品差价产生的亏损，部分需要由公立医院挖掘内部成本潜力、提升管理效益来弥补。为此，成本领先战略是当前改革中的公立医院所必然寻求的探索之路。

2. 提升竞争能力

新一轮医药卫生体制改革的内容之一是鼓励引进社会资本办医，积极发挥民营资本的"鲇鱼效应"，促进公立医院进一步降低运营成本，改善内部管理，发挥管理效益，提升竞争能力。

（二）成本领先战略的概念定义

美国哈佛商学院著名战略管理学家迈克尔·波特（Michael Porter）将基本竞争战略划分为成本领先战略、差别化战略和重点集中战略三个。

在企业界，成本领先战略是指通过加强内部成本控制，在研究、开发、销售、服务和广告等领域里把成本降到最低限度，成为行业中的成本领先者的战略，主要目的在于形成进入障碍，增强企业讨价还价的能力，降低替代品的威胁和保持领先的竞争地位。

同样，在公立医院中，成本领先战略也是通过加强内部成本控制，在挂号、就诊、注册、检查、治疗、手术、康复、回访等环节把成本控制到合理限度，成为当地医疗卫生领域中成本领先者的战略，主要目的在于增强公立医院在市场中讨价还价的能力，降低社会资本办医的威胁和保持领先的竞争地位。

二、抓住成本控制的重点

（一）公立医院成本的内容范畴

根据《医院财务制度》的规定，按成本内容分，公立医院成本包括人员经费、卫生材料费用、药品费、固定资产折旧费、无形资产摊销费、提取医疗风险基金和其他费用等七大项目。

（二）公立医院成本控制着重点

人员经费方面，从改革分配模式、控制增长速度、提高工作效率等角度来控制成本；卫生材料费用方面，从加强采购供应环节控制、注重使用过程量化控制等角度来降低成本；药品费方面，从警示教育、加大考核、行政限制、调整上限、鼓励基药、限制使用等角度来减少药品；固定资产折旧费方面，从可行性论证、投入产出分析、提高现有设备的共享效益等角度来减少投资浪费；其他费用方面，从资金成本控制、日常消耗控制、"三公经费"控制等角度重点把控；化解基建债务方面，从严格控制投资规模与速度、尽量实现资源共享、拓展资金来源渠道、争取政策扶持、积极发挥财务管理作用等角度控制成本。

三、标准成本的对照管理

（一）公立医院变动成本的控制

公立医院中的固定成本一旦形成，就很难再压缩下去，例如房屋折旧、设备折旧、无形资产摊销费、人员经费等均相对固定，并随着业务量的增长还有可能达到某一量变节点时发生跳跃式增长。而变动成本正是公立医院进一步压缩成本的重要角度，例如卫生材料费、水费、电费等日常消耗一旦列入重点控制范畴，其压缩空间相对较大，也是当前各级公立医院进一步挖掘成本控制潜力的重要立足点。

（二）公立医院的标准成本建立

公立医院的标准成本通常理解为目标成本，主要用来作为成本标杆，控制成本开支，衡量实际工作效率。标准成本最常见的有理想标准成本和正常标准成本。理想标准成本理解为无任何浪费、设备无故障、人员无限制、医疗无缺陷的假设下确定的成本标准；正常标准成本是在考虑了上述情况的正常发生概率和发生成本的前提下确定的成本标准。在公立医院，往往选择后者作为标准成本进行应用。

（三）公立医院的标准成本应用

公立医院往往选择正常标准成本作为标杆进行应用，最典型的为定额消耗的标准设置与考核。通过定额消耗的考核，进一步压缩日常消耗成本，提升公立医院自身造血能力，促进公立医院改革逐渐步入良性循环。

四、成本构成因素的分析

成本差异的进一层次分析可借助于因素分析法测定各因素变动对成本标准 N 的影响程度，找出成本增长的原因，便于公立医院采取相应的控制措施，提升公立医院的竞争能力。因素分析法下，成本差异计算公式如下：

标准成本：
$$N_0 = A_0 \times B_0 \times C_0 \tag{10-33}$$

实际成本：
$$N_1 = A_1 \times B_1 \times C_1 \tag{10-34}$$

分析对象为成本差异即 $N_1 - N_0$ 的差额。

标准成本：
$$N_0 = A_0 \times B_0 \times C_0 \tag{10-35}$$

第一次替代：
$$N_2 = A_1 \times B_0 \times C_0 \tag{10-36}$$

第二次替代：
$$N_3 = A_1 \times B_1 \times C_0 \tag{10-37}$$

实际成本：
$$N_1 = A_1 \times B_1 \times C_1 \tag{10-38}$$

各因素变动对成本 N 的影响数额按以下公式计算：

由于 A 因素变动的影响 $= (4-4) - (4-3) = N_2 - N_0$ (10-39)

由于 B 因素变动的影响 $= (4-5) - (4-4) = N_3 - N_2$ (10-40)

由于 C 因素变动的影响 $=(4-6)-(4-5)=N_1-N_3$　　（10—41）

以上三个项目相加，即为各因素变动对成本 N 的影响程度。

五、对比分析成本增长点

公立医院可以运用成本比较法，将成本构成的每一项目进行原因剖析、趋势预测、对比分析，以此估算出成本总体变化情况。方便公立医院决策者采取针对性的措施，控制公立医院成本的任意增长，为进一步推动公立医院改革储备自身能量。

××市××公立医院于 2023 年度第四季度搬迁入新院址，由此导致××市××公立医院年成本将发生较大变化，具体剖析如下：

××市××公立医院新、老院支出情况对比

2023 年度第四季度新院搬迁后，××市××公立医院的环境条件发生了巨大变化，带来相关的硬件维护费发生明显变化；同时，技术软件上的不断提升也会使××市××公立医院的支出发生较大变化。经新老院支出比较，除新院开业前后的一次性支出、岗位工资、各类保险公积金等正常的支出变化外，主要有以下几项日常支出发生较大变化：

一、硬件环境变化导致的支出变化

（一）水费基本持平。

（二）电费

按老院的运行，年消耗电费约 500 万元，搬入新院后电费将明显增加。上年 10 月 21 日～11 月 21 日电费为 86 万元，折算成一整月为 100 万元；而高峰期将增开空调，上年 12 月 3 日～11 日，主楼 1～4 层开空调状况下，用电 34500 元/天，最高峰期按 50000 元/天估计，则估计全年用电量将增加到 1500 万元，此项每年将增加 1000 万元。

（三）蒸汽费

老院消耗主要靠锅炉燃油提供蒸汽，一年用油 190 万元；现均直接由蒸汽替代，上年 12 月 3 日～11 日平均每天蒸汽耗费 1.6 万元，目前单价 150 元/度，今后亦有继续增长的趋势。因此估计，一年消耗约 377 万元，则此项每年将增加 187 万元。

（四）邮电费

1. 电话费

老院平均每月电话费 3.8 万元，新院 11 月份为 4.5 万元，则此项每年将

增加约 8 万元。

2. 有线电视费

新院网点增多，年费比老院增加 1 万元/年。

（五）物业管理费

1. 保安费

老院月保安费用为 26400 元，新、老院交替期间每月为 150000 元，待老院剥离后，保留新院保安 67 人，则月保安费 100500 元，此项每年将增加约 89 万元。

2. 保洁费

老院自上半年保洁公司重新招标后，月保洁费为 214846.15 元，新院将提高到 447864.94 元。则此项每年将增加约 280 万元。

3. 垃圾废气等清运费

原 6 万元/年，现提高到 12 万元/年，则该项每年将增加 6 万元。

4. 医疗垃圾处置费

老院为 47250 元/月，新院按原标准计算将提高到 66660 元/月，则该项每年将增加 23 万元。

5. 绿化费

新院场外绿化有一段时间的维护期，待维护期过后，维护成本将增大，估计增加 50 万元/年。

6. 洗涤费基本持平。

（六）交通费

因新院离市中心相对较远，医疗用车会略有增长，但增长不会很明显，估计 1 万元/年。

（七）维修费

1. 固定资产折旧费提取

老院最后一个月提取数为 298 万元，搬入新院后，在建工程将陆续转固定资产，待全部结转完毕后，月提取额将提高到 600 万元/月，则该项每年将增加 3600 万元。

2. 低于 5000 元的维修费

随着设备购置的增加，业务量的增加而增加，当年按增长 20% 估计，则该项当年将增加 6 万元。

（八）手续费

新院无论是贷款、还款，办理存款还是承兑汇票，使用量均会比老院增长，预计此项当年将增加 3 万元。

（九）人员经费

1. 夜班费

老院期间夜班费为 73 万元/年，新院调整发放标准后，每年发放 196 万元，则此项每年将增加 123 万元。

2. 交通补贴

新院搬迁后，××市××公立医院给每位职工发放 200 元/月的交通补贴，该项开支将增加约 400 万元/年。

二、技术软件变化导致的支出变化

预计当年新院总收入比上年增长 20％，其中业务收入预计增长 18％，因业务收入增长及结构的变化也将导致新院相关成本的变化。

（一）人员经费

技术软件的提升，将使××市××公立医院业务收入明显增长，则工作人员的绩效工资会有所增长。上一年度估计全年绩效工资为 5860 万元，当年预计总收入增长 20％，医疗收入增长 18％，绩效工资按 12％的自然增长比例估计，则此项每年将增加 700 万元。

（二）专用材料费

随着医疗收入的增长，该项成本也会增长。

1. 药品费

预计当年医疗收入增长 18％，预计药品比例为 40％，则药品费将达到 20000 万元，此项当年将增加 4700 万元。

2. 卫生材料费

2023 年度 1～11 月百元医疗收入消耗卫生材料为 24.7 元，新院如取消床日费用限制，该项消耗会有所增长，因此当年按 28 元估计，则当年卫生材料消耗按 6600 万元估计，此项当年将增加 1300 万元。

3. 低值易耗品

新院业务量的增长、工作环境要求的提高等均会使低值易耗品有所增长，按增长 15 万元估计。

4. 印刷费

门诊、住院、预交、往来等票据随着新院业务量的增长而增长，当年以增长 18％估计，则该项当年将增加 5 万元。

5. 工会经费

津贴、绩效工资的增长也会使工会经费提取数同比例增长，预计当年至少增加 25 万元。

6. 福利费

工资福利性支出的增长会使福利费的提取也同比例增长，预计当年至少增加 35 万元。

7. 贷款利息

财务本级账面反映的流动资金贷款利率，项目资金贷款利息全部在在建工程中反映。2023 年度流动资金贷款额度已基本上全部利用，当年估计利率还会有所增长，并且正处贷款高峰期，加上不断增加的贷款利率，预计此项当年将增加 243 万元。

三、总结

综上所述，由硬件环境条件发生变化将使新院合计支出比老院增长 5777 万元/年；由技术软件条件发生变化将使新院合计支出比老院增长 7023 万元/年；总计增长 12800 万元/年。

基本工资、各类保险、离退休人员工资等按正常标准计算，当年还将增长 480 万元；当年购房补贴按 200 万元计提预计；其他支出按增长 200 万元预计，则当年自然增长的支出将增加 880 万元。

预计总收入增长 20%，则收入增长 8000 万元，支出增长 13680 万元，预计今后每年将至少减少结余 5680 万元，意味着××市××公立医院将持续很长一段时间的亏损。

六、其他成本核算的方式

为进一步强化公立医院内部管理，在充分体现公立医院公益性的前提下，需要进一步提升公立医院的增收节支能力。为此，需要公立医院深入挖掘成本控制潜力，更深层次、更多角度地剖析公立医院内部成本构成。

（一）检验项目试剂成本率核算

检验科室其成本也为全成本，但其重要成本组成部分为试剂成本，我们有必要从项目试剂成本核算的角度，剖析检验科室核心成本项目的情况。

（二）医技合作项目成本率测算

为满足日常医疗服务需要，公立医院必须开设心电图、B 超、放射、化验等医技科室，并开展一些检查化验项目。但在发挥必要的社会效益同时，有时部分医疗卫生资源并未能得到最大程度的利用，造成医技科室局部经济效益损失，公立医院在院内通过过度检查提高利用效率的同时又有损公立医院的公益性。同时，有些公立医院开展局部检验项目数量又不够饱和，开设成本率较高，经济效益显然较低。

为此，可以考虑检验项目院际合作。公立医院需要测算各医技科室新增业务量后的成本率，测算最高合作可分成率，科学控制公立医院内部成本。

参考文献

[1] 王泓智，吕轶娟，林春环. 医院财务管理理论与实务［M］. 延吉：延边大学出版社，2024.04.

[2] 吴晓华，谢梅，王秀云. 现代医院运营与质量管理［M］. 上海：上海交通大学出版社，2024.01.

[3] 郑晓静，周冬艳，王凡. 现代医院管理与运营［M］. 上海：上海交通大学出版社，2024.02.

[4] 杜方兴，苏梅英，张回应. 医院财务管理与财务分析［M］. 长春：吉林科学技术出版社，2023.05.

[5] 陶思婉，周鑫，黄凯雯. 现代医院财务管理与会计工作实践探索［M］. 北京：现代出版社，2023.09.

[6] 赵丽，陈熙婷. 智能时代的财务管理及其信息化建设［M］. 汕头：汕头大学出版社，2023.05.

[7] 罗胜强. 医院内部控制建设实务与案例解析［M］. 上海：立信会计出版社，2023.01.

[8] 方璐. 医院综合管理研究［M］. 兰州：甘肃科学技术出版社，2023.07.

[9] 李凯，冯鲁俊，李惜羽. 现代医院管理实践与经济运行［M］. 青岛：中国海洋大学出版社，2023.03.

[10] 梅增军. 现代医院管理与医院经济运行［M］. 哈尔滨：黑龙江科学技术出版社，2023.07.

[11] 高毅静. 现代医院管理学与档案数字化［M］. 上海：上海科学普及出版社，2023.06.

[12] 高曙明，谭秀华，姜艳丽. 现代医院管理与档案信息化建设［M］. 北京：中国纺织出版社，2023.11.

[13] 张群，郭捧娟，李立. 新时代经济管理与审计研究［M］. 哈尔滨：哈尔滨出版社，2023.08.

[14] 夏淑平，朱思军. 医院财务管理与财务分析探索［M］. 银川：宁夏

人民出版社，2022.09.

　　[15] 卢文，张延红，陈永利. 新形势下医院财务管理与创新研究 [M].
长春：吉林科学技术出版社，2022.04.

　　[16] 李爱武. 医院预算管理与财务决策研究 [M]. 北京：中国原子能出
版社，2022.12.

　　[17] 向炎珍. 医院财务管理供卫生管理、医疗管理专业使用 [M]. 北
京：中国协和医科大学出版社，2022.07.

　　[18] 贾宁. 医院会计与财务管理研究 [M]. 北京：北京工业大学出版
社，2022.08.

　　[19] 唐莉，臧黎霞，孙雪梅. 财务共享构建与管理实践 [M]. 长春：吉
林人民出版社，2022.07.

　　[20] 陈娟. 整体思维下公立医院审计管理研究 [M]. 南京：东南大学出
版社，2022. 10.

　　[21] 何金汗，李健. 现代医院静脉用药调配中心的经营管理 [M]. 成
都：四川大学出版社，2022.07.

　　[22] 许本锋. 大数据与管理会计 [M]. 北京：经济日报出版
社，2022.05.

　　[23] 杜天方，刘燕. 医疗机构项目成本管理 [M]. 杭州：浙江工商大学
出版社，2022.05.

　　[24] 李兴，钟顺东，韩开. 成本会计第 2 版 [M]. 北京：北京理工大学
出版社，2022.06.

　　[25] 林惠玲，刘慧，祁晓琳. 财务会计工作与统计学应用 [M]. 汕头：
汕头大学出版社，2022.10.

　　[26] 夏迎秋. 基层医疗卫生机构管理实用手册 [M]. 江苏凤凰科学技术
出版社，2022.06.

　　[27] 余秀君，蒋欣. 医联体引领下的县级医院运营财务信息精细化管理
实务 [M]. 成都：四川大学出版社，2021.08.

　　[28] 吴锦华，钟力炜，刘军. 现代医院采购管理实践 [M]. 上海：上海
科学技术出版社，2021.03.

　　[29] 张书玲，肖顺松，冯燕梁. 现代财务管理与审计 [M]. 天津：天津
科学技术出版社，2021.04.

　　[30] 韩军喜，吴复晓，赫丛喜. 智能化财务管理与经济发展 [M]. 长
春：吉林人民出版社，2021.05.

　　[31] 赵磊，杨秋歌，杨晓征. 财务会计管理研究 [M]. 长春：吉林出版

集团股份有限公司，2021.11.

[32] 韦铁民. 医院精细化管理实践第 3 版［M］. 北京：中国医药科学技术出版社，2021.06.

[33] 李晓艳，王咏梅，马凤霞. 医院管理实践与经济管理［M］. 哈尔滨：黑龙江科学技术出版社，2021.03.

[34] 孙希双，王彦玲，梁涛. 财务会计方法与应用研究［M］. 北京：北京燕山出版社，2021.12.

[35] 秦永方，韩冬青，于惠兰. DRG \ DIP 病种精益运营管理实操手册［M］. 北京：中国协和医科大学出版社，2021.12.

[36] 陈英博. 现代医院财务管理探索［M］. 北京：现代出版社，2020.09.

[37] 兰芳. 现代医院财务管理研究［M］. 延吉：延边大学出版社，2020.04.

[38] 杨燕萍. 管理会计视角下医院财务管理及其创新研究［M］. 昆明：云南科技出版社，2020.07.

[39] 刘乃丰. 医院信息中心建设管理手册［M］. 南京：东南大学出版社，2020.07.

[40] 陆敏. 公立医院内部控制体系优化设计研究［M］. 上海：上海科学普及出版社，2020.02.

[41] 王文霞. 现代医院财务与会计实务［M］. 北京：中国商业出版社，2020.09.

[42] 黄俊谦，喻允奎，高杰. 现代医院综合管理实践［M］. 哈尔滨：黑龙江科学技术出版社，2020.05.

[43] 张硕. 新时代医院管理模式创新探索［M］. 北京：九州出版社，2020.01.

[44] 杜桂霞. 医院内部控制管理实务［M］. 南昌：江西科学技术出版社，2020.07.

[45] 刘春阳. 医院经济管理及其精细化研究［M］. 长春：吉林科学技术出版社，2020.09.